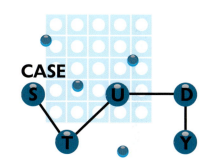

ケーススタディでわかる 脱ポリファーマシー

[編集]
徳田 安春 *Tokuda Yasuharu*

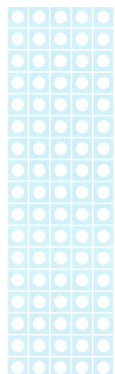

南江堂

編集者・執筆者一覧

● 編集者

徳田　安春	とくだ　やすはる	地域医療機能推進機構 本部

● 執筆者（執筆順）

[症例担当]

徳田　安春	とくだ　やすはる	地域医療機能推進機構 本部
仲里　信彦	なかざと　のぶひこ	沖縄県立南部医療センター・こども医療センター 総合内科 部長
北　和也	きた　かずや	やわらぎクリニック 副院長
金井　貴夫	かない　かずお	千葉大学大学院医学研究院 総合医科学講座 特任准教授
木下　賢輔	きのした　けんすけ	筑波大学附属病院 水戸地域医療教育センター 水戸協同病院 総合診療科 講師

[薬剤師コラム担当]

川口　崇	かわぐち　たかし	東京薬科大学 薬学部 医療実務薬学教室
大野　能之	おおの　よしゆき	東京大学医学部附属病院 薬剤部
百　賢二	もも　けんじ	帝京平成大学 薬学部 医薬品安全性評価学ユニット
木村　丈司	きむら　たけし	神戸大学医学部附属病院 薬剤部

序　文

　ポリファーマシーが深刻な問題となっております．ポリファーマシーでは薬剤有害作用のリスクが高まり，特に高齢者で問題です．一例として，ポリファーマシーは転倒を増加させ，転倒すると骨折そして寝たきりとなり，生命予後を悪化させます．ポリファーマシーでよく処方されているベンゾジアゼピン系薬剤の服用では，転倒のみならず，認知機能の低下もきたします．

　このようなポリファーマシーが起きる要因には様々なものがあります．患者さんからの希望もあるでしょう．ガイドラインに従ったためにそうなったということもあるでしょう．製薬企業から魅力的な薬剤が販売されたということもあるでしょう．しかし，重要な要因として見逃してはならないのは，ある薬剤によって起こった副作用に対して別の薬剤を投与してしまう，薬剤カスケードという現象です．

　このような状況の中，本書を世に出すことにしました．内容は従来の医療関連書籍には無かったものがほとんどであり画期的なものです．まず総論として，ポリファーマシーの現状と要因，高齢者において避けるべき薬剤について解説しました．本書のコア部分では，ポリファーマシーで最も問題となる薬剤の「賢くない」使い方について，実際のケースを多数示しました．有害イベント事例を他山の石として，読者が実践的に学習できるようにしています．特に薬剤カスケードについては図を用いて詳細に解説していますので，この複雑な現象が理解しやすくなっていると思います．

　各ケースの最後に，薬剤師のコメントを入れました．薬学の専門的意見は貴重です．従来，医師は，薬剤の知識は製薬企業の営業担当者から仕入れていたことが多かったと思います．欧米では，Pharm Dと呼ばれる現場の薬剤師から薬剤の知識はもたらされます．このようなアカデミックディテーリングの役割を果たしてくれる優秀な薬剤師が日本中の病院には多数います．これからの処方には医師と薬剤師の協働が求められます．

　スウェーデンでは，全国の処方医に対して，国が「脱処方マニュアル」を配布していると聞いています．本書が日本でのそのような役割を果たすことが少しでもできればと希望します．現在，全国の病院や診療所の診察室の本棚にデフォルトで備え付けられている代表的な本は『今日の治療薬』でしょう．処方マニュアルです．その『今日の治療薬』を出版している南江堂の編集担当の方が，本書の企画を持ってこられたことは賞賛に値すると感じ，私は仲間とともにこの企画をお受けした次第です．その意味でも本書は画期的な企画と思います．医師のみならず，多くの医療従事者に読んでいただきたいと願っています．

2016年9月吉日

東京にて

徳田　安春

目　次

I　ポリファーマシーとは
徳田　安春
- A．実態とそれによる健康被害 …………………………………… •2
- B．内服薬の種類が多くなった理由 ……………………………… •3

II　高齢者におけるポリファーマシーを防ぐツール
徳田　安春
- A．高齢者に対して「特に慎重な投与を要する薬物」のリスト：日本老年医学会の「高齢者の安全な薬物療法ガイドライン2015」 …………… •8
- B．高齢者に対して「開始を考慮するべき薬物」のリスト：日本老年医学会の「高齢者の安全な薬物療法ガイドライン2015」 ………………… •17
- C．日本版Beers基準 ……………………………………………… •20

III　ケーススタディ

【症例1】統合失調症の既往，6ヵ月前に転倒歴のある施設入所中の80歳男性．症状に沿った内服薬追加・増量後，発熱と意識レベル低下となり救急搬送 ……………………………………………………………… 徳田　安春•30

［薬剤師コラム］薬剤による錐体外路障害 ………… 川口　崇，大野　能之•35

【症例2】不安障害のある40歳代女性．不安症に対する薬剤調整の後に胸背部の違和感，動悸，発汗を認めるようになった．心療内科より紹介 ……………………………………………………………… 仲里　信彦•36

［薬剤師コラム］セロトニン症候群 …………………………… 川口　崇•42

【症例3】高血圧の既往あり，近医内科通院中の74歳男性．1年半前より不眠・記憶障害を認め同院より加療開始．3ヵ月前より幻聴出現し不眠改善しないため，心療内科を受診し追加処方開始．3日前より見当識障害・傾眠を認めるようになった ……………………………………… 仲里　信彦•44

［薬剤師コラム］ベンゾジアゼピン系薬物処方の際の注意点 ……………………………………………………………… 百　賢二•48

【症例4】C型慢性肝炎などでAクリニックに通院，不眠症などでBクリニックに通院中であるが，ADLはおおむね自立している82歳男性．繰り返す肺炎の治療中に排尿困難を認め受診 ……………………… 北　和也•50

［薬剤師コラム］スルピリドのドパミンD_2受容体遮断作用について ……………………………………………………………… 大野　能之•56

【症例5】乳がんで化学療法中の38歳女性．オキシコドン，パロキセチンの相互作用により傾眠となった …………………………………… 金井　貴夫•58

［薬剤師コラム］パロキセチンの薬理作用 ………………… 百　賢二•62

【症例6】肺がん，転移性骨腫瘍の治療中，嘔気の治療をしていたらそわそわ落ち着かなくなった81歳男性 ……………………………………… 金井　貴夫・64
　［薬剤師コラム］がん領域とポリファーマシー ………… 川口　　崇・68
【症例7】認知症で施設入所中の78歳女性．1年前から認知症治療薬が投与されており，その後生じた症状に対して内服薬が次々に追加され，転倒・打撲を繰り返し，意識障害で救急搬送 ……………………… 金井　貴夫・70
　［薬剤師コラム］ワルファリンの適正使用 ……………… 百　　賢二・77
【症例8-1】統合失調症のある60歳代女性．内服のリチウム製剤を増量され，その1ヵ月後から歩行困難と会話困難が出現して救急搬送
　…………………………………………………………… 仲里　信彦・79
【症例8-2】精神発達遅滞があり長期施設入所中の50歳代男性．リチウム製剤を含む薬剤を内服中であったが，食欲低下のために経管栄養へ変更された．その後から発熱と血圧低下にて救急搬送．敗血症の治療中に多尿に気付かれた ……………………………………… 仲里　信彦・81
【症例8-3】不眠と多弁が出現し，双極性障害と診断されリチウム製剤を含む内服が開始された58歳男性．その1ヵ月後に意識障害と眼振が出現
　…………………………………………………………… 仲里　信彦・83
　［薬剤師コラム］炭酸リチウム投与中の血中濃度測定の必要性について
　…………………………………………………………… 大野　能之・86
【症例9】認知症のある80歳代後半の男性．認知症に伴うせん妄のために施設入所，処方変更後に失神をきたし救急搬送 …………… 仲里　信彦・88
　［薬剤師コラム］ドネペジルによる徐脈，失神 ………… 川口　　崇・93
【症例10】外出しなくなり認知症と診断された76歳女性．認知症治療薬が増量され，意識障害で救急搬送 ……………………………… 金井　貴夫・94
　［薬剤師コラム］腎機能と投与設計 ……………………… 川口　　崇・97
【症例11】抗パーキンソン病薬・抗精神病薬および排尿障害治療薬を使用中の71歳女性．認知機能低下・下肢脱力により転倒し胸椎圧迫骨折
　…………………………………………………………… 木下　賢輔・99
　［薬剤師コラム］抗コリン作用の程度はどのように評価するか
　…………………………………………………………… 川口　　崇・104
【症例12】ワルファリン服用中で肺がん手術後の72歳男性．術後創部痛に対してプレガバリンが投与され，ふらつき，転倒，頭部打撲により硬膜下血腫となった ………………………………………………… 金井　貴夫・106
　［薬剤師コラム］プレガバリンによる転倒およびワルファリンによる出血
　…………………………………………………………… 木村　丈司・110
【症例13】不眠症で睡眠導入剤を処方されていた77歳男性．副鼻腔真菌症に対して抗真菌薬を使用，意識障害に陥る ………………… 木下　賢輔・112
　［薬剤師コラム］トリアゾラムを介する薬物相互作用 …… 百　　賢二・116
【症例14】頻脈でジギタリスを増量された63歳女性．ジギタリス中毒となり徐脈・失神で緊急入院 ………………………………………… 木下　賢輔・118
　［薬剤師コラム］ジゴキシンの血中濃度に及ぼす影響因子
　…………………………………………………………… 百　　賢二・122

【症例15】心臓肥大で加療中の91歳女性．訪問介護で著明な全身浮腫と低酸素を認め救急搬送 …………………………………………………… 木下　賢輔・124

［薬剤師コラム］心房細動や心不全に対するジゴキシンの使用について
　………………………………………………………………… 木村　丈司・128

【症例16】高血圧の既往，1ヵ月前に転倒し左大腿部骨折がみつかった85歳女性．大腿骨頭置換術後に呼吸困難，慢性心房細動が出現．循環器科にコンサルトされ，加療後に循環呼吸状態は落ち着いたが発熱と食欲不振が出現した ……………………………………………………………… 仲里　信彦・131

［薬剤師コラム］ジスチグミン臭化物錠の添付文書改訂時の薬剤師の活動例
　………………………………………………………………… 大野　能之・136

【症例17】抗不整脈薬・β遮断薬を処方された肝硬変の45歳男性．徐脈・急性腎不全・無尿となる ……………………………………………… 木下　賢輔・137

［薬剤師コラム］ベラパミルとβ遮断薬の併用 ………… 木村　丈司・141

【症例18】胃潰瘍・痛風の既往がある，変形性膝関節症，高血圧症の78歳男性．サイアザイドなどの降圧薬3剤とNSAIDs，プレガバリン，トラマドールなどの鎮痛薬が処方され腎機能障害をきたした …… 金井　貴夫・143

［薬剤師コラム］注意すべき腎排泄型薬剤に気づくポイント
　………………………………………………………………… 大野　能之・149

【症例19】ワルファリン内服中の61歳男性．口腔カンジダ症に対してミコナゾールを処方され，肉眼的血尿とPT－INR延長により緊急入院
　………………………………………………………………… 木下　賢輔・150

［薬剤師コラム］ミコナゾールとワルファリンの薬物相互作用
　………………………………………………………………… 百　　賢二・154

【症例20】頭部外傷後の器質的精神病にて精神科病院に入院中の80歳男性．右肩痛に対してNSAIDs投与後から呼吸不全，血圧低下と徐脈が出現し救急搬送 ……………………………………………………………… 仲里　信彦・155

［薬剤師コラム］NSAIDs，PL配合顆粒の副作用 ………… 木村　丈司・160

【症例21】転倒による橈骨遠位端骨折に対して鎮痛薬を処方された92歳女性．吐血をきたし救急搬送 …………………………………… 木下　賢輔・161

［薬剤師コラム］日本人における消化管出血のリスク因子
　………………………………………………………………… 百　　賢二・164

【症例22】パーキンソン病の80歳男性．前立腺肥大症治療薬投与にて失神を繰り返す ……………………………………………………………… 木下　賢輔・166

［薬剤師コラム］α_1受容体サブタイプの選択性と臨床的影響についての考察
　………………………………………………………………… 大野　能之・170

【症例23】骨粗鬆症にて活性型ビタミンD_3製剤とカルシウム剤投与の75歳女性．食思不振，風邪症状，傾眠が出現 ……………………… 木下　賢輔・173

［薬剤師コラム］せん妄と医薬品 ……………………… 川口　　崇・177

【症例24】続発性甲状腺機能低下症のある40歳代女性．子宮筋腫の術前検査で軽度貧血を認め，鉄剤投与後に全身倦怠感，浮腫，肝機能異常を指摘され紹介 ……………………………………………………………… 仲里　信彦・179

[薬剤師コラム] レボチロキシンと鉄剤の相互作用の報告の概要
.... 大野　能之・184

【症例25】右大腿骨顆部骨折にて入院となった80歳代女性．約4ヵ月前から下肢筋肉の脱力感がみられ，今回は運動時の転倒にて当院整形外科受診．来院時の採血でカリウム2.3 mEq/Lと低下を認めた‥ 仲里　信彦・186

[薬剤師コラム] 芍薬甘草湯による偽性アルドステロン症
.... 木村　丈司・191

【症例26】高血圧，心筋梗塞，繰り返す尿管結石症の既往のある50歳代男性．3ヵ月前に急性化膿性閉塞性胆管炎あり，治療後に胆嚢摘出術が施行された．その後に十二指腸潰瘍にて再入院歴あり．内科的なフォロー目的に紹介
.... 仲里　信彦・193

[薬剤師コラム] アロプリノールの副作用 .... 川口　崇・198

【症例27】慢性心不全，狭心症などの既往を持つADL自立した85歳女性が，来院2日前より倦怠感，食思不振，大量水様便を認め来院．来院時ショックバイタルであった .... 北　和也・200

[薬剤師コラム] ピボキシル基を有する抗菌薬による低カルニチン血症
.... 木村　丈司・206

IV　ポリファーマシー対策
徳田　安春

A. ポリファーマシーの有害性を啓蒙する .... ・210
B. ポリファーマシー脱却のための研究調査をする .... ・212
C. ポリファーマシー脱却のために薬剤師と連携する .... ・213
D. 賢い「脱」Do処方医になる！ .... ・214

索　引　・223

謹告　著者ならびに出版社は，本書に記載されている内容について最新かつ正確であるよう最善の努力をしております．しかし，薬の情報および治療法などは医学の進歩や新しい知見により変わる可能性があります．薬の使用や治療に際しては，読者ご自身で十分に注意を払われることを要望致します．　　　　　　　　　　　　　　　　　株式会社　南江堂

I

ポリファーマシーとは

"ポリファーマシー"とは，内服薬の種類が多い状態である．国際的には，「5ないし6種類以上を日常的に内服している状態」とされている．5ないし6種類以上とする理由は，副作用のリスクが増加することが疫学研究でわかっているからである．

A 実態とそれによる健康被害

水戸協同病院総合診療科へ救急室経由で入院した高齢者について調べた筆者らの研究がある[1]．水戸協同病院は，その当時は約250床で一次・二次救急を主として担当する水戸市内の急性期病院．ここの総合診療科は内科系入院患者全員を担当する完全型 Department of Medicine である．そこで，救急室経由で入院となった高齢者700人について，入院の原因となった疾患，薬剤副作用による入院であったかどうか（WHO-Uppsala 基準により，当該医薬品内服中に起きた有害事象のうち，因果関係が否定できないもの）について検討した．ポリファーマシーの定義を「5剤以上の処方」とした．

最終結果は，年齢は平均80歳（男54%・女46%）で，薬剤副作用で入院となった患者数が，700人中34人（約5%）であった．平均の処方薬剤数は，薬剤副作用で入院した患者群（副作用群）で約9種類，副作用以外で入院した患者群（非副作用群）で約6種類であり，有意に副作用群で平均の処方薬剤数が多かった（$p<0.001$）．薬剤副作用による入院に関連する因子についての多変量解析の結果を表1に示す．

表1の結果より，多剤内服状態が副作用による入院に強く関連していることがわかる．副作用の原因となった薬剤で多かったのは，非ステロイド性抗炎症薬（NSAIDs），ベンゾジアゼピン系鎮静薬，抗精神病薬，抗コリン薬などであった．副作用症状としては腎障害，消化管出血，転倒・骨折，パーキンソニズム，過鎮静などがよくみられた．2例がその入院で死亡していた．

副作用の詳細な内容については，Journal of General and Family Medicine 誌の当論文に記載されているので参照されたい（オンライン無料アクセス・ダウンロード可能）．

また，在宅医療高齢患者に対する筆者らの調査でも，ポリファーマシーが多くみられ，ヨーロッパの STOPP（Screening Tool of Older Parson's Prescription）基準で不適切とされる薬剤がよく処方されていた[2,3]．東京大学老年科の秋下らの研究では，内服薬の種類が多い高齢者ほど転倒のリスクが高い傾向にあった[4]．

表1・薬剤の副作用による入院に関連する因子（多変量解析）[1]

因　子	オッズ比	95%信頼区間
年齢	0.97	0.93-1.02
性別（女性）	1.78	0.80-3.98
血清 Cre（腎機能）	0.87	0.61-1.24
ポリファーマシー	5.89	1.74-19.9

オッズ比が高いほど副作用入院との関連が強い．

B 内服薬の種類が多くなった理由

なぜこうなったのか．「医学や薬学が発展したおかげで医薬品の開発が進んできた」というのは，たしかに最大の理由ではあろう．しかしながら，理由はそれだけではない．以下に挙げるような構造的な問題がその理由となっていると考える．

1. 薬剤情報を製薬サイドから入手することによるバイアス

新しい薬についての情報を製薬会社から入手する医師．これが日常化している．製薬サイドは自社の製品について営業活動をするのが当然であり，結果として薬を使ってもらえるようなプロモーション活動を医師に対して展開することになる．

製薬会社からの情報は嘘ではないが，医師にバイアスを生じさせている．フレーミング効果を利用しているのだ．典型例は，相対リスクやハザード比，これは薬効を過大評価するバイアスにつながる．

例えば，「スタチンは心血管イベントリスクを30％低下させる」というフレーミングがある．しかし，日本人女性は世界でも有数の冠動脈疾患低リスクグループ．生来健康で喫煙・糖尿病のない60歳女性の軽度〜中等度の高LDL血症では10年間の心血管イベントリスクは3％であり，この人がスタチンを10年間しっかり飲み続けても1％（相対リスク30％低下）しか絶対的には低下しない．この1％の逆数をとるとNNT（number needed to treat）が得られ，このケースでは100人となる．

「100人を10年間治療してやっと1人のイベント抑制がある程度です」と聞くと，低リスク群に対するスタチン療法がいかに効果量（effect size）の小さいことが理解できる．臨床現場で個々の患者を相手にリスク評価をする場合の効果量の評価には絶対リスク低下（またはNNT）を用いるべきであり，相対リスク低下（減少）は用いてはならない．

より適切な医薬品情報は，欧米のように，Pharm D（薬学博士）の資格を有する病院薬剤師から入手するようにするとよい．

2. 先輩医師への遠慮

医局制度にはヒエラルキーがあり，先輩は偉いので尊敬すべきである，という議論には一理あるが，処方薬の処方箋も尊敬すべきという文化が形成されており，患者を引き継いだ後輩医師は勝手に先輩医師が開始した処方薬に手を付けてはならない，という語られないカリキュラム（hidden curriculumという）は問題である．後輩が処方を終了してくれることを喜ぶ先輩になりたいものである．

3. エビデンスのない「謎の薬」の根強い人気

　緊張型頭痛へのミオナール，原因不明のしびれへのメチコバール，末梢性めまいへのメリスロン（注射ではメイロン），心不全へのコエンザイム Q10，などがそのような「謎の薬」である．エビデンスのない薬であるが人気が高い．その理由は副作用が少ない（と思われている）からだ．

　多剤併用時にはよく，「胃が荒れるので胃薬も出しておきましょう」というフレーズを聞く．NSAID 潰瘍の予防にプロトンポンプ阻害薬（PPI）というエビデンスはあるが，多剤併用に胃粘膜保護薬，というエビデンスはない．胃薬にも副作用や薬剤相互作用はあるのだ．抗パーキンソン病薬の吸収が胃薬の併用で抑制され，病状が悪化したという報告などがある．

4. 薬剤カスケード

　ある薬で副作用が出て，その副作用の症状を抑えるために薬剤を出すような行為のこと．緩和ケアでオピオイドを使用するときに，その副作用である便秘を治療するために緩下薬を投与するというように，推奨されるカスケードもある．問題は処方医が副作用と気付いていない場合である．

　例えば，統合失調症に対して抗精神病薬を投与して薬剤性パーキンソン症候群となったことに対し，それに気づいた処方医が抗コリン薬を投与するまでは，知っておいて追加投与している，ということになるが，この抗コリン薬で認知機能が低下しているのに対してドネペジルを投与する，ということは無自覚の薬剤カスケードである（「Ⅲ．ケーススタディ」の症例1を参照）．

5. 多診療科併診

　臓器別診療分化が進むなか，多臓器に慢性障害をもつ高齢者の多診療科併診が増加している．1 つの診療科で平均 5 種類処方であったとしても，4 診療科への並行受診で合計 20 種類ということになる．それぞれの処方医は，薬の手帳を一元管理する薬局（かかりつけ薬局）と上手に連携することが望まれる．

6. 薬の好きな患者

　「健康のために薬をどんどん飲みましょう」というメンタリティが一部の患者にはある．病気を治したり予防したりするようなものだから，どんどん飲んだほうがよいだろうという発想もあるようである．なかには，家族の薬をシェアする人もいる．それが原因で，薬物過量摂取による意識障害で救急搬送となった患者もいた．過剰に強調する必要はないが，「くすりもリスク」（左右どこから読んでも同じ）ということを患者にも教育すべきであろう．

7. 薬の副作用情報を報道しないメディア

　　ワクチンに対しては比較的消極的な日本．一因はメディアによるワクチン被害の報道である．ワクチンによる副作用確定ケースについては十分に報道されるべきと思うが，その可能性があるだけで大々的に報道しているという状況は，国民に対してバイアスとなる．
　　一方で，薬剤の副作用は前述のように大変深刻であるにも関わらずほとんど報道されない．妊婦のサリドマイド内服での奇形児出産，血液製剤によるHIVやHCV感染など，少数例のみである．
　　これは，副作用疑いケースを診療している医師が，その報告を行っていないからである．「感染症新法」で，感染症発生時には保健所などへ報告義務がある．少なくとも死亡ケースについては，「疑い」であっても，学会や政府・自治体が主体となって，医薬品副作用ケース情報の報告義務化するべきであろう．同じような副作用ケースを出さないためにも，現場の医師に報告インセンティブを与えるべきである．

文　献

1) Fushiki Y et al: Polypharmacy and adverse drug events leading to acute care hospitalization in Japanese elderly. General Med **15**: 110-116, 2014
2) Hamano J et al: Risk factors and specific prescriptions related to inappropriate prescribing among Japanese elderly home care patients. General Med **15**: 117-125, 2014
3) Hamano J et al: Inappropriate prescribing among elderly home care patients in Japan; prevalence and risk factors. J Prim Care Community Health **5**: 90-96, 2014
4) 鳥羽研二，秋下雅弘ほか：薬剤起因性疾患．日老医誌 **36**: 181-185, 1999

II

高齢者におけるポリファーマシーを防ぐツール

A 高齢者に対して「特に慎重な投与を要する薬物」のリスト：日本老年医学会の「高齢者の安全な薬物療法ガイドライン2015」

高齢者でなるべく避けたほうがよい薬のリスト（表1, 図1, 2）で，欧州のSTOPP（Screening Tool of Older Person's Prescriptions）基準を参考にしたもの．薬物有害作用のハイリスク群である，フレイルまたは要介護状態の高齢者，および75歳以上の高齢者を対象．また，1ヵ月以上の長期投与を適用対象としている．急性期は裁量の余地が大きいためである．

注意事項には，「基本的にリストの薬物は高齢者に処方しないことが望ましい」とある．また，リストの薬物を服用中の場合には，病状からその薬物の適応を再考し，中止可能と判断できれば中止して経過観察するように勧めている．中止が困難な場合は，代替薬への切り替えを考慮することを推奨している．適当な代替薬がない（しかも効果ありと判断される），あるいは治療歴から変更が困難な場合は，注意しながら継続するように推奨している[1]．

解説 ▶▶▶

1. 抗精神病薬

認知症患者における抗精神病薬の使用では，死亡リスク増加が示唆されている．よくみられる副作用には，薬剤性パーキンソン症候群，嚥下障害による誤嚥性肺炎，抗コリン作用による認知機能低下や尿閉などがある．

ハロペリドールは薬剤性パーキンソン症候群と不整脈のリスクが高い．クロザピンはリストに挙がっていないが，麻痺性イレウスや虚血性腸炎のリスクがある．

入院患者におけるせん妄に対して薬物療法を行う場合には，クエチアピンやリスペリドンの短期間少量投与に限定する．

2. 睡眠薬

ベンゾジアゼピン系薬剤はせん妄のリスクを高める．特に，長時間作用型ベンゾジアゼピン系薬剤のリスクは高く，その使用は控える．しかしながら，短時間作用型のうち，トリアゾラムは健忘症状との関連があり，使用価値は低い．睡眠薬のうち，せん妄のリスクが低いのは，メラトニン作動薬である．

ベンゾジアゼピン系薬のみならず，非ベンゾジアゼピン系睡眠薬も，転倒のリスクを高

A・高齢者に対して「特に慎重な投与を要する薬物」のリスト:日本老年医学会の「高齢者の安全な薬物療法ガイドライン2015」

表1・特に慎重な投与を要する薬物のリスト

対象:
- 75歳以上の高齢者および75歳未満でもフレイル〜要介護状態の高齢者.
- 慢性期,特に1ヵ月以上の長期投与を基本的な適用対象とする.
- 利用対象は,実地医家で,特に非専門領域の薬物療法を対象とする.
- 薬剤師,服薬管理の点で看護師も利用対象となる.

使い方:
- 別添のフローチャートに従って使用する.
- 常に用量調整と注意深い経過観察を行い,薬物有害事象が疑われる場合は減量・中止を検討する.
- 一般の方が目にしても自己中断をしないように十分な指導を行う.
- 各ステップにおいて,個々の病態と生活機能,生活環境,意思,嗜好などを考慮して,患者・家族への十分な説明と同意のもと,最終的に直接の担当医が判断する.

分類	薬物（クラスまたは一般名）	代表的な一般名（すべて該当の場合は無記載）	対象となる患者群（すべて対象となる場合は無記載）	主な副作用・理由	推奨される使用法
抗精神病薬	抗精神病薬全般	定型抗精神病薬（ハロペリドール,クロルプロマジン,レボメプロマジンなど）非定型抗精神病薬（リスペリドン,オランザピン,アリピプラゾール,クエチアピン,ペロスピロンなど）	認知症患者全般	錐体外路症状,過鎮静,認知機能低下,脳血管障害と死亡率の上昇.非定型抗精神病薬には血糖値上昇のリスク	定型抗精神病薬の使用はできるだけ控える.非定型抗精神病薬は必要最小限の使用にとどめる.ブチロフェノン系（ハロペリドールなど）はパーキンソン病に禁忌.オランザピン,クエチアピンは糖尿病に禁忌
睡眠薬	ベンゾジアゼピン系睡眠薬・抗不安薬	フルラゼパム,ハロキサゾラム,ジアゼパム,トリアゾラム,エチゾラムなどすべてのベンゾジアゼピン系睡眠薬・抗不安薬		過鎮静,認知機能低下,せん妄,転倒・骨折,運動機能低下	長時間作用型は使用するべきでない.トリアゾラムは健忘のリスクがあり使用するべきでない.ほかのベンゾジアゼピン系も可能な限り使用を控える.使用する場合最低必要量をできるだけ短時間使用に限る.
	非ベンゾジアゼピン系睡眠薬	ゾピクロン,ゾルピデム,エスゾピクロン		転倒・骨折.その他ベンゾジアゼピン系と類似の有害作用の可能性あり	漫然と長期投与せず,減量,中止を検討する.少量の使用にとどめる
抗うつ薬	三環系抗うつ薬	アミトリプチリン,クロミプラミン,イミプラミンなど,すべての三環系抗うつ薬		認知機能低下,せん妄,便秘,口腔乾燥,起立性低血圧,排尿症状悪化,尿閉	可能な限り使用を控える
	SSRI	パロキセチン,セルトラリン,フルボキサミン,エスシタロプラム	消化管出血	消化管出血リスクの悪化	SSRIは慎重投与

（次頁に続く）

表1続き

分類	薬物（クラスまたは一般名）	代表的な一般名（すべて該当の場合は無記載）	対象となる患者群（すべて対象となる場合は無記載）	主な副作用・理由	推奨される使用法
スルピリド	スルピリド	スルピリド		錐体外路症状	可能な限り使用を控える．使用する場合には50 mg/日以下に．褐色細胞腫にスルピリドは使用禁忌
抗パーキンソン病薬	パーキンソン病治療薬（抗コリン薬）	トリヘキシフェニジル，ビペリデン		認知機能低下 せん妄 過鎮静 口腔乾燥 便秘 排尿症状悪化，尿閉	可能な限り使用を控える 代替薬：L-ドパ
ステロイド	経口ステロイド薬	プレドニゾロン，メチルプレドニゾロン，ベタメタゾンなど	慢性安定期のCOPD患者	呼吸筋の筋力低下および呼吸不全の助長，消化性潰瘍の発生	使用すべきでない 増悪時，Ⅲ期以上の症例や入院管理が必要な患者では，プレドニゾロン40 mg/日を5日間投与が勧められる
抗血栓薬（抗血小板薬，抗凝固薬）	抗血小板薬	アスピリン，クロピドグレル，シロスタゾール	心房細動患者	抗凝固薬のほうが有効性が高い．出血リスクは同等	原則として使用せず，抗凝固薬の投与を考慮するべき
	アスピリン	アスピリン	上部消化管出血の既往のある患者	潰瘍，上部消化管出血の危険性を高める	可能な限り使用を控える．代替薬として他の抗血小板薬（クロピドグレルなど） 使用する場合は，プロトンポンプ阻害薬やミソプロストールなどの胃保護薬を併用（適応症に注意）
	複数の抗血栓薬（抗血小板薬，抗凝固薬）の併用療法			出血リスクが高まる	長期間（12ヵ月以上）の使用は原則として行わず，単独投与とする
ジギタリス	ジゴキシン	ジゴキシン	＞0.125 mg/日での使用	ジギタリス中毒	0.125 mg/日以下に減量する．高齢者では0.125 mg/日以下でもジギタリス中毒のリスクがあるため，血中濃度や心電図によるモニターが難しい場合には中止を考慮する

（次頁に続く）

A・高齢者に対して「特に慎重な投与を要する薬物」のリスト：日本老年医学会の「高齢者の安全な薬物療法ガイドライン2015」

表1 続き

分類	薬物（クラスまたは一般名）	代表的な一般名（すべて該当の場合は無記載）	対象となる患者群（すべて対象となる場合は無記載）	主な副作用・理由	推奨される使用法
利尿薬	ループ利尿薬	フロセミドなど		腎機能低下，起立性低血圧，転倒，電解質異常	必要最小限の使用にとどめ，循環血漿量の減少が疑われる場合，中止または減量を考慮する．適宜電解質・腎機能のモニタリングを行う
	アルドステロン拮抗薬	スピロノラクトン，エプレレノン		高K血症	適宜電解質・腎機能のモニタリングを行う．特にK高値，腎機能低下の症例では少量の使用にとどめる
β遮断薬	非選択的β遮断薬	プロプラノロール，カルテオロール	気管支喘息，COPD	呼吸器疾患の悪化や喘息発作誘発	気管支喘息やCOPDではβ₁選択的β遮断薬に限るが，その場合でも適応自体を慎重に検討する．カルベジロールは，心不全合併COPD例で使用可（COPDの増悪の報告が少なく心不全への有用性が上回る．気管支喘息では禁忌）
α遮断薬	受容体サブタイプ非選択的α₁受容体遮断薬	テラゾシン，プラゾシン，ウラピジル，ドキサゾシンなど		起立性低血圧，転倒	可能な限り使用を控える．代替薬：（高血圧）その他の降圧薬（前立腺肥大症）シロドシン，タムスロシン，ナフトピジル，植物製剤など
第一世代H₁受容体拮抗薬	H₁受容体拮抗薬（第一世代）	すべてのH₁受容体拮抗薬（第一世代）		認知機能低下，せん妄のリスク，口腔乾燥，便秘	可能な限り使用を控える
H₂受容体拮抗薬	H₂受容体拮抗薬	すべてのH₂受容体拮抗薬		認知機能低下，せん妄のリスク	可能な限り使用を控える．特に入院患者や腎機能低下患者では，必要最小限の使用にとどめる
制吐薬	制吐薬（メトクロプラミド，プロクロルペラジン，プロメタジン）	メトクロプラミド，プロクロルペラジン，プロメタジン		ドパミン受容体遮断作用により，パーキンソン症状の出現・悪化が起きやすい	可能な限り使用を控える

（次頁に続く）

表1 続き

分類	薬物（クラスまたは一般名）	代表的な一般名（すべて該当の場合は無記載）	対象となる患者群（すべて対象となる場合は無記載）	主な副作用・理由	推奨される使用法
緩下薬	酸化マグネシウム	酸化マグネシウム	腎機能低下	高 Mg 血症	高用量の使用は避ける．低用量から開始し，血清 Mg 値をモニターする．血清 Mg 値上昇時は使用を中止する．代替薬：他の作用機序の緩下薬
糖尿病薬	スルホニル尿素（SU）薬	クロルプロパミド，アセトヘキサミド，グリベンクラミド，グリメピリド		低血糖とそれが遷延するリスク	可能であれば使用を控える．代替薬として DPP-4 阻害薬を考慮
	ビグアナイド薬	ブホルミン，メトホルミン		低血糖，乳酸アシドーシス，下痢	可能であれば使用を控える．高齢者に対して，メトホルミン以外は禁忌
	チアゾリジン薬	ピオグリタゾン		骨粗鬆症・骨折（女性），心不全	心不全患者，心不全既往者には使用しない．高齢者では，少量から開始し，慎重に投与する
	α-グルコシダーゼ阻害薬	アカルボース，ボグリボース，ミグリトール		下痢，便秘，放屁，腹満感	腸閉塞などの重篤な副作用に注意する
	SGLT2 阻害薬	すべての SGLT2 阻害薬		重症低血糖，脱水，尿路・性器感染症のリスク	可能な限り使用せず，使用する場合は慎重に投与する
インスリン	スライディングスケールによるインスリン投与	すべてのインスリン製剤		低血糖のリスクが高い	高血糖性昏睡を含む急性病態を除き，可能な限り使用を控える
過活動膀胱治療薬	オキシブチニン（経口）	オキシブチニン		尿閉，認知機能低下，せん妄のリスクあり．口腔乾燥，便秘の頻度高い	可能な限り使用しない．代替薬として他のムスカリン受容体拮抗薬
	ムスカリン受容体拮抗薬	ソリフェナシン，トルテロジン，フェソテロジン，イミダフェナシン，塩酸プロピベリン，オキシブチニン経皮吸収型		口腔乾燥，便秘，排尿症状の悪化，尿閉	低用量から使用 前立腺肥大症の場合は α_1 受容体遮断薬との併用 必要時，緩下剤を併用する

（次頁に続く）

A・高齢者に対して「特に慎重な投与を要する薬物」のリスト：日本老年医学会の「高齢者の安全な薬物療法ガイドライン2015」

表1続き

分類	薬物（クラスまたは一般名）	代表的な一般名（すべて該当の場合は無記載）	対象となる患者群（すべて対象となる場合は無記載）	主な副作用・理由	推奨される使用法

非ステロイド性抗炎症薬（NSAIDs）	NSAIDs	すべてのNSAIDs		腎機能低下，上部消化管出血のリスク	1. 使用をなるべく短期間にとどめる
					2. 中止困難例では消化管の有害事象の予防にプロトンポンプ阻害薬やミソプロストールの併用を考慮
					3. 中止困難例では，消化管の有害事象の予防に選択的COX-2阻害薬の使用を検討（セレコキシブなど）
					  a. その場合も可能な限り低用量を使用
					  b. 消化管の有害事象の予防にプロトンポンプ阻害薬の併用を考慮

（日本老年医学会 日本医療研究開発機構研究費・高齢者の薬物治療の安全性に関する研究研究班（編）：高齢者の安全な薬物療法ガイドライン2015．p22-27, メジカルビュー社，東京，2015 より抜粋）

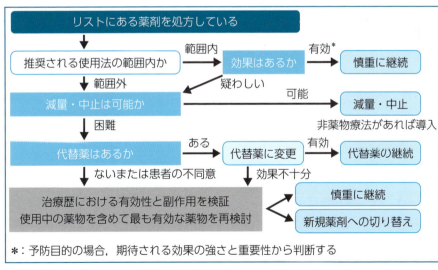

＊：予防目的の場合，期待される効果の強さと重要性から判断する

図1・「特に慎重な投与を要する薬物のリスト」の使用フローチャート1
（日本老年医学会 日本医療研究開発機構研究費・高齢者の薬物治療の安全性に関する研究研究班（編）：高齢者の安全な薬物療法ガイドライン2015，メジカルビュー社，p19，2015）

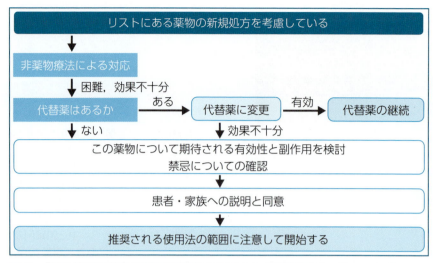

図2・「特に慎重な投与を要する薬物のリスト」の使用フローチャート2
(日本老年医学会 日本医療研究開発機構研究費・高齢者の薬物治療の安全性に関する研究研究班（編）：高齢者の安全な薬物療法ガイドライン2015, メジカルビュー社, p19, 2015)

める．依存症や過鎮静のリスクも高い．ベンゾジアゼピン系薬剤の長期使用で認知機能を悪化させることも示唆されている．

3. 抗うつ薬

　アミトリプチリンなどの三環系抗うつ薬は抗コリン作用（口渇，便秘，尿閉）が強いので，その使用は控える．起立性低血圧による失神のリスクもある．また，せん妄や認知機能低下のリスクを高める．
　選択的セロトニン再取り込み阻害薬（SSRI）は消化管出血のリスク増大が示唆されているので，そのような患者では禁忌となる．また，乳がん患者でタモキシフェンなどのホルモン療法を受けている場合に，SSRIを併用するとホルモン療法の効果を減弱させる．

4. スルピリド

　スルピリドは薬剤性パーキンソン症候群やアカシジアのリスクがあるので，長期投与を避ける．投与する場合でも少量のみとする．褐色細胞腫のクリーゼをきたすリスクもある．

5. 抗パーキンソン病薬

　抗パーキンソン病薬としてのトリヘキシフェニジルは，抗精神病薬によるパーキンソン症候群の予防薬としてよく使用されていたが，抗コリン薬であり，副作用が強い．認知機能低下，せん妄，尿閉，口渇，便秘のリスクが高い．抗パーキンソン病薬を使用するときには，L-ドパ・カルビドパなどを考慮する．

6. ステロイド

慢性閉塞性肺疾患（COPD）への長期ステロイド薬経口投与にはエビデンスがなく，有害である．増悪時の短期間使用に留める．もし，ステロイド薬長期投与を行うときには，吸入薬を用いる．

7. 抗血栓薬

心房細動患者における血栓予防には，抗血小板薬ではなく，原則として抗凝固薬を用いる．抗凝固薬と抗血小板薬の出血リスクは同等である．

上部消化管出血の既往のある患者では，可能ならアスピリンではなく，クロピドグレルなどの代替薬を選択する．冠動脈ステント留置後などで，アスピリン投与を継続する場合には，プロトンポンプ阻害薬またはミソプロストールなどを併用する．

8. ジギタリス

最近では，ジゴキシンの適応は少なくなった．心房細動における頻脈コントロールなどで使用する場合，0.125 mg/日以下のできるだけ低用量を選択する．腎機能低下ではさらに減量を行う．血中濃度が基準値の範囲内にあっても不整脈などの副作用は起こりうるので，できるだけ低用量とする．血中濃度の測定をもって，副作用判定に用いてはならない．

9. 利尿薬

フロセミドは脱水や電解質異常をきたす．また，長期投与で骨密度を低下させる．さらには，水溶性ビタミン欠乏症をきたすこともあり，脚気心による心不全悪化の報告もある．

高カリウム血症時やそのリスクのある患者では，アルドステロン拮抗薬の投与には注意を要する．高カリウム血症は，徐脈性不整脈による心停止のリスクがある．

10. β遮断薬

気管支喘息患者にはβ遮断薬は禁忌である．COPDでは慢性左心不全を合併しているときにのみ，カルベジロールの少量投与は可能である．

11. α遮断薬

自律神経機能が低下している高齢者では，非選択的α遮断薬による起立性低血圧のリスクが高いため，使用を避ける．降圧薬としては他のクラスの薬を選択する．前立腺肥大症には選択的α遮断薬の少量投与は可能である．

12. 第一世代 H_1 受容体拮抗薬

　長期投与により認知機能低下のリスクがある．また，せん妄，尿閉，口渇，便秘などの抗コリン性副作用も多い．

13. H_2 受容体拮抗薬

　H_1 受容体拮抗薬と同様に，H_2 受容体拮抗薬も認知機能低下とせん妄のリスクを増大させる．腎機能障害患者でさらにリスクは高まる．

14. 制吐薬

　メトクロピラミドなどはドパミン受容体遮断による薬剤性パーキンソン症候群のリスクが高く，長期使用は避ける．L-ドパなどの抗パーキンソン病薬が長期に併用投与されている薬剤カスケード・ケースがときにみられる．

15. 緩下薬

　高齢者は腎機能が低下しており，酸化マグネシウム含有の緩下薬による高 Mg 血症のリスクが高い．意識障害や徐脈などをきたす．

16. 糖尿病薬

　スルホニル尿素（SU）薬の投与は，低血糖のリスクを大きくする．メトホルミンは2型糖尿病の第一選択薬ではあるが，高齢者の多くは腎機能低下があり，乳酸アシドーシスのリスクが大きくなる．同じビグアナイド系のブホルミンは高齢者には禁忌である．
　ピオグリタゾンは，体液貯留をきたすので，心疾患患者には使用しない．また，長期投与で骨粗鬆症とそれによる骨折のリスクがある．α-グルコシダーゼ阻害薬は腸閉塞のリスクを増大させる．SGLT2 阻害薬は，尿糖をもたらす薬剤であり，脱水や糖尿病性ケトアシドーシス，尿路感染症のリスクを増加させる．

17. スライディングスケール・インスリン

　入院中の高血糖患者によく行われてきた速効性インスリンによるスライディングスケールは，高齢者では低血糖のリスクが高く，高血糖性昏睡などを除き，なるべく使用しないほうがよい．

18. 過活動膀胱治療薬

　高齢者では抗コリン作用の強いオキシブチニンの使用は避ける．その他のムスカリン受

容体拮抗薬も，口渇，排尿困難などの抗コリン作用があり，長期使用はなるべく避ける．

19. 非ステロイド性抗炎症薬

インドメタシンなどの非ステロイド性抗炎症薬（NSAIDs）は，腎障害や消化性潰瘍，心血管系イベントリスク増加などさまざまな副作用の頻度が多く，長期連日の投与は避ける．やむなく使用する際には，表1の「推奨される使用法」に従うとよい．

20. その他の避けるべき薬剤

今回のリストには挙げられなかったもので，高齢者で避けるべきと考える薬剤を下記に示す．

抗不整脈薬のジソピラミドは，抗コリン性副作用が強いのでなるべく使用しないようにする．実際，不整脈患者における生命予後改善のエビデンスはない．

フェニトインは歩行障害や転倒などのリスクが高いので，急性期に使用した場合でも長期使用では代替薬使用へ切り替える．

鉄剤やビタミンD製剤の高用量内服は，それぞれ消化器症状や高カルシウム血症などの副作用のリスクを増大させる．なるべく少量投与を心がける．

B 高齢者に対して「開始を考慮するべき薬物」のリスト：日本老年医学会の「高齢者の安全な薬物療法ガイドライン2015」

高齢者で開始を考慮すべき薬のリストで，欧州のSTART（Screening Tool to Alert to Right Treatment）基準を参考にしたもの．高齢者に対する過少医療の回避が目的．

有用性が高いと判断されるが，医療現場での使用頻度が比較的少ない薬剤がリストアップされている（表2，図3）．

解説 ▶▶▶

インフルエンザワクチンや肺炎球菌ワクチンなどの一次予防の介入は価値が高い医療である．降圧薬のなかで，誤嚥性肺炎ハイリスク患者へのアンジオテンシン変換酵素（ACE）阻害薬の使用推奨も，一石二鳥の賢い処方である．

抗パーキンソン病薬のL-ドパ薬の使用が適応に対して過少傾向があり，これを推奨するのは妥当と考える．関節リウマチに対する疾患修飾性抗リウマチ薬（DMARD）も同様

表 2 • 開始を考慮するべき薬物のリスト

対象：
- 高齢者全般のなかで，推奨される使用法の対象について注意事項を参考に個々に検討する．
- 利用対象は，特に慎重な投与を要する薬物のリストと同様．

リストの使い方：
- 別添のフローチャートに従って使用する．
- 使用上の注意は，特に慎重な投与を要する薬物のリストと同様．

分類	薬物（クラスまたは一般名）	代表的な一般名（すべて該当の場合は無記載）	推奨される使用法（対象となる病態・疾患名）	注意事項
抗パーキンソン病薬	L-ドパ（DCI配合剤）	レボドパ・カルビドパ配合剤，レボドパ・ベンセラジド配合剤	精神症状あるいは認知機能障害を合併するか，症状改善の必要性が高い高齢パーキンソン病患者．1日量150 mgから開始し，悪心・嘔吐などを観察しながら増量し至適用量にする	運動合併症（ウェアリングオフ，ジスキネジア，on-off）の発生が用量依存的に誘発されるため注意する．急な中断により，悪性症候群が誘発されることがあり注意する．閉塞隅角緑内障では禁忌
インフルエンザワクチン	インフルエンザワクチン		高齢者での接種が勧められる．特に，呼吸・循環系の基礎疾患を有する者に勧められる	本剤成分によるアナフィラキシー既往歴を有する患者では禁忌
肺炎球菌ワクチン	肺炎球菌ワクチン		高齢者での接種が勧められる．特に，呼吸・循環系の基礎疾患を有する者に勧められる．インフルエンザワクチンとの併用が勧められる	副作用として局所の発赤，腫脹など．再接種時に反応が強く出る可能性があり注意する
ACE阻害薬	ACE阻害薬		心不全 誤嚥性肺炎ハイリスクの高血圧 （脳血管障害と肺炎の既往を有する高血圧）	高K血症（ARBとは併用しない．アリスキレン，アルドステロン拮抗薬との併用に注意） 空咳
アンジオテンシンII受容体拮抗薬（ARB）	ARB	カンデサルタン	心不全に対してACE阻害薬に忍容性のない場合に使用．低用量より漸増	高K血症（ACE阻害薬とは併用しない．アリスキレン，アルドステロン拮抗薬との併用に注意） 心不全に保険適用のないジェネリックもあるため適応症に注意
スタチン	スタチン	プラバスタチン，シンバスタチン，フルバスタチン，アトルバスタチン，ピタバスタチン，ロスバスタチン	冠動脈疾患の二次予防，および前期高齢者の冠動脈疾患，脳梗塞の一次予防を目的に使用する	筋肉痛，CK上昇 糖尿病の新規発症

（次頁に続く）

B・高齢者に対して「開始を考慮するべき薬物」のリスト：日本老年医学会の「高齢者の安全な薬物療法ガイドライン2015」

表2続き

分類	薬物（クラスまたは一般名）	代表的な一般名（すべて該当の場合は無記載）	推奨される使用法（対象となる病態・疾患名）	注意事項
前立腺肥大症治療薬	受容体サブタイプ選択的α₁受容体遮断薬	シロドシン，タムスロシン，ナフトピジル	前立腺肥大症による排尿障害 特に尿閉の既往がある場合（尿閉後の使用でカテーテル再留置率が減少）	起立性低血圧，射精障害に留意
関節リウマチ治療薬	DMARDs	メトトレキサート	活動性の関節リウマチの診断がついたとき	薬剤の選択は関節リウマチの活動状態や個々の患者の全身状態による．高齢者では薬物有害事象や易感染性の危険性が高まるため，治療開始前および開始後定期的にモニタリングを行う．ペニシラミンは高齢者に対して，原則禁忌である

（日本老年医学会　日本医療研究開発機構研究費・高齢者の薬物治療の安全性に関する研究研究班（編）：高齢者の安全な薬物療法ガイドライン2015．p28-29，メジカルビュー社，東京，2015より抜粋）

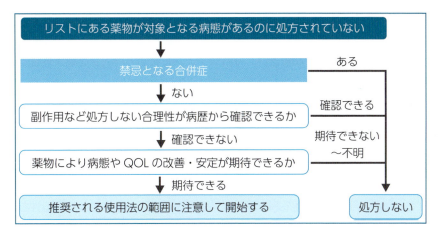

図3・「開始を考慮するべき薬物のリスト」の使用フローチャート
（日本老年医学会　日本医療研究開発機構研究費・高齢者の薬物治療の安全性に関する研究研究班（編）：高齢者の安全な薬物療法ガイドライン2015，メジカルビュー社，p19，2015）

に適応に対して過少傾向であり，その使用推奨も妥当と考えられる．

　一方で，スタチンのような数年間の長期投与でベネフィットが見込まれる薬剤については，個々の患者の長期予後も考えながら処方の判断を行うべきと考える．フレイルで長期予後不良な患者の場合に，あえて処方を開始するかどうかはよく吟味すべきであろう．

日本版 Beers 基準

2008 年に米国人医師 Beers と共同で国立保健医療科学院の今井氏らが公開したもの．専門家のコンセンサスによって不適切な薬剤を選定している．具体的には，デルファイ法（相互に出した意見を参照してから再び意見をするという手法）で選考している[2-5]．

高齢者において疾患や病態によらず一般に使用を避けることが望ましい薬剤リスト（表3）と，高齢者において特定の疾患や病態において使用を避けることが望ましい薬剤リスト（表4）がある．米国版の Beers 基準は最近になって改訂されており，薬剤の内容も変化しており，日本版 Beers 基準もそろそろ改訂されるべきと考える．

解説：高齢者において疾患・病態によらず一般に使用を避けることが望ましい薬剤

1. ベンゾジアゼピン系薬

ベンゾジアゼピン系薬は，転倒，過鎮静，せん妄，認知症のリスクを増加させる．依存症も問題となる．特に，超長時間作用型と長時間作用型の副作用のリスクが大きい．短時間作用型であっても高用量では副作用のリスクは高くなる．バルビツール酸系薬も転倒，過鎮静，依存症のリスクが大きい．ガバペンチンも転倒のリスクを増大させるので代替薬を勧める．

2. 鎮痛薬

インドメタシンや非選択性 NSAIDs は，長期連日投与で腎障害，消化管粘膜障害，心血管イベント増加などのリスクが高くなる．

ペンタゾシンは中枢神経系副作用のリスクが大きく，依存症となる可能性も高いので長期使用は避ける．アンフェタミンは覚醒剤であり，違法薬物となっている．依存性と交感神経刺激症状が強い．モノアミン酸化酵素（MAO）阻害薬も中枢神経系刺激作用が強い．

3. 抗パーキンソン病薬

アマンタジンは，腎障害や高齢者での使用で，意識障害などの副作用のリスクが高くなる．アミトリプチリンやミルナシプランは抗コリン性副作用のリスクが高い．

4. 非定型抗精神病薬

オランザピンは血糖上昇の副作用があり，特に糖尿病ではリスクが高い．

表3 ● 日本版 Beers 基準：高齢者において疾患・病態によらず一般に使用を避けることが望ましい薬剤

薬剤（[ ]内は代表的な商品名）	問題点	重篤度
フルラゼパム [インスミン，ベノジール，ダルメート]	高齢者における半減期がきわめて長く，長期間にわたり鎮静作用を示すため，転倒および骨折の頻度が高くなる．中〜短期作用型ベンゾジアゼピンが望ましい	高
フルニトラゼパム［サイレース，ロヒプノール］	高齢者における半減期がきわめて長く，長期間にわたり鎮静作用を示すため，転倒および骨折の頻度が高くなる．中〜短期作用型ベンゾジアゼピンが望ましい	高
短期作用型ベンゾジアゼピン系薬 （1日あたり用量が以下に示す値を超える場合） 　ロラゼパム［ワイパックス］；3 mg，アルプラゾラム［コンスタン，ソラナックス］；2 mg，トリアゾラム［ハルシオン］；0.25 mg，エチゾラム［デパス］；3 mg	これらの薬剤は，1日あたり用量が一定量を超えないことが望ましい．高齢者では，ベンゾジアゼピンに対する感受性が高くなっているため，比較的低用量でも有効性が得られ，かつ安全であると考えられる	高
長期作用型ベンゾジアゼピン系薬 　クロルジアゼポキシド［バランス，コントール］，ジアゼパム［セルシン，ホリゾン］，クアゼパム［ドラール］，クロラゼプ酸［メンドン］	高齢者における半減期が長く，長期間にわたり鎮静作用を示すため，使用することで転倒および骨折の危険が高くなる．ベンゾジアゼピンが必要とされる場合には，中〜短期作用型ベンゾジアゼピンが望ましい	高
超長期作用型ベンゾジアゼピン系薬 　ロフラゼプ酸エチル［メイラックス］，フルトプラゼパム［レスタス］，メキサゾラム［メレックス］，ハロキサゾラム［ソメリン］，クロキサゾラム［セパゾン］	これらの薬物は長期間にわたり鎮静作用を示すため，転倒および骨折の危険が高くなる．ベンゾジアゼピンが必要とされる場合には，中〜短期作用型ベンゾジアゼピンが望ましい	高
すべてのバルビツール酸系薬* （痙攣発作コントロールに用いる場合を除く）	習慣性が高く，高齢者においてほとんどの鎮静薬または催眠薬よりも多くの副作用を引き起こす	高
ガバペンチン［ガバペン］	眠気，倦怠感，眩暈などにより転倒の危険を増大させるおそれがある	高
インドメタシン［インダシン，インテバン］	非ステロイド性抗炎症薬のなかで中枢神経系（CNS）副作用が最も多い	低
半減期の長い非 COX 選択性 NSAIDs （最高用量で長期にわたる使用の場合） 　ナプロキセン［ナイキサン］，オキサプロジン［アルボ］，ピロキシカム［バキソ］	消化管出血，腎不全，高血圧，および心不全を引き起こすおそれがある	高
ペンタゾシン［ソセゴン，ペンタジン］	他の同種薬剤と比較して，錯乱および幻覚などの CNS 副作用の頻度が高い	高
アンフェタミン類 （メチルフェニデート［リタリン］および摂食障害治療薬を除く）	CNS 刺激作用のため	高
アマンタジン［シンメトレル］	幻覚・せん妄をきたすおそれがある	高
MAO 阻害薬：セレギリン［エフピー］	CNS 刺激作用のため	高
アミトリプチリン［トリプタノール］	抗コリン作用および鎮静作用が強い	高

*フェノバルビタールを除く

（次頁に続く）

表3続き

薬剤（[ ]内は代表的な商品名）	問題点	重篤度
ミルナシプラン［トレドミン］	特に男性高齢者において，高頻度で尿閉を生じるおそれがある	高
オランザピン［ジプレキサ］	血糖上昇，プロラクチン増加などの危険がある	高
胃腸鎮痙薬 　塩酸ジシクロベリン［レスポリミン］，臭化プロパンテリン［プロ・バンサイン］，臭化チメピジウム［セスデン］，メチル硫酸N-メチルスコポラミン［ダイピン］，臭化メチルオクタトロピン［バルピン］	強力な抗コリン作用を持ち，かつ有効性がはっきりしていない．そのため，これらの薬剤の使用は避けることが望ましい（特に長期投与）	高
ジゴキシン［ジゴシン］ （1日あたり0.125 mgを超える場合．ただし心房性不整脈治療時を除く）	高齢者における腎クリアランスの低下により，毒性発現の危険が高まるおそれがある	高
ジギトキシン［ジギトキシン］	より安全性の高い代替薬が存在する	高
ベスナリノン［アーキンZ］	より安全性の高い代替薬が存在する	高
ジソピラミド［リスモダン，ノルペース］	すべての抗不整脈薬のなかで最も強力な陰性変力作用を有するため，高齢者において心不全を誘発するおそれがある．また，強力な抗コリン薬でもある	高
アミオダロン［アンカロン］	QT間隔の問題を引き起こし，torsades de pointesを誘発する危険がある．高齢者では有効ではない	高
ピルジカイニド［サンリズム］	より安全性の高い代替薬が存在する	高
レセルピン［アポプロン］ （1日あたり0.25 mgを超える場合）	うつ病，性交不能，鎮静および起立性低血圧を誘発するおそれがある	高
メチルドパ［アルドメット］	高齢者において徐脈およびうつ病悪化を引き起こすおそれがある	高
ドキサゾシン［カルデナリン］	低血圧，口内乾燥，および泌尿器系の問題を引き起こすおそれがある	低
クロニジン［カタプレス］	起立性低血圧およびCNS副作用を引き起こすおそれがある	高
プラゾシン［ミニプレス］	より安全性の高い代替薬が存在する	高
ジピリダモール短期作用型製剤［ペルサンチン］ （人工心臓弁を持つ患者を除く）	起立性低血圧を引き起こすおそれがある	低
ニフェジピン短期作用型製剤［アダラート］	低血圧および便秘を引き起こすおそれがある	高
ベラパミル［ワソラン］	より安全性の高い代替薬が存在する	高
イソクスプリン［ズファジラン］	効果がない	高
メシル酸ジヒドロエルゴトキシン［ヒデルギン］	有効性が明らかにされていない	低
プロプラノロール［インデラル］	より安全性の高い代替薬が存在する	高
シメチジン［タガメット］	錯乱を含むCNS副作用を引き起こすおそれがある	高
H_2受容体拮抗薬	せん妄をきたすおそれがある	高
スルピリド［ドグマチール］	錐体外路症状をきたすおそれがある．軽症のうつ病に対しては，より安全な代替薬を使用することが望ましい	高

（次頁に続く）

表 3 続き

薬剤（[ ] 内は代表的な商品名）	問題点	重篤度
刺激性下剤の長期投与 （opiate を使用している場合を除く） 　ビサコジル [テレミンソフト], カスカラサグラダ, ヒマシ油	腸機能不全を悪化させるおそれがある	高
乾燥甲状腺 [チラーヂン**]	心臓に作用することで問題を生じるおそれがある. より安全な代替薬がある	高
メチルテストステロン [エナルモン]	前立腺肥大および心臓への悪影響のおそれがある	高
エストロゲン経口製剤（単独使用の場合）	これらの薬剤には発がん性（乳がんおよび子宮内膜がん）があり, また高齢の女性において心保護作用を示さないというエビデンスが得られている	高
硫酸第一鉄 [スローフィー, フェロ・グラデュメット] （1 日あたり 325 mg を超える場合）	325 mg/ 日を上回る用量を投与しても吸収量は劇的には増加しないが, 便秘の発現率がかなり増加する	低
チクロピジン [パナルジン]	本剤は, 凝血予防の点ではアスピリンと同程度であることが示されているが, 毒性ははるかに高いと考えられる. また, より安全で有効性が高い代替薬がある	高
クロルプロパミド [アベマイド]	高齢者では半減期が延長するため, 遷延性の低血糖を引き起こすおそれがある	高
塩酸ジフェンヒドラミン [ベナ, レスタミン]	鎮静（および錯乱）状態を引き起こすおそれがあるため, 使用を避けることが望ましい.（睡眠薬としては使用すべきでなく, アレルギー反応の治療に使用する際には, できる限り用量を少なくするとともに, きわめて慎重に使用すべきである）	高
抗コリン作用の強い抗ヒスタミン薬 　dl-マレイン酸クロルフェニラミン [アレルギン], 塩酸ジフェンヒドラミン [ベナ, レスタミン], ヒドロキシジン [アタラックス], シプロヘプタジン [ペリアクチン], プロメタジン [ヒベルナ, ピレチア], d-マレイン酸クロルフェニラミン [ポララミン]	高齢者においてアレルギー反応の治療を行う場合には, 抗コリン作用の弱い抗ヒスタミン薬が望ましい	高

**「チラーヂン S」は一般名レボチロキシンであり, ここには該当しない
(https://www.niph.go.jp/soshiki/ekigaku/BeersCriteriaJapan.pdf を一部改変)

表 4・日本版 Beers 基準：高齢者における特定の疾患・病態において使用を避けることが望ましい薬剤

疾患・病態	薬剤（[ ] 内は代表的な商品名）	問題点	重篤度
糖尿病	クエチアピン [セロクエル]	血糖上昇作用を持つため	高
肥満	オランザピン [ジプレキサ]	食欲を刺激し, 体重を増加させるおそれがある	高
SIADH および低ナトリウム血症	フルボキサミン [ルボックス, デプロメール], パロキセチン [パキシル], セルトラリン [ジェイゾロフト]	SIADH を引き起こす, または悪化させるおそれがある	高

（次頁に続く）

表4続き

疾患・病態	薬剤（[　]内は代表的な商品名）	問題点	重篤度
認知障害	バルビツール酸系薬 抗コリン薬 鎮痙薬 筋弛緩薬 CNS刺激薬 　メチルフェニデート［リタリン］ 　メタンフェタミン［ヒロポン］ 　ペモリン［ベタナミン］	CNS変調作用のため	高
認知症	ベンゾジアゼピン系薬	認知機能を低下させるおそれがある	高
レビー小体型認知症の幻覚・妄想のある高齢者	定型抗精神病薬	強力なドパミンD_2受容体遮断作用により，パーキンソン症候群を悪化させるおそれがある	高
うつ病	ベンゾジアゼピン系薬の長期使用 交感神経遮断薬： 　メチルドパ［アルドメット］ 　レセルピン［アポプロン］	うつ病を引き起こす，または悪化させるおそれがある	高
パーキンソン病	メトクロプラミド［プリンペラン］ 定型抗精神病薬	抗ドパミン作用およびコリン作動性作用のため	高
痙攣発作またはてんかん	クロルプロマジン［コントミン］	発作の閾値を低下させるおそれがある	高
不眠症	うっ血除去薬 テオフィリン［テオドール］ メチルフェニデート［リタリン］ MAO阻害薬	CNS刺激作用のため	高
失神または転倒の既往	短期作用型〜中間型ベンゾジアゼピン系薬 三環系抗うつ薬，ゾルピデム［マイスリー］	運動失調，精神運動機能障害，失神およびさらなる転倒を引き起こすおそれがある	高
緑内障	抗コリン薬：オキシトロピウム［テルシガン］，チオトロピウム［スピリーバ］など 抗コリン作用のある抗ヒスタミン薬	眼内圧を高め，緑内障症状を悪化させるおそれがある	高
高血圧	ダイエット錠：マジンドール［サノレックス］	交感神経様作用による副次的な血圧上昇を起こすおそれがある	高
虚血性心疾患の既往	トリプタン類： 　スマトリプタン［イミグラン］ 　ゾルミトリプタン［ゾーミッグ］ 　リザトリプタン［マクサルト］ 　エレトリプタン［レルパックス］	不整脈・狭心症・心筋梗塞を含む重篤な虚血性心疾患症状が現れることがある	高
心不全	ジソピラミド［リスモダン，ノルペース］ 高ナトリウム含有薬：ナトリウム，ナトリウム塩	陰性変力作用（弱心作用）や体液貯留および心不全の悪化を促進するおそれがある	高
不整脈	三環系抗うつ薬	不整脈誘発作用があり，またQT間隔の変化を引き起こすため	高

（次頁に続く）

表4続き

疾患・病態	薬剤（[ ]内は代表的な商品名）	問題点	重篤度
凝血障害または抗凝固療法治療中	アスピリン，NSAIDs，ジピリダモール[ペルサンチン]，チクロピジン[パナルジン]	凝血時間延長，INR値上昇，または血小板凝集阻害を起こし，その結果として出血のおそれが高まる	高
COPD	長期作用型ベンゾジアゼピン系薬： 　クロルジアゼポキシド[バランス，コントール] 　ジアゼパム[セルシン，ホリゾン] 　クアゼパム[ドラール] 　クロラゼプ酸[メンドン] β遮断薬： 　プロプラノロール[インデラル]	CNS副作用を生じ，呼吸抑制を起こす，あるいは悪化させるおそれがある	高
胃潰瘍または十二指腸潰瘍	NSAIDs アスピリン（用量によらず）	既存の潰瘍の悪化または新たな潰瘍を引き起こすおそれがある	高
食欲不振および栄養失調	CNS刺激薬 　メチルフェニデート[リタリン] 　メタンフェタミン[ヒロポン] 　ペモリン[ベタナミン]	食欲抑制作用のため	高
慢性便秘	抗コリン薬 三環系抗うつ薬： 　イミプラミン[トフラニール] 　アミトリプチリン[トリプタノール]	便秘を悪化させるおそれがある	高
座位・立位を保持できない高齢者	ビスホスホネート経口製剤	食道局所における副作用を防ぐため，服用後少なくとも30分は座位または立位を保つ必要がある	高
腎機能が低下している高齢者	H_2受容体拮抗薬	血中濃度が上昇し，精神症状などの副作用を誘発するおそれがある	高
排尿障害（膀胱排出閉塞）	抗コリン作用のある抗ヒスタミン薬，胃腸鎮痙薬，筋弛緩薬，オキシブチニン[ポラキス]，抗コリン作用のある抗うつ薬，うっ血除去薬	尿流量を低下させ，尿貯留を引き起こすおそれがある	高
緊張性失禁	α遮断薬： 　ドキサゾシン[カルデナリン] 　プラゾシン[ミニプレス] 　テラゾシン[ハイトラシン，バソメット] 抗コリン薬 三環系抗うつ薬 　イミプラミン[トフラニール] 　アミトリプチリン[トリプタノール] 長期作用型ベンゾジアゼピン系薬	頻尿を起こし尿失禁を悪化させるおそれがある	高

（https://www.niph.go.jp/soshiki/ekigaku/BeersCriteriaJapan.pdf を一部改変）

5. 胃腸鎮痙薬

　　胃腸鎮痙薬は最近ほとんど使用されなくなった薬であり，ほぼ市場から撤退したものとみてよいであろう．

6. 循環器用薬

　　ジギタリス製剤は，特に高用量（ジゴキシンで 0.25 mg 以上）で中毒症状を起こしやすい．

　　ベスナリノンのアウトカム改善のエビデンスは乏しいので，どの年代であっても使用は勧められない．ジソピラミドは強力な抗コリン作用に加えて，心筋陰性変力作用があり，高齢者や心機能低下患者では避ける．ピルジカイニドは高齢者で催不整脈作用が問題となる．

　　アミオダロンは高齢者における長期使用でのエビデンスは乏しいので，適応があっても，短期使用に留めるようにする．

　　レセルピン，メチルドパ，クロニジンは，心血管イベント抑制のエビデンスに乏しい．高齢者ではさまざまな副作用が問題となるので使用を避ける．ドキサゾシンやプラゾシンなどのα遮断薬は，高齢者で起立性低血圧による失神や転倒などのリスクが高く，使用を避ける．ジピリダモールは，安全性の優れた代替薬にとって代わられた薬であり，これを処方している医師は，最近はほぼいない．

　　短時間作用型ニフェジピンの内服（特に舌下投与）では血圧の急激な低下を起こす．陰性変力作用の強いベラパミルの使用は低用量までとし，長期投与ではジルチアゼムなどへの変更を考慮する．

　　β遮断薬のプロプラノロールは古典的な薬であるが，β選択性に乏しく，高齢者では副作用が出やすい．

7. H_2 受容体拮抗薬

　　シメチジンなどの H_2 受容体拮抗薬は，高齢者や腎機能障害患者において，中枢神経系副作用のリスクが高くなるので，短期使用に留める．

8. スルピリド

　　スルピリドは薬剤性パーキンソン症候群やアカシジアのリスクがあるので，高齢者での長期投与を避ける．

9. 刺激性下剤

　　ヒマシ油などの刺激性下剤は腸管機能を障害させるリスクがあり，長期使用は控える．

10. 乾燥甲状腺粉末

乾燥甲状腺粉末は吸収が速くホルモン作用が急激に出てくるおそれがあるので，徐放製剤を使うようにする．

11. 性ホルモン

性ホルモンであるテストステロンとエストロゲンは，それぞれ前立腺がんと乳がん・子宮体がんのリスクを高めるので高齢者での使用は避けたい．

高用量の鉄剤は消化管副作用のリスクが高く，吸収量の限界があるので，鉄欠乏の治療への追加効果は少ない．

12. チクロピジン

チクロピジンの使用は安全性の優れた代替薬の使用を優先する．

13. スルホニル尿素薬

クロルプロパミドなどの半減期の長いスルホニル尿素（SU）薬の使用は，低血糖のリスクが高い．

14. 抗ヒスタミン薬

ジフェンヒドラミンなどの抗ヒスタミン薬は抗コリン作用があり，高齢者での使用は避ける．

> 解説：高齢者における特定の疾患・病態において使用を避けることが望ましい薬剤

1. 抗精神病薬，睡眠薬，中枢神経系薬

糖尿病高齢者に対するクエチアピン投与は高血糖をきたすリスクが高い．オランザピンは肥満を増悪させる．低ナトリウム血症患者では，SSRIの使用は抗利尿ホルモン分泌異常症（SIADH）のリスクがあるので，低ナトリウム血症を増悪させることがある．

認知症における抗コリン薬やベンゾジアゼピン系薬の使用は，認知機能増悪をきたすリスクが高い．また，レビー小体型認知症患者へ抗精神病薬を投与すると，パーキンソン症候群を悪化させる危険がある．うつ病患者へのベンゾジアゼピン系薬の長期使用は，抑うつ症状を悪化させるおそれがある．

パーキンソン病ではメトクロプラミドや抗精神病薬の使用は控える．転倒の既往がある

人は転倒再発のリスクがあり，鎮静薬投与でそのリスクが高まる．

　緑内障患者に抗コリン薬を投与すると眼圧上昇をきたし，視力障害をきたすおそれがある．高血圧がある高齢者にマジンドールを投与すると，交感神経刺激作用によって過度の血圧上昇をきたすことがある．

2. その他の薬剤

　テオフィリンはカフェイン様作用により，睡眠障害を増悪させることがある．

　虚血性心疾患の既往のある患者にトリプタン系の片頭痛薬を投与すると，冠虚血を引き起こすおそれがある．心機能低下患者にジソピラミドを投与すると心不全の急性増悪をきたすことがある．

　ワルファリン内服中患者ではさまざまな薬剤と相互作用を起こす可能性がある．そのため，数日以内のINR検査を実施するなどのフォローを行うべきである．

　COPD患者に対しての鎮静薬投与は慎重に行う．過鎮静によりCO_2ナルコーシスを惹起するおそれがある．

　活動性の胃・十二指腸潰瘍の患者では，アスピリンなどの使用は控えるが，冠動脈ステント留置などでアスピリン投与を行わなければならない場合には，プロトンポンプ阻害薬の投与を考慮する．

　交感神経刺激薬は食欲抑制作用があるので，栄養障害患者での使用は控える．また，慢性便秘症の患者では抗コリン薬の投与を最小限とする．

　食道炎のリスクのあるビスホスホネート製剤では，内服後30分以上にわたり座位や立位を保持する必要性があるので，このような体位をとることができない高齢者では，その使用を控える．

　腎機能障害でH_2遮断薬の血中濃度が上昇するので，使用を控えるか投与量を減じる．排尿障害患者では，抗コリン薬の投与を控えるようにする．

文　献

1) 日本老年医学会　日本医療研究開発機構研究費・高齢者の薬物治療の安全性に関する研究研究班（編）：高齢者の安全な薬物療法ガイドライン2015．メジカルビュー社，東京，2015
2) Beers MH et al: Psychoactive medication use in intermediate-care facility residents. JAMA **260**: 3016-3020, 1988
3) Beers MH et al: Explicit criteria for determining inappropriate medication use in nursing home residents. Arch Intern Med **151**: 1825-1832, 1991
4) Beers MH: Explicit criteria for determining potentially inappropriate medication use by the elderly. An update. Arch Intern Med **157**: 1531-1536, 1997
5) 今井博久：高齢患者に不適切な薬剤処方の基準（ビアーズ基準日本版）の開発と意義．日本医事新報 **4395**：57-63，2008

III ケーススタディ

| 症例 1 | 統合失調症の既往，6ヵ月前に転倒歴のある施設入所中の80歳男性．症状に沿った内服薬追加・増量後，発熱と意識レベル低下となり救急搬送 |

経過 ▶▶▶

1 現病歴

　　30歳代に統合失調症と診断され通院加療中，6ヵ月前に転倒し左大腿骨頚部骨折で手術を受け，5ヵ月前から施設入所中．歩行に杖が必要なこと以外は，食事・排泄・整容などは自立していた．今回39℃台の発熱，その後の意識レベルの低下があるということで紹介．1ヵ月前に通院中の精神科クリニックにて内服薬の増量があり，その後より活動性が徐々に低下したという．妻によると，内服薬を増やした時からやせてきたとのこと．施設にて食事はきざみ・とろみ食を介助にて摂取していたという．3日前に同クリニックにて内服薬の変更・増量あり．3日前の夜より発熱（37℃台），その後より意識レベルの低下を認め，本日まで改善を認めなかったため救急搬送となる．来院時には下痢も認めていた．

2 既往歴・その他

【既往歴】
- 15歳：虫垂炎手術
- 20歳代：結核にて左胸郭形成術
- 30歳代で統合失調症と診断，以後は精神科医院にて内服加療
- 6ヵ月前：左大腿骨頚部骨折にて左大腿骨頭置換術施行
- 75歳：肺炎
- 発症年齢不詳〜：高血圧

【生活歴】
- 喫煙：2箱/日であったが，5年前の肺炎を期に禁煙
- 飲酒：10年前まで，ビール1缶（350 mL）とウイスキー数杯/日
- 職業：30歳代；冷蔵庫の修理，40歳代：裁縫，それ以降仕事を転々，ここ数年はボランティアで食事の宅配
- キーパーソン：妻

【生活状況】
- 施設入所中．以前は妻と2人暮らし．子供は2人で，自宅の近所に住んでいるとのこと

3 処方
- 転入院時処方（次頁）

❶ ペロスピロン塩酸塩「アメル」4 mg 錠　1回2錠, 1日3回　＜ドパミン・セロトニン受容体遮断薬＞
❷ クロチアゼパム（リーゼ）5 mg 錠　1回1錠, 1日3回　＜ベンゾジアゼピン系鎮静薬＞
❸ エチゾラム（デパス）1 mg 錠　1日1回1錠, 眠前　＜チエノジアゼピン系鎮静薬＞
❹ クロカプラミン（クロフェクトン）25 mg 錠　1日1回1錠, 眠前　＜ドパミン・ノルアドレナリン受容体遮断薬＞
❺ ベゲタミンB配合錠　1日1回1錠, 眠前
　［組成：クロルプロマジン12.5 mg　＜ドパミン受容体遮断薬＞, プロメタジン12.5 mg　＜抗ヒスタミン・抗コリン薬＞, フェノバルビタール30 mg　＜バルビツール系鎮静薬＞］
❻ ビペリデン塩酸塩（タスモリン）1 mg 錠　1日4錠, 分4　＜抗コリン性抗パーキンソン薬＞
❼ カンデサルタンシレキセチル（ブロプレス）4 mg 錠　1日1回, 朝食後　＜アンジオテンシンⅡ受容体拮抗薬（ARB）＞
❽ ドネペジル塩酸塩（アリセプト）5 mg 錠　1日1回, 朝食後　＜コリンエステラーゼ阻害薬＞
❾ クロルプロマジン塩酸塩（コントミン）糖衣錠12.5 mg　1日1回, 朝食後　＜ドパミン受容体遮断薬＞
❿ クエン酸第一鉄ナトリウム（フェロミア）50 mg 錠　1回1錠, 1日3回　＜鉄剤＞
⓫ センノシド（プルゼニド）12 mg 錠　1日1回4錠, 眠前　＜センナ：大腸刺激性下剤＞
⓬ センナ（アジャストA）40 mg 錠　1日1回2錠, 眠前　＜センナエキス：大腸刺激性下剤＞
⓭ ピコスルファートナトリウム水和物0.75％内容液, 必要時　＜大腸刺激性下剤＞

4 所　見

【バイタル】
- BP：146/66 mmHg, P：102 bpm, RR：20/min, BT：39.5℃, 意識：JCS 1, S_PO_2：97％（室内気）

【身体所見】
- 全身外観：やせを認める. 身長：170 cm, 体重：50 kg（図1）
- 頭頸部：眼球結膜黄染なし, 眼瞼結膜蒼白なし, 口腔内に嫌気臭あり, リンパ節腫脹なし, 項部硬直なし.
- 肺：ビール状の胸郭, 左側胸部に手術痕あり, 左呼吸音の低下あり

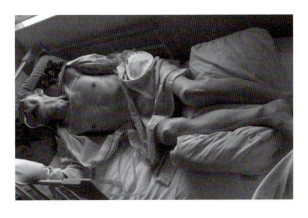

図1・転入院時

- 心臓：心音整，S1 → S2 → S3，S4 聴取せず，右腋窩に放散する収縮期雑音（Levine Ⅱ / Ⅵ）
- 腹部：平坦で軟，臍付近と右下腹部に手術痕あり，肝脾腫なし，圧痛なし
- 直腸診：便潜血陰性
- 四肢・皮膚：末梢冷たく，ツルゴール低下あり，手掌は蒼白，浮腫なし，クモ状血管腫なし
- 神経所見：瞳孔径は右 4 mm/ 左 4 mm，対光反射両側迅速．嚥下障害あり，両手の安静時振戦・固縮あり，腱反射は左右上下肢ともに低下．

【検査所見】
- 末梢血白血球増多を認める．[生化学検査] TP 7.2 g/dL，ALB 3.6 g/dL，A/G 比 1.03，T-Bil 1.0 mg/dL，ZTT 5.1 クンケル単位，AST（GOT）18 IU/L，ALT（GPT）11 IU/L，LDH 153 IU/L，ALP 283 IU/L，γ-GTP 35 IU/L，CHE 159 IU/L，AMY 93 IU/L，T-cho 143 mg/dL，TG 43 mg/dL，BUN 22.3 mg/dL，Cre 0.63 mg/dL，UA 2.4 mg/dL，Na 137 mEq/L，K 4.2 mEq/L，Cl 97 mEq/L，Ca 8.8 mEq/L，eGFR 94.1 mL/ 分 /1.73 m^2，血糖 124 mg/dL，CRP 定量 11.3 mg/dL，HBs 抗原精密（−），HBs 抗原精密 Index 0.10，HCV-3 抗体精密（−），HCV-3 抗体精密 Index 0.43，RPR 法（−），TPLA 法（−），TPLA 定量 0.6．[血球計算] WBC 117/μL，RBC 365/μL，HGB 11.6 g/dL，HTC 34.6%，MCV 94.8 fL，MCH 31.8 pg，MCHC 33.5%，PLT 19.3 万 /μL，RDW-CV 14.2%，PDW 10.8%，MPV 9.9 fL．[血液像] Neut 92%，Eosino 0%，Baso 0%，Mono 1%，Lymph 7%．[尿定性（随時尿）] 尿色調 黄色，混濁（1＋），pH 7.0，比重 1.020，蛋白定性（2＋），糖定性（−），ウロビリノーゲン（＋），ビリルビン（−），ケトン体（−），潜血反応（2＋），白血球反応（−），亜硝酸塩（−）
- 胸部単純 X 線写真：左下肺野に浸潤影を認める
- 動脈血ガス分析結果：PCO_2 の上昇はなし

診断・治療目標 ▶ ▶ ▶

　発熱の原因としては誤嚥性肺炎を考え，抗菌薬アンピシリン・スルバクタム（1.5 g を 1 日 4 回点滴静注）を開始し，発熱は軽快した．喀痰抗酸菌塗抹培養は 3 回ともに陰性．また入院時に，最大努力の薬歴聴取（best possible medication history：BPMH）を行った．意識レベルの低下と嚥下障害，両手の安静時振戦・固縮は，薬剤性過剰鎮静ならびに薬剤性パーキンソニズムと考え，次頁のように脱処方（de prescribing）を行ったところ，意識レベルの改善と嚥下障害，両手の安静時振戦・固縮の消失に加え，全身状態の向上と日常生活活動度（ADL）レベルの向上を認めた（図 2）．

　退院前には，今後のフォローと退院時薬剤調整（discharge medication reconciliation）結果をお伝えするために，かかりつけの精神科医院へ電話で直接連絡し，かかりつけ医師からは協力的で平和的な反応で承諾を得た．

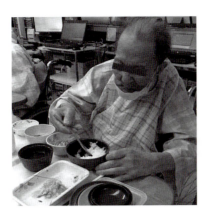

図2・退院時
元気で自力で食事摂取

処方の適正化 ▶▶▶

1 どのように処方変更したか

❶ ペロスピロン塩酸塩「アメル」4 mg錠　1回2錠，1日3回　＜ドパミン・セロトニン受容体遮断薬＞
❷ クロカプラミン（クロフェクトン）25 mg錠　1日1回1錠，眠前　＜ドパミン・ノルアドレナリン受容体遮断薬＞
❸ エナラプリルマレイン酸塩（レニベース）2.5 mg錠　1日1回1錠，朝食後　＜アンジオテンシン変換酵素（ACE）阻害薬）＞
❹ センノシド（プルゼニド）12 mg錠　1日1回4錠，眠前　＜センナ：大腸刺激性下剤＞

2 根　拠

a 臨床的根拠

　本症例では，図3のような薬剤カスケード（medication cascade）があったものと思われる．ある薬剤による副作用を抑えるために他の薬剤を追加するという行為．これが連鎖的につながる現象である．ポリファーマシーを誘発しやすい．

　抗精神病薬の投与量が多く投与種類も多いので，投与量も減らし，かつ2種類に限定した．抗コリン薬はまた，嚥下障害をきたすことも知られており，認知機能障害も進行させる．抗コリン薬は漸減中止とした．これにより，ドネペジルも中止とした．また，過剰鎮静を認めたので，ベンゾジアゼピン系鎮静薬，チエノジアゼピン系鎮静薬，バルビツール系鎮静薬を漸減中止とした．転倒とそれによる骨折も，ベンゾジアゼピン系鎮静薬との関連もあったものと考える．

　診療録のレビューで，鉄剤は術後に造血剤として使用されていたものと判明し（カルテ生検 chart biopsy），鉄剤も中止とした．薬剤中止後は，特に暴言，暴力，幻覚，妄想などは認めなかった．高血圧に対するARBはACE阻害薬へ変更した．変更の理由は，ACE阻害薬には誤嚥性肺炎の予防効果が示唆されているからである[1]．ARBにはそのような効果はない．

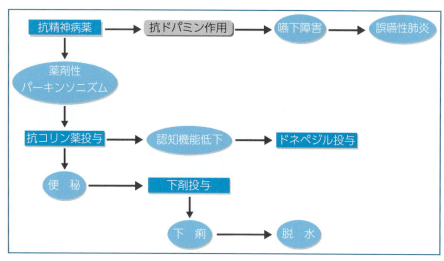

図3・本症例で考えられる薬剤カスケード

表1・主な抗精神病薬のクロルプロマジン量換算値（CP換算値）

商品名	一般名	CP換算値	商品名	一般名	CP換算値
アビリット	スルピリド	200	トリラホン	ペルフェナジン	10
インプロメン	ブロムペリドール	2	トロペロン	チミペロン	1.3
ウインタミン	クロルプロマジン	100	ニューレプチル	プロペリシアジン	20
エビリファイ	アリピプラゾール	4	ノバミン	プロクロルペラジン	15
エミレース	ネモナプリド	4.5	パストミン	プロクロルペラジン	15
オーラップ	ピモジド	4	バルネチール	スルトプリド	200
グラマリール	チアプリド	100	ハロステン	ハロペリドール	2
クレミン	モサプラミン	33	ピーゼットシー (PZC)	ペルフェナジン	10
クロザリル	クロザピン	50	ヒルナミン	レボメプロマジン	100
クロフェクトン	クロカプラミン	40	フルデカシン	フルフェナジン	2
ケセラン	ハロペリドール	2	フルメジン	フルフェナジン	2
コントミン	クロルプロマジン	100	ブロトポン	ハロペリドール	2
ジプレキサ	オランザピン	2.5	プロピタン	ピパンペロン	200
スピロピタン	スピペロン	1	ホーリット	オキシペルチン	80
セレネース	ハロペリドール	2	ミラドール	スルピリド	200
セロクエル	クエチアピン	66	リスパダール	リスペリドン	1
ソフミン	レボメプロマジン	100	リントン	ハロペリドール	2
デフェクトン	カルピプラミン	100	ルーラン	ペロスピロン	8
ドグマチール	スルピリド	200	ルバトレン	モペロン	12.5
トリオミン	ペルフェナジン	10	レボトミン	レボメプロマジン	100
トリフロペラジン	トリフロペラジン	5	ロドピン	ゾテピン	66

注）一般に，合計CP換算値で600 mg未満が至適量であり，1,000 mg以上は過剰投与量である．

表2 • 抗コリン作用の強い抗ヒスタミン薬

dl- マレイン酸クロルフェニラミン（アレルギン）	シプロヘプタジン（ペリアクチン）
塩酸ジフェンヒドラミン（ベナ，レスタミン）	プロメタジン（ヒベルナ，ピレチア）
ヒドロキシジン（アタラックス）	d- マレイン酸クロルフェニラミン（ポララミン）

　抗精神病薬の投与種類を減らす際には，クロルプロマジン量換算値（CP 換算値）を参考にするとよい（表1）．この表に基づいて，本症例の抗精神病薬処方薬の合計 CP 換算値は 1 日 388 mg であった．トータルの減薬では，このうち CP 換算値の高いペロスピロンとクロカプラミンをまずは残して，換算値の低いクロルプロマジンから中止するという戦略がとられたのはロジカルであったものと考える．

 使用ツールとその考え方

　日本版 Beers 基準では「抗コリン作用の強い抗ヒスタミン薬」は「重篤度・高」で避けるべきとされている[2]．これには，表2のような薬剤が含まれている．
　本症例は，プロメタジンが処方されていたが，認知機能低下や便秘，口腔内乾燥などの抗コリン性副作用が認められていた．プロメタジンは中止とした．

薬剤師コラム：薬剤による錐体外路障害

　薬剤性パーキンソニズムの機序は単純には説明できず，さまざまな要因が考えられているが，精神神経用剤（抗精神病薬，抗うつ薬），制吐薬，胃腸運動調整薬などのドパミン拮抗作用を有する薬剤が薬剤性パーキンソニズムの原因となることはよく知られている．ドパミン拮抗作用の強度は薬剤によって異なるが，ドパミン受容体（D_2 受容体）への薬物の占有率が約 80% を超えるとパーキンソニズムなどの錐体外路症状の出現頻度が高まることが報告されている[3]．D_2 受容体占有率は薬剤によって異なるものの，用量依存的に，あるいはドパミン拮抗作用を有する複数の薬剤を併用することにより D_2 受容体占有率は高くなり，錐体外路症状のリスクは高くなる．したがって，ポリファーマシーにおいては，ドパミン拮抗作用がある薬剤の種類や服用数，それらの用量に気をつける必要がある．また，これらの薬剤はパーキンソニズム以外にもアカシジア，遅発性ジスキネジアなどの原因にもなる．長期に D_2 受容体が遮断されていると，受容体の感受性などが変化し，ドパミン神経系のバランスに狂いが生じ，上記のような症状を呈することがあるため，長期の使用や急な中止にも注意を要する．
　厚生労働省が公開している『重篤副作用疾患別対応マニュアル（薬剤性パーキンソニズム）』は，「筋肉がつる」「筋肉が固い」「運動がゆっくりになった」「体の一部が勝手に動く」「揺れる感じがある」「落ち着きがない」「よだれが出る」の 7 項目を，神経内科医でなくともできる早期発見のポイントに挙げている．医療職がスクリーニングすることはもちろん，本人や家族に変化がないか観察してもらい，情報共有することが重要である．

文　献
1) Liu CL et al: Angiotensin-converting enzyme inhibitor/angiotensin II receptor blockers and pneumonia risk among stroke patients. J Hypertension 30: 2223-2229, 2012
2) 日本版 Beers 基準改訂版　http://www.niph.go.jp/soshiki/ekigaku/BeersCriteriaJapan.pdf
3) Farde L et al: Central D2-dopamine receptor occupancy in schizophrenic patients treated with antipsychotic drugs. Arch Gen Psychiatry 45: 71-76, 1998

◆ Ⅲ・ケーススタディ

症例 2　不安障害のある 40 歳代女性．不安症に対する薬剤調整の後に胸背部の違和感，動悸，発汗を認めるようになった．心療内科より紹介

経　過 ▶▶▶

1 現病歴

　うつ病と不安障害の診断にて自宅近くの心療内科に通院中であった．4ヵ月前からデュロキセチンの追加とその増量が行われ，1ヵ月前から安静や労作を問わず胸背部の違和感を感じるようになった．また，同時期から全身の発汗が増えて寝汗もあり，歩行時には動悸や息切れを感じるようにもなった．約3kg/1ヵ月の体重減少もみられた．食欲の明らかな低下や悪心・嘔吐なし，下痢・便秘もみられていない．37℃台前半の微熱はみられる．また，胸背部の違和感に対して整形外科からは非ステロイド性抗炎症薬（NSAIDs）が投与されるようになった．体重減少や動悸があり，心療内科から内科的疾患の除外目的で当院へ紹介となった．

2 既往歴・その他

【既往歴】
- 30歳代：子宮頸がん（CIS）．婦人科で子宮頸部の円錐切除術あるが，再発なし
- 2年前に偏食あり，ビタミンB_{12}欠乏を指摘され，一時期ビタミン製剤内服歴あり
- 腎盂腎炎で治療歴あり

【生活歴】
- 喫煙：20本/日を20年間（20〜40歳）
- 飲酒：機会飲酒（ビール中ジョッキ2杯を週に1回程度）

【家族歴】
- 父親が糖尿病，母親と祖母がBasedow病

【生活状況】
- 本人と娘3人と暮らしている

3 処　方

【心療内科から】

❶ デュロキセチン 30 mg 錠　1回2錠，1日1回，眠前　＜セロトニン・ノルアドレナリン再取り込み阻害薬（SNRI）＞
＊デュロキセチンは1日20 mgから開始され，来院の2ヵ月前から1日50 mgへ増量となり，来院の1ヵ月前から1日60 mgへ増量となっている．

❷ クロナゼパム 0.5 mg 錠　1回1錠，1日2回　＜ベンゾジアゼピン系薬剤・抗てんかん薬＞

❸ エスゾピクロン 3 mg 錠　1回1錠，1日1回，眠前　＜非ベンゾジアゼピン系不眠治療薬＞

❹ クエチアピン 25 mg 錠　1回1錠，1日1回，眠前　＜非定型抗精神病薬＞
❺ 当帰四逆加呉茱萸生姜湯 2.5 g 包　1回1包，1日3回，夕　＜漢方製剤＞
❻ 葛根湯当帰四逆加呉茱萸生姜湯 2.5 g 包　1回1包，1日3回，夕　＜漢方製剤＞

【整形外科から】
❼ ロキソプロフェン 60 mg 錠　1回1錠，1日3回　＜NSAIDs＞
❽ アルジオキサ 100 mg 包　1回1包，1日3回　＜消化性潰瘍治療薬＞
❾ ケトプロフェンパップ　1日1枚貼付　＜NSAIDs＞

漢方薬・サプリメント・違法薬物の内服やカフェインの大量摂取はなし．

4 所見

【来院時バイタル】
- BP：106/58 mmHg，HR：120/min（整），RR：20/min，BT：37.1℃，SpO$_2$ 98%（室内気）

【身体所見】
- 身長 150 cm，体重 40 kg，BMI 17.7
- 頭頸部：眼瞼結膜黄染なし，球結膜蒼白なし，眼球突出なし，甲状腺腫大なし，頸部聴診にて雑音なし
- 肺：呼吸音は清・左右差なし
- 心臓：心音は整・頻脈，雑音なし
- 腹部：平坦・軟，腸蠕動音は正常
- 四肢：浮腫なし
- 皮膚：湿潤，背部の発汗が目立つ

【検査所見】
- 胸部 X 線所見（図 1）：心拡大なし，肺野異常なし
- 心電図所見（図 2）：洞性頻脈（臥位安静時）
- 来院時の血液・尿検査所見：［血算］WBC 11,000/μL，RBC 546 万/μL，Hb 16.6 g/dL，Hct 48.9%，MCV 90 fL，Plt 32.5 万/μL．［生化学検査］Na 138 mEq/L，K 3.7 mEq/L，Cl 107 mEq/L，Ca 9.3 mg/dL，BUN 19 mg/dL，Cre 0.8 mg/dL，T-Bil 0.5 mg/dL，AST 17 IU/L，ALT 24 IU/L，LDH 148 IU/L，ALP 161 IU/L，γ-GTP 53 IU/L，血糖 93 mg/dL，CRP＜0.10，TSH 1.67 μIU/mL（0.54〜4.26），FreeT$_4$ 0.97 ng/dL（0.71〜1.53）．［一般尿検査］pH 5.5，比重 1.033，糖（−），蛋白（−），潜血（−），ケトン体半定量（1+），ビリルビン（−），ウロビリノーゲン（±）

【追加血液検査】
- ビタミン B$_{12}$ 464 pg/mL（180〜914）
- ［血漿カテコールアミン 3 分画］アドレナリン 12 pg/mL（＜100），ノルアドレナリン 1,159 pg/mL（100〜450），ドパミン 44 pg/mL（＜20）

【症状安定後の蓄尿カテコラミン検査】
- 蓄尿総メタネフリン 0.34 mg/日（0.13〜0.52），蓄尿アドレナリン 10.8 μg/日（3.4〜26.9），蓄尿ノルアドレナリン 140.6 μg/日（19〜151），蓄尿ドパミン 770.5 μg/日（365.0

◀ Ⅲ・ケーススタディ

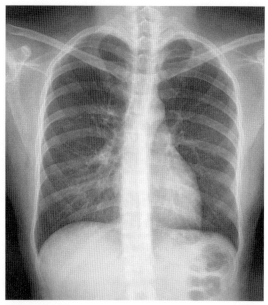

図1・胸部単純X線像

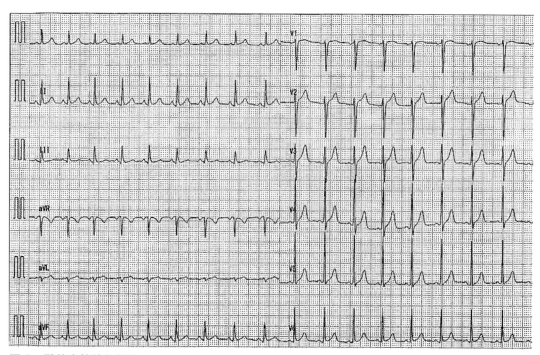

図2・臥位安静時心電図

〜961.5)

診断・治療目標

　本症例はうつ病と不安障害にて心療内科通院中であったが，4ヵ月前からSNRI（セロトニン・ノルアドレナリン再取り込み阻害薬）のデュロキセチンが開始された．薬剤は徐々に増量されたが，次第に胸背部の違和感，動悸，発汗などを訴えるようになった．前医では患者の訴えをこの患者特有の不定愁訴と考え，デュロキセチンを増量して維持していたようであった．

　来院時の発汗や動悸は医療者側から客観的に確認でき，交感神経様作用による症状が疑われた．病歴と身体所見からデュロキセチンの副作用を考え，まずデュロキセチンの中止を行った．同薬剤中止後，特にうつ病の揺り戻しはみられず，身体症状としては，数日後から発汗と寝汗が減少し，中止10日目頃から動悸と頻脈が改善した．その後次第に胸背部の違和感も消失し，これら症状は筋骨格系の症状ではなく，心血管系の症状に付随する自覚症状であったと推測された．

　かかりつけの心療内科には今後のSNRI投与を避けて貰うようにお話しし，本人の訴えに対して実際にバイタルサインや身体所見を確認する必要性があることをお伝えした．

処方の適正化

1 どのように処方変更したか

❶ クロナゼパム 0.5 mg錠　1回1錠，1日2回　＜ベンゾジアゼピン系薬剤・抗てんかん薬＞
❷ エスゾピクロン 3 mg錠　1回1錠，1日1回，眠前　＜非ベンゾジアゼピン系不眠治療薬＞

2 根　拠

a 臨床的根拠

　デュロキセチンを含めたSNRIの副作用に関しては，同薬の医薬品情報から悪心269例（36.6％），傾眠228例（31.0％），口渇168例（22.9％），頭痛154例（21.0％），便秘102例（13.9％），下痢87例（11.8％），めまい80例（10.9％），トリグリセリド上昇56例（7.6％），腹部痛52例（7.1％），ALT（GPT）上昇51例（6.9％），不眠50例（6.8％），倦怠感45例（6.1％），AST（GOT）上昇38例（5.2％），食欲減退38例（5.2％）の報告がなされている[1]．しかし，文献上では消化器症状に加えて，心血管系症状として「頻脈」「高血圧」「心不全の増悪」や，その他の交感神経症状として「発汗」「体重減少」なども同様に報告されている[2]．本症例でも病歴からデュロキセチンの副作用を疑って，同薬剤の中止から行った．その後に自覚症状と頻脈は1週間以内に消失した．

　図3に本症例で考えられた薬剤の影響の関連図を示す．交感神経様作用をきたす内分泌的疾患として甲状腺機能亢進症と褐色細胞腫がある．本症例において甲状腺機能は正常範囲内であった．褐色細胞腫に関しては，随時の採血ではあるがノルアドレナリンのみの上

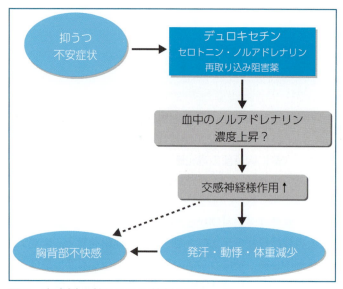

図3・本症例で考えられた薬剤カスケード

昇がみられており（一般的に褐色細胞腫ではアドレナリンも上昇する），症状が落ち着いた状態で蓄尿カテコラミン検査を行ったがいずれも正常範囲内であり，腹部画像検査でも副腎腫瘍は認められなかった．

b 考え方

　交感神経様作用の症状は甲状腺機能亢進症時にみられる症状で有名であるが，「頻脈」「発汗過多」「易疲労感」「発熱（クリーゼでなければ 37.5℃前後の微熱）」「代謝亢進に伴う体重減少」のような身体的症状に加え，精神的にも不安定となり「易怒性」「集中力の低下」なども出現する．カテコラミンが直接分泌される褐色細胞腫では，「高血圧」「頭痛」「高血糖」「パニック症状」などもみられることがある．このような臨床症状を呈している場合には，上記2種の内分泌疾患以外に薬剤を原因とする鑑別も挙げなければならない．抗コリン作用を持つ薬剤も「頻脈」や「発熱」などの症状をきたすが，大量発汗はみられない．表1に交感神経様作用の症状をきたす主な薬剤を示すが，高齢者ではこれら薬剤の常用量の単独使用でも症状をきたす可能性がある．また，これら薬剤の飲み合わせによる相互作用から交感神経様作用の出現もあり，注意が必要である．

　本症例では表1に示されるような薬剤は使用されてはいなかった．しかし，SNRIは中枢神経においてセロトニン・ノルアドレナリン再取り込み阻害が起こるとされるが，血中のノルアドレナリン濃度が上昇することが仮定されており，交感神経様の作用をきたす報告もある[2-5]．本症例でも初診時の血中ノルアドレナリンの上昇が認められており，薬剤中止後に症状が改善してノルアドレナリン値も正常になっていることから上記機序が推定される．また，病歴や筋強剛などの神経症状がないことから，セロトニン症候群の可能性は低いと思われた．

c 臨床薬理学的には：SSRI（選択的セロトニン再取り込み阻害薬）やSNRI（セロトニン・ノルアドレナリン再取り込み阻害薬）で起こる怖い副作用——セロトニン症候群

　セロトニン症候群は，セロトニン作動性薬物の投与により意識状態の変容，自律神経の

表1・交感神経様作用の症状をきたす主な薬剤

系統	主な薬剤（主な商品名）
甲状腺薬	レボチロキシン（チラーヂンS）
β刺激薬	プロカテロール（メプチン），ツロブテロール（ホクナリン），サルブタモール（ベネトリン）
エフェドリン含有製剤	麻黄含有量の多い漢方製剤（越婢加朮湯，麻黄湯，神秘湯，五虎湯，薏苡仁湯，麻杏甘石湯，麻杏薏甘湯），dl-メチルエフェドリン塩酸塩（メチエフ散）
キサンチン製剤	テオフィリン（テオドール），カフェイン含有飲料
カテコラミン製剤	
モノアミン酸化酵素阻害薬	セレギリン塩酸塩（エフピー）
違法薬剤	アンフェタミン，コカイン，MDMA

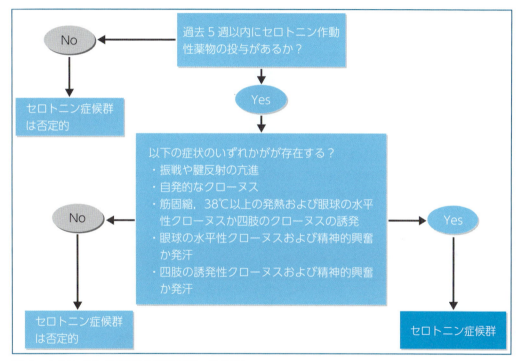

図4・セロトニン症候群の診断アルゴリズム
（文献6，8）から改変引用）

過活動，神経・筋の異常興奮を三徴とする症候群である．SSRIの過剰投与による中毒患者の14〜16％にも起こるともいわれ，中枢および末梢のセロトニン受容体の過剰興奮で起こる[6,7]．セロトニン症候群の症状は，アカシジアやせん妄のみの軽症から，意識状態の変容・クローヌス・筋緊張・高体温をきたし生命の危険を及ぼす重症まで幅広い．

セロトニン症候群と診断された場合（図4）[6,8]，すぐに投与されていたセロトニン作動性薬物のSSRIやSNRIの中止を行い，全身管理を行う必要があり，特に体温を下げることと自律神経の変容をコントロールすることが大切である．多くのケースでは治療後24時間以内に軽快してくる．重症患者では非特異的セロトニン拮抗薬とされるシプロヘプタジ

ンの投与も考慮されることがある[6]．SSRI や SNRI はうつ病や最近では神経性疼痛にも使用される機会が増えており，誤使用や大量服薬により合併症をきたすことがあり，セロトニン症候群も知る必要がある．

薬剤師コラム：セロトニン症候群

神経シナプス内のセロトニン濃度上昇による中毒状態であるセロトニン症候群は，そのセロトニンの多様な作用から，図4で示されている Hunter Serotonin Toxicity Criteria の，セロトニン作動薬＋αの「5つの症候」で特徴付けられる．Boyer ら[9]による症状と重症度のスペクトラムが図5のように示されている．

神経細胞から放出されたセロトニンが過剰となり，主に 5-HT$_{1A}$ 受容体の活性化作用によりセロトニン症候群が惹起されると考えられている．放出されたセロトニンはモノアミン酸化酵素（MAO）により代謝され，尿中に排泄される．この MAO 活性はセロトニン代謝に影響すると考えられているが，後天的に MAO 活性に影響する因子としては心血管疾患，肝疾患，喫煙に関連した呼吸器疾患があるとされており，また MAO 阻害薬やリネゾリドといった MAO 阻害作用のある医薬品の併用は注意する必要がある[10]．

セロトニン症候群には，SSRI や SNRI に代表されるセロトニンの再取り込みを阻害する医薬品（トラマドールや三環系抗うつ薬，デキストロメトロファンなども含まれる），セロトニンのアゴニスト（トリプタン製剤，エルゴタミン製剤，フェンタニル），後シナプス受容体の感受性を増加させるリチウム製剤など，実にさまざまな医薬品が寄与すると考えられている．SSRI などは単剤でもセロトニン症候群が引き起こされた報告があるが，多くはポリファーマシーが問題であると考えられている．

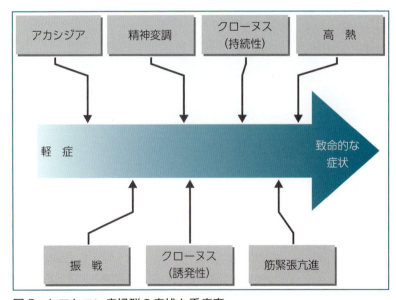

図5・セロトニン症候群の症状と重症度
(Boyer EW et al: N Engl J Med 352: 1112-1120, 2005 を一部改変)

文 献

1) http://www.info.pmda.go.jp/go/pack/1179052M1022_2_13/
2) 樋口　久ほか：SNRIによる副作用とその治療，予防について．臨精神薬 **11**：1827-1833，2008
3) Goldstein DJ et al: Duloxetine in the treatment of depression: a double-blind placebo-controlled comparison with paroxetine. J Clin Psychopharmacol **24**: 389-399, 2004
4) Stevens DL: Duloxetine-associated tachycardia. Ann Pharmacother **42**: 1511-1513, 2008
5) Colucci VJ et al: Heart failure worsening and exacerbation after venlafaxine and duloxetine therapy. Ann Pharmacother **42**: 882-887, 2008
6) Boyer EW et al: The serotonin syndrome. N Engl J Med **352**: 1112-1120, 2005
7) 上條吉人：SSRI，SNRI．臨床中毒学，相馬一亥（監修），医学書院，東京，p81-84，2009
8) Dunkley EJ et al: The Hunter Serotonin Toxicity Criteria: simple and accurate diagnostic decision rules for serotonin toxicity. QJM **96**: 635-642, 2003
9) Boyer EW et al: The serotonin syndrome. N Engl J Med **352**: 1112-1120, 2005
10) Sternbach H: The serotonin syndrome. Am J Psychiatry **148**: 705-713, 1991

| 症例 3 | 高血圧の既往あり，近医内科通院中の 74 歳男性．1年半前より不眠・記憶障害を認め同院より加療開始．3ヵ月前より幻聴出現し不眠改善しないため，心療内科を受診し追加処方開始．3日前より見当識障害・傾眠を認めるようになった |

経　過 ▶▶▶

1 現病歴

　　近医内科にて高血圧の加療を行っていた．1年半前より物忘れと不眠を認めたため，認知症および周辺症状の診断にてドネペジル，ラメルテオン，ゾピクロン，チアプリドを開始された．3ヵ月前より子供の泣き声が聞こえる幻聴が出現し，内服加療後も不眠は続いており，娘のかかりつけである心療内科を受診．そこで追加処方としてリスペリドンを開始され，さらに3週間前からレボメプロマジン，2週間前にブロチゾラムも追加処方された．また，腰痛に対して近医整形外科よりロキソプロフェンが処方されていた．3日前より見当識障害が出現し，受診日朝に傾眠傾向となり救急室受診となった．

2 既往歴・その他

【既往歴】
・高血圧，高尿酸血症，腸閉塞，胆嚢炎

【生活状況】
・娘と息子と生活，見当識障害出現までは車を運転していた

3 処　方

【心療内科から】

❶ リスペリドン 1 mg 内用液　1回1包，1日3回，朝・昼・眠前　＜非定型抗精神病薬＞
❷ レボメプロマジン 5 mg 錠　1回0.5錠，1日1回，眠前　＜フェノチアジン系抗精神病薬＞
❸ ブロチゾラム 0.25 mg 錠　1回0.5錠，1日1回，眠前　＜ベンゾジアゼピン系睡眠薬＞

【内科から】

❹ ドネペジル 5 mg OD錠　1回1錠，1日1回　＜アルツハイマー型認知症治療薬＞
❺ プレミネント配合錠HD　1回1錠，1日1回
　［組成：ロサルタンカリウム 100 mg　＜アンジオテンシンⅡ受容体拮抗薬（ARB）＞，ヒドロクロロチアジド 12.5 mg　＜利尿薬＞］
❻ ベンズブロマロン 50 mg 錠　1回1錠，1日1回　＜高尿酸血症治療薬＞

- ❼ ニフェジピン CR40 mg 錠　1回1錠，1日1回　＜Ca 拮抗薬＞
- ❽ 酸化マグネシウム 330 mg 錠　1回1錠，1日2回　＜緩下薬＞
- ❾ ラメルテオン 8 mg 錠　1回1錠，1日1回，眠前　＜メラトニン受容体作動薬＞
- ❿ ゾピクロン 7.5 mg 錠　1回1錠，1日1回，眠前　＜非ベンゾジアゼピン系睡眠改善薬＞
- ⓫ チアプリド 50 mg 錠　1回1錠，1日2回，朝・眠前　＜ベンザミド系精神神経用薬＞

【整形外科から】

- ⓬ ロキソプロフェン 60 mg 錠　1回1錠，1日3回　＜非ステロイド性抗炎症薬（NSAIDs）＞
- ⓭ レバミピド 100 mg 錠　1回1錠，1日3回　＜消化性潰瘍治療薬＞
- ⓮ メコバラミン 500 μg 錠　1回1錠，1日3回　＜ビタミン B_{12}＞
- ⓯ アフロクアロン錠 20 mg　1回1錠，1日2回　＜筋緊張改善薬＞

4 所見

【入院時バイタル】
- BP：140/60 mmHg，HR：95/min（整），RR：20/min，BT：36.8 ℃，意識：時間と場所の見当識障害あり

【身体所見】
- 眼：貧血・黄疸なし．口腔内：齲歯多数
- 胸部：呼吸音は清・左右差なし，心音は整・心雑音なし
- 腹部：平坦・軟，肝脾腫なし
- 四肢：浮腫なし，関節腫脹・熱感・発赤なし，筋力低下・感覚障害なし

【検査所見】
- 神経学的所見：［脳神経］眼球運動障害なし．顔面神経麻痺なし．聴覚消失なし．顔面感覚障害なし．舌運動良好．その他の脳神経所見問題なし．［反射］腱反射亢進・減弱なし，Babinski 反射陰性．［姿勢保持・歩行］異常なし
- 胸部X線所見：明らかな肺炎像なし，心拡大なし
- 頭部CT所見：出血なし．全体的に脳萎縮を認める
- 入院時の血液および尿検査所見：［生化学検査］Na 143 mEq/L，K 4.0 mEq/L，Cl 106 mEq/L，BUN 26 mg/dL，Ca 8.5 mg/dL，Cre 1.42 mg/dL，AST 18 IU/L，ALT 15 IU/L，LDH 198 IU/L，血糖 116 mg/dL，CRP 0.11 mg/dL，TSH 0.332 μU/mL，FreeT$_4$ 1.01 ng/dL．［血算］WBC 8,100/μL，RBC 486万/μL，Hb 14.8 g/dL，MCV 90 fL，Plt 18.2万/μL．［一般尿検査］pH 7.5，比重 1.023，糖（－），蛋白（－），潜血（－），ビリルビン（－），ウロビリノーゲン（±），RBC＜1/hpf，WBC＜1/hpf

診断・治療目標 ▶▶▶

　　救急室受診後の身体所見では，時間と場所の見当識障害を認めたが，その他神経所見では明らかな巣症状は認めなかった．血液検査でいわゆる意識障害をきたす電解質異常は認

めず，頭部 CT でも明らかな急性の頭蓋内の器質的疾患はみられなかった．1 年半前よりの記憶障害や不眠，幻聴は，認知症の中核症状・周辺症状と考えられた．

今回，進行性にみられた意識障害は，元来処方されているゾピクロンに追加して処方されたレボメプロマジン，ブロチゾラムの影響による薬剤性の認知機能低下・せん妄が考えられた．まず，睡眠薬をベンゾジアゼピン系薬剤消退時のせん妄増悪に注意しながら減量・中止し，並行してリスペリドンの漸減も行った．整形外科より処方されたロキソプロフェンにより腎機能障害を認めており，入院時には腰痛を認めなかったため同薬剤も中止した．入院後に必要性の低い薬剤の整理も行った．入院後，昼夜覚醒リズム障害はしばらく継続したが，上述した薬剤調整に追加しリハビリテーションを導入し，見当識障害や傾眠の改善を認め，腎機能障害も改善した．

かかりつけ医には複数の診療所受診があり，多剤処方となっていたことの情報提供を行った．

処方の適正化 ▶▶▶

1 どのように処方変更したか

❶ ニフェジピン CR40 mg 錠　1 回 1 錠，1 日 1 回，朝　＜Ca 拮抗薬＞
❷ クエチアピンフマル酸塩 25 mg 錠　1 回 2 錠，1 日 1 回，眠前　＜非定型抗精神病薬＞
❸ ラメルテオン 8 mg 錠　1 回 1 錠，1 日 1 回，眠前　＜メラトニン受容体作動薬＞
❹ ドネペジル 5 mgOD 錠　1 回 1 錠，1 日 1 回　＜アルツハイマー型認知症治療薬＞

2 根　拠

a 臨床的根拠

認知症の周辺症状による不眠に対してかかりつけ医より非ベンゾジアゼピン系薬物が処方されていたが，患者本人は改善を認めないために自己判断にて他院受診した．追加でベンゾジアゼピン系薬物と抗精神病薬処方されたことによるせん妄発症が考えられた．本症例では，①認知機能低下を元々からきたしていたこと，②不眠に対する患者の改善要求の高さから，さらに他院を受診したこと，②お薬手帳を持っていたが形骸化しており，前医より処方されていた薬剤が他院の医師により把握されておらず，症状が悪化していったと考えられた [1]．

せん妄の発症危険因子は，せん妄を発症しやすくなる準備因子（高齢，認知機能低下），せん妄のきっかけとなる直接因子（身体疾患，薬剤），せん妄を促進する促進因子（環境変化・不眠）に分けられる．本症例では，元来認知機能低下が考えられる高齢男性（準備因子）にベンゾジアゼピン系薬剤が追加処方（直接因子）されたことによる，多数の因子が複合したことによるせん妄と傾眠傾向が起きたと考えられた．

本症例の薬剤の関与を図 1 に示す．せん妄の原因としては薬剤が最も多く，20 ～ 40% といわれている [2]．せん妄を発症しやすい薬剤を表 1 に示す [3]．また，ベンゾジアゼピン系薬物は脂溶性であり，体脂肪率の増加した高齢者では蓄積しやすいことも，今回せん妄発症の一因となったと考えられる．

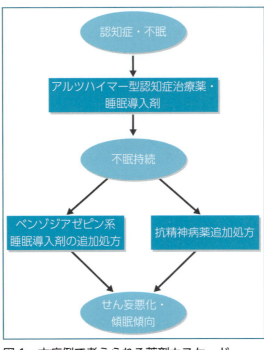

図1 ● 本症例で考えられる薬剤カスケード

表1 ● せん妄を起こす可能性のある薬剤

ドパミン作動薬		L-ドパ製剤，アマンタジン，ブロモクリプチン，MAO阻害薬
抗コリン作用を持つ薬剤	1) 抗うつ薬	三環系抗うつ薬
	2) 抗痙攣薬	フェニトイン
	3) その他	トリヘキシフェニジル，ジフェンヒドラミン，アトロピン
睡眠薬	1) バルビツール酸系	ペントバルビタール，アモバルビタール
	2) ベンゾジアゼピン系	ベンゾジアゼピン系（チエノジアゼピン系も含む）
消化性潰瘍治療薬		H_2受容体拮抗薬（シメチジン，ファモチジン，ラニチジン）
ステロイド／非ステロイド性抗炎症薬		
降圧薬		メチルドパ，クロニジン，レセルピン，プロプラノロール，カプトプリル
抗不整脈薬		リドカイン，メキシレチン，ジソピラミド，プロカインアミド，ジギタリス類
抗菌薬		アミノグリコシド系，セフェム系，アムホテリシンB，バンコマイシン，メトロニダゾール
		抗結核薬（イソニアジド，リファンピシン）
その他		オピオイド，リチウム，テオフィリン，インターフェロン，抗悪性腫瘍薬など

（文献2より引用改変）

b 使用ツールとその考え方

　　認知機能低下が考えられる患者に使用を避けることが望ましい薬剤としては，抗コリン薬，鎮痙薬，筋弛緩薬，中枢神経刺激薬などがある[4, 5]．これらは日本老年医学会の『高齢者の安全な薬物療法ガイドライン2015』や，Beers基準に示されている．

　c 「お薬手帳」の使い方

　　他科併診が多い高齢者においては，お薬手帳は重複薬剤や薬剤の相互作用を確認するうえで重要なものである．しかしながら，他科併診している患者ほど，それぞれの医療機関に対して，それぞれのお薬手帳を持っている割合が多くなるとの報告もある[1, 5]．つまり，複数の診療所受診とその診療所近くに複数のかかりつけ薬局が患者にとって存在するのである．本来の「かかりつけ薬局」や「お薬手帳」の形骸化である．本来なら複数科を受診している患者の重複した処方の確認，薬の相互作用，薬の内服方法の指導や副作用についての患者への啓蒙が主たる目的であるはずが，なされないことが多々経験される．医師だけでなく薬剤師が，患者や処方医とのコミュニケーションや確認作業を怠らないようにすることが大切となる．本来の「お薬手帳」をうまく活用するために，積極的に他院・他科の処方薬を確認する必要があると思われる．また，入院時には病院の医師や薬剤師は協力して患者に処方されている薬剤の確認と調整への介入も必要なことが多い．

薬剤師コラム：ベンゾジアゼピン系薬物処方の際の注意点

　本症例は，かかりつけ医による認知症およびその周辺症状である不眠症（非ベンゾジアゼピン系）の治療に満足できず，自己判断で他院を受診し，ベンゾジアゼピン系薬物と抗精神病薬の追加処方を受けたためせん妄を発症したケースである．本項では，当該患者が服用していた薬剤のなかでも，特にせん妄発症のリスクが高いベンゾジアゼピン系薬物について述べたい．

　ベンゾジアゼピン系薬物は，処方頻度が高く，日本人の20人に1人が処方されている汎用薬剤の1つとされている[7]．ベンゾジアゼピン系薬物の特徴として，①有効域が広く，中毒域も明確でないこと，②患者の訴えに基づき処方されることが多いこと，③服用のタイミングは患者自身の判断で行われること多いことなどから，ポリファーマシーの代表薬剤の1つともいえるかもしれない．

　一方で，ベンゾジアゼピン系薬物のメリットとしては，50年以上前より臨床で使用されているため，その有効性や体内動態に関する情報が豊富である点が挙げられよう．例えば超短時間型のベンゾジアゼピン系薬物であるトリアゾラムは，そのほとんどがチトクロームP450（CYP）3A4により代謝されることが知られている．当然，CYP3A4の強力な阻害薬（例えばアゾール系抗真菌薬）などとの併用は，トリアゾラムの血中濃度上昇をきたすため，十分な注意が必要となる．また，このCYP3A4には発現に性差が知られており，男性よりも発現量の高い女性において基質薬剤の血中濃度が低くなることが知られている[8]．筆者らは，この報告に基づき，血中濃度の性差は，実際の患者における副作用の発症頻度にも影響するかどうか調査を行っている[9]．要点を示すと，トリアゾラム服用患者を対象とした副作用の実態調査（1,116名）により，女性では若年者（60歳未満）と高齢者（60歳以上）でその副作用発症率に差が認められないものの（2.9％と2.7％，有意差なし），男性においては高齢でその頻度が著しく高くなるというものである（4.3％と9.1％，$p<0.01$）[8]．こ

のように，ベンゾジアゼピン系薬物の体内動態と代謝経路に関しては情報が豊富なため，各薬剤について特徴を理解したうえで使用することがベンゾジアゼピン系薬物の適正使用に有用であろう．

文　献

1) 徳田安春（編）：提言―日本のポリファーマシー（ジェネラリスト教育コンソーシアム vol.2），尾島医学教育研究所，東京，2012
2) 大西秀樹ほか：せん妄に対する薬物療法．月刊薬事 **57**：577-582，2015
3) 日本総合病院精神医学会 せん妄指針改訂班：せん妄の臨床指針―せん妄の治療指針 第2版，星和書店，東京，2015
4) 日本老年医学会：高齢者の安全な薬物療法ガイドライン 2015，メジカルビュー社，東京，2015
5) American Geriatrics Society 2012 Beers Criteria Update Expert Panel: American Geriatrics Society updated Beers Criteria for potentially inappropriate medication use in older adults. J Am Geriatr Soc **60**: 616-631, 2012
6) 野呂瀬崇彦：ポリファーマシー．治療 **96**：1765-1769，2014
7) 厚生労働科学研究・障害者対策総合研究事業「睡眠薬の適正使用及び減量・中止のための診療ガイドラインに関する研究班」および日本睡眠学会 睡眠薬使用ガイドライン作成ワーキンググループ（編）：睡眠薬の適正な使用と休薬のための診療ガイドライン，2013年10月22日改訂
8) Greenblatt DJ et al: Age and gender effects on the pharmacokinetics and pharmacodynamics of triazolam, a cytochrome P450 3A substrate. Clin Pharmacol Ther **76**: 467-479, 2004
9) 百　賢二ほか：ベンゾジアゼピン系薬剤のファーマコキネティクスと薬物相互作用・副作用．薬局 **66**：33-37，2015

◀ Ⅲ・ケーススタディ

症例 4

C 型慢性肝炎などで A クリニックに通院，不眠症などで B クリニックに通院中であるが，ADL はおおむね自立している 82 歳男性．繰り返す肺炎の治療中に排尿困難を認め受診

経 過 ▶▶▶

1 現病歴

　来院 1 ヵ月前，夕食時に食べにくそうな仕草をしているのを家族が気にしていた．夕食の 1 時間後，自宅階段でぐったりしているところを家族に発見され，C 病院に救急搬送となった．肺炎の診断で緊急入院となり抗菌薬治療を受けた．退院後はかかりつけ A クリニックに通院し問題なく経過していた．最近急激に弱っていく患者をみて，家族は「おじいちゃんももう年やなぁ」などと話していた．

　しかし，来院 9 日前にも発熱を認め，近隣の基幹病院である D 病院を緊急受診したところ，またも肺炎を発症．このとき排尿困難・尿意切迫感も認めたため，翌日に E 病院の泌尿器科を受診するようアドバイスを受けた．

　E 病院の泌尿器科で前立腺炎と診断され，レボフロキサシンを 1 週間分処方を受けてすべて内服した．1 週間後，まだ時々熱があることを伝えると，セフカペンピボキシル，エトドラクを 7 日間追加された．また，前立腺肥大症もあるといわれ処方を受けた．

　しかし時折高熱が出現するため，かかりつけ A クリニックに相談．この頃，錠剤を飲むのにコツが必要になっていた．

2 既往歴・その他

【既往歴】
- C 型慢性肝炎，高血圧症，便秘症，不眠症，無症候性胆石，肺結核（40 歳代：パラアミノサリチル酸＋ストレプトマイシンで加療），右突発性難聴（4 ヵ月前）

【生活歴】
- 飲酒：機会飲酒するが最近はほとんど飲まない
- 喫煙：15 年ほど前に禁煙

【生活状況】
- 家族構成：5 人暮らし（妻，長男夫妻とその娘）

3 処　方（図 1）

【A クリニックから】

❶ アムロジピンベシル酸塩（ノルバスク）2.5 mg　1 回 1 錠，1 日 1 回，朝　　＜Ca 拮抗薬＞
❷ 酸化マグネシウム（マグラックス）500 mg　1 回 2 錠，1 日 1 回，夕　　＜塩類下剤＞

❸ ウルソデオキシコール酸 50 mg　1回1錠，1日2回，朝夕　＜催胆薬＞
❹ ニザチジン（アシノン）75 mg　1回1錠，1日2回，朝夕　＜H₂受容体拮抗薬＞
❺ テプレノン（セルベックス）50 mg　1回1錠，1日3回，毎食後　＜防御因子増強薬＞
❻ ベリチーム　1回1錠，1日3回，毎食後　＜消化酵素配合剤＞
［組成：濃厚膵臓性消化酵素，アスペルギルス産生消化酵素，細菌性脂肪分解酵素，繊維素分解酵素］
❼ ジメチコン（ガスコン）1回2錠，1日3回，毎食後　＜消化管ガス駆除薬＞
❽ 柴胡桂枝湯　1回2.5 g，1日2回，朝夕　＜漢方製剤＞
❾ ラクトミン製剤（ビオフェルミン）1回1錠，1日3回，毎食後　＜腸疾患治療薬＞
❿ メキシレチン塩酸塩（メキシチール）1回1錠，1日2回，朝夕食　＜糖尿病性神経障害治療薬＞

【B クリニック（心療内科）から】

［以前から処方］
⓫ ブロチゾラム（レンドルミン）0.25 mg　1回1錠，1日1回，眠前　＜ベンゾジアゼピン系睡眠薬・短時間＞
⓬ ニトラゼパム（ベンザリン）5 mg　1回1錠，1日1回，眠前　＜ベンゾジアゼピン系睡眠薬・中間型＞
⓭ エチゾラム（デパス）0.5 mg　1回1錠，1日1回，眠前　＜ベンゾジアゼピン系不安薬＞
［2ヵ月前から処方］
⓮ スルピリド（ドグマチール）50 mg　1回1錠，1日3回，毎食後　＜ベンザミド系抗精神病薬＞

【E 病院泌尿器科から】

⓯ セルニチンポーレンエキス（セルニルトン）63 mg　1回2錠，1日3回，毎食後　＜排尿障害治療薬＞
⓰ シロドシン（ユリーフ）4 mg　1回1錠，1日2回，朝夕　＜排尿障害治療薬＞
⓱ デュタステリド（アボルブ）0.5 mg　1回1錠，1日1回，朝　＜排尿障害治療薬＞
⓲ エトドラク（ハイペン）200 mg　1回1錠，1日2回，朝夕　＜非ステロイド性抗炎症薬（NSAIDs）＞
⓳ セフカペンピボキシル塩酸塩　1回1錠，1日3回，毎食後　＜第二世代セフェム系薬＞

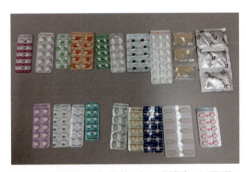

図 1・来院時の内服薬（19種類）を再現

4 所見

【入室時の全体像の視診所見】
- 家族に付き添われ，なんとか自力歩行で入室．動きはぎこちなく歩幅が狭い．表情は乏しくうつろである．小声で発語が少ない．両手に安静時振戦がみられる

【バイタル】
- BP：130/69 mmHg，P：92 bpm，RR：15/min，SpO_2：97％（室内気），BT：36.2℃，意識：GCS E4V5M6

【身体所見】
- 頭頸部：結膜貧血なし，黄染なし．甲状腺腫大なし，リンパ節腫脹なし
- 胸部：左肺底部に late inspiratory crackles 聴取，心雑音なし
- 腹部：平坦軟，圧痛なし，腫瘤なし
- 四肢：浮腫なし，腫脹関節なし
- 神経学的所見：構音障害あり，嚥下動作はやや遅延，両肘に軽度の歯車様固縮あり，Romberg試験陰性，指鼻試験陰性，Tandem試験陽性，その他，運動・感覚・腱反射は異常なし

【検査所見】
- 胸部X線所見：左下肺に浸潤影あり

診断・治療目標 ▶ ▶ ▶

　C型慢性肝炎などはあるものの，日常生活活動度（ADL）は自立した82歳男性が，繰り返す肺炎および排尿困難を主訴に来院した．同居の家族が思うように，不調の原因は"高齢のため"であるようにも感じられるかもしれないが，そう片付けてしまうには不自然なほどの比較的急な経過（亜急性経過）で，全身状態は悪化している．

　難治性の肺炎の鑑別として，肺結核も考えられるが，約1ヵ月前の肺炎罹患時に採取した喀痰の抗酸菌検査は塗抹も培養も陰性であった．肺炎は背側優位の肺底部のみにみられ，誤嚥性肺炎を繰り返していることが予想された．実際，亜急性進行性に嚥下困難は進んでいるようであった．

　身体診察ではパーキンソニズムを疑う所見が得られた．また，急性発症の排尿困難もみられている．ここでプロブレムリストを整理してみる．

●プロブレムリスト
#1. 反復する肺炎
#2. 亜急性進行性で左右対称性のパーキンソニズム
　　……両手の安静時振戦，両肘の歯車様固縮，運動失調（小刻み歩行，Tandem試験陽性），亜急性進行性の構音障害，嚥下障害，小声，仮面様顔貌
#3. 急性発症の排尿困難
#4. 肺結核の既往
#5. 慢性C型肝炎
#6. ポリファーマシー

できるだけ一元的に説明するために，パーキンソニズムで説明がつきそうなものは一括りにした．パーキンソニズム（特に左右対称性の症状出現）をみた時には，薬剤性パーキンソニズムをきたし得る薬剤がないかチェックするのが臨床の定石である．その目でみるとスルピリドが浮かび上がる．スルピリドは診断2ヵ月前に"元気がない"，"食欲がない"という患者の訴えに対し，B心療内科が処方したものであった．

スルピリドを中止し薬剤整理したところ，数日のうちにパーキンソニズムは消失し，全身状態は良好となった．近所の基幹病院の信頼できる総合内科医のもとでスルピリドによる薬剤性パーキンソニズムと診断確定し，脱処方が行われた．さらには信頼できる家庭医をかかりつけ医として通院し，現在も処方調整を継続している（心療内科，泌尿器科への通院は終了となった）．

処方の適正化

1 どのように処方変更したか

❶ ブロチゾラム（レンドルミン）0.25 mg　1回1錠，1日1回，眠前　＜ベンゾジアゼピン系睡眠薬・短時間＞
❷ ニトラゼパム（ベンザリン）5 mg　1回1錠，1日1回，眠前　＜ベンゾジアゼピン系睡眠薬・中間型＞
❸ セルニチンポーレンエキス（セルニルトン）63 mg　1回2錠，1日2回，朝夕　＜排尿障害治療薬＞
❹ デュタルテリド（アボルブ）0.5 mg　1回1錠，1日1回，朝　＜排尿障害治療薬＞
❺ センノシド 12 mg　1回1錠，1日1回，眠前　＜大腸刺激性下剤＞
❻ 酸化マグネシウム（マグラックス）500 mg　1回1錠，1日2回，朝夕　＜塩類下剤＞
❼ ニザチジン（アシノン）75 mg　1回1錠，1日2回，朝夕　＜H_2受容体拮抗薬＞
❽ ジメチコン（ガスコン）40 mg　1回1錠，1日3回，毎食後　＜消化管ガス駆除薬＞
❾ アスピリン（バイアスピリン）100 mg　1回1錠，1日1回，朝　＜抗血小板薬＞

※計9種類．引き続き調整いただいている．経過中にみつかった脳梗塞に対しバイアスピリンの処方が増えている．

2 根　拠

a 臨床的根拠

薬剤性パーキンソニズムは，薬剤の持つドパミン拮抗作用により発症する．もともとパーキンソン病がある患者の症状を増悪させることでも知られる．約70％の患者が薬剤開始3ヵ月以内で発症し，20％が開始12ヵ月後に発症した（二峰性のピークを持っていた）というフランスでの報告がある[1]．この報告では，遅発性発症の多くはCa受容体拮抗薬であった．スルピリド以外にも，ドパミン受容体遮断効果を持つような抗精神病薬ではリスクが高い．その他，頻度は落ちるが，Ca受容体拮抗薬や抗ヒスタミンH_1受容体拮抗薬などもリスクになりうるとされる．

本症例では，スルピリドを中止することでパーキンソニズムは改善した．嚥下機能障害も改善し，以降，誤嚥性肺炎は発症しなくなった．また，排尿障害はもともとの前立腺肥大症に加え，スルピリドの持つ抗コリン作用が影響していた可能性があり，中止により排尿困難は改善した．

　はじめのアセスメントでは，
・繰り返す発熱→誤嚥性肺炎の再燃
・排尿困難→前立腺肥大症に前立腺炎を併発

と偶然同時期に2つの病態を併発したと考えられ，肺炎および前立腺炎の治療をしていたが，実はどちらもスルピリドの副作用で一元的に説明できることがわかった（図2）．一般的に高齢者は若年者に比し複数病態を同時に起こしやすく，一元的な説明が難しい場合もある．しかし，急激に起こってきた変化については，まずは一元的に説明できないかを考えることが非常に大切であると学べる（高齢者であってもあまりに急激な変化が複数起こった場合は，まずはオッカムの剃刀を用いてみる）．排尿障害は前立腺肥大症＋スルピリドの抗コリン作用の影響を疑ったが，今回この排尿障害に対し「前立腺炎の併発」というアセスメントがあり，薬剤カスケード[2]に陥ってしまっていた．薬剤カスケードは，副作用による症状に対し処方を重ねてしまうことを意味する．

　その他の処方は，現時点では明らかな薬剤有害事象（ADEs）はみられていない．しかし，不適切処方としての潜在性を持つもの（PIMs）もある．例えば3種類の睡眠薬である．これについては転倒などの危険性について説明したものの，患者の希望があり続けている（脱処方により罹患リスクを減らしうるが，現状のQOLで満足しているので処方を変えたくないという人の考え方を尊重するという選択肢も検討する[3]．ただし，リスク・ベネフィットについて患者や家族に対し十分説明していることが前提での選択であることに注意する）．

　その他の処方については，自宅血圧測定にて現在やや低血圧であることが確認できノルバスクは中止し，以降高血圧は認められていないことを確認している．メキシチールの処方根拠について調べてみると，たった1枚の心電図での心室性期外収縮であったために中止することにしたが，慎重に経過観察し特に問題なく経過している．

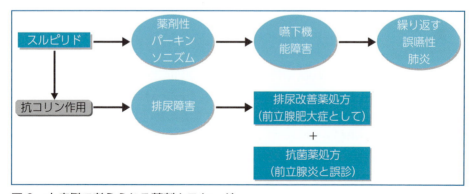

図2・本症例で考えられる薬剤カスケード

b 使用ツールとその考え方

　日本では，やや抑うつ傾向があり食欲が落ちている高齢者にスルピリドを処方するというプラクティスが習慣的に行われており，筆者も研修医の頃に上級医にそう教わり処方したことがある．しかし，『高齢者の安全な薬物療法ガイドライン2015』では，"すべての高齢者に対し「可能な限り使用を控える．使用する場合には50 mg/日以下に」"と記載されている．そして，日本の在宅医療においてADEsを起こす頻度が高い薬剤トップ5にスルピリドが入っている[4]という事実がある．

　スルピリドは非定型向精神薬の1種であり，ドパミンD_2受容体阻害作用を持つ．もともと脂に対する親和性は低く，血液脳関門（blood-brain-barrier：BBB）を通過しにくいとされており，統合失調症治療には大量投与の必要があり，胃十二指腸潰瘍治療には少量投与でよいとされる[5]．少量～中等量投与で抗うつ作用もあるとされるが，機序ははっきりしていない．これらを受けて添付文書では**表1**のようになっている．「適宜増減」とのみ記載されているが，腎機能障害がある患者（主に腎で代謝を受ける）や高齢者では蓄積の危険性があり，安易に使用すべきではないと心得ておくべきである．

c 臨床薬理学的には

　Ca拮抗薬による薬剤性パーキンソニズムはまれである．ある研究[1]によると，薬剤性パーキンソニズムの原因薬剤のうち5%がCa拮抗薬であり，その内訳として，フルナリジン2.7%，シンナリジン1.2%，ベラパミル0.8%，ジルチアゼム0.4%（これでトータル5%）であった．前二者は日本では販売されておらず，まれではあるもののベラパミルとジルチアゼムが原因薬剤になりうることは頭の片隅においておく必要がある（パーキンソン病患者に敢えて選択しないなど）．日本神経学会の『パーキンソン病治療ガイドライン2011』にも「頻度は少ないが報告がある薬剤」としてCa拮抗薬がリストアップされている．

　スルピリドは，他の抗精神病薬と同様に抗コリン薬の副作用を持つ[6]．例えば抗精神病薬による霧視の出現は10～20%であるが，スルピリドにも12.4%程度の出現があるとのことである．尿閉については，日本の添付文書には掲載ないが，海外のドラッグ・インフォメーションによると複数の報告がある[7]．

表1・スルピリドの用法・用量（添付文書）

①胃・十二指腸潰瘍	スルピリドとして，通常成人1日150 mgを3回に分割経口投与する．なお症状により適宜増減する
②統合失調症	スルピリドとして，通常成人1日300～600 mgを分割経口投与する．なお年齢，症状により適宜増減するが，1日1,200 mgまで増量することができる
③うつ病・うつ状態	スルピリドとして，通常成人1日150～300 mgを分割経口投与する．なお年齢，症状により適宜増減するが，1日600 mgまで増量することができる

コーヒーブレイク

　あるあわただしい年末のこと，その日はちょうど筆者の誕生日でした．第2回「大阪どまんなか」という勉強会があり，そこではもともと，ケースカンファレンスを行う予定でした．しかし，その数日前にこの思い出深い症例に出会い，勉強会の内容を『ポリファーマシー問題をみんなで考えよう』という趣旨に急遽変更しました．ポリファーマシーについて人にお話しするのはこの時が初めてでしたが，非常に多くの方が共感下さり，大いに盛り上がりました．

　さて，この症例の患者ですが，実は筆者の祖父なのです．発症当初全く気付かずにおり，自分の尊敬する医師（某O先生）に指摘されてハッとし，家族なのに気付けなかった（一緒には住んでいないものの）ことに非常に申し訳ない気持ち，悔しい気持ちになったのを覚えています（おじいちゃん，すまんかった！）．このエピソードがきっかけで，ポリファーマシーのことをもっと深く勉強して，みんなと共有したいと思ったのでした（おじいちゃんの苦しみは決して無駄にはせんよ！）．（超）高齢者の食欲不振，倦怠感などコモンな症状について，一度は薬剤性を考えましょうという教訓を学ぶよい症例ですので，ぜひみなさんでシェア下さい！

 薬剤師コラム：スルピリドのドパミン D_2 受容体遮断作用について

　抗精神病薬のドパミン拮抗作用の強度は薬剤によって異なるが，黒質線条体でのドパミン D_2 受容体への薬物の占有率が約80％を越えると，パーキンソニズムなどの錐体外路症状の出現頻度が高まることが報告されている．一方で，抗精神病薬は，下垂体のドパミン D_2 受容体を遮断することで，プロラクチンの分泌が活発になり，高プロラクチン血症を発症することも知られている．しかしながら，プロラクチン分泌の制御部位である下垂体ドパミン D_2 受容体の密度は微少で定量評価が困難であり，以前は十分に研究が行われていなかった．

　近年，下垂体ドパミン D_2 受容体占有率を測定することに成功し，血中プロラクチン濃度との正の相関があることが報告され，薬剤ごとの血液脳関門を通過しやすいかどうか（脳移行性）の違いが，高プロラクチン血症のリスクと関係していることを示されている[8]．

　スルピリドのような脳内外薬物濃度比が低い薬剤は，脳内に入りにくく，必要以上に下垂体のドパミン D_2 受容体に影響を与え，高プロラクチン血症のリスクが高いことを報告している．逆に，オランザピンやハロペリドールのような脳内外薬物濃度比が高い薬剤は，下垂体への影響は少なく，高プロラクチン血症のリスクも比較的低いとされている．スルピリドは，脳内外薬物濃度比が低いため，適応症によって用量が大きく異なっている，胃十二指腸潰瘍では低用量，うつに対しては中用量，統合失調症に対しては高用量となっている．しかし，スルピリドは，水溶性が高く腎排泄の寄与が高い薬剤のため，腎機能低下時には血中濃度が高くなり，それにより脳内濃度も高くなり，錐体外路障害のリスクも高くなる．したがって，スルピリドは抗精神病薬のなかでも，特に腎機能低下患者や高齢者では錐体外路障害のリスクが高くなり，安易に使用しないことが肝要である．

文 献

1) Bondon-Guitton E et al: Drug-induced parkinsonism: a review of 17 years' experience in a regional pharmacovigilance center in France. Mov Disord **26**: 2226-2231, 2011
2) Grimley EJ: Geriatric medicine: a brief history. BMJ **315**: 1075-1077, 1997
3) Scott IA et al: Reducing inappropriate polypharmacy: the process of deprescribing. JAMA Intern Med **175**: 827-834, 2015
4) Onda M et al: Identification and prevalence of adverse drug events caused by potentially inappropriate medication in homebound elderly patients: a retrospective study using a nationwide survey in Japan. BMJ Open **5**: e007581, 2015
5) Mauri MC et al: A risk-benefit assessment of sulpiride in the treatment of schizophrenia. Drug Saf **14**: 288-298, 1996
6) Ozbilen M et al: Systematic overview of Cochrane reviews for anticholinergic effects of antipsychotic drugs. J Clin Psychopharmacol **29**: 141-146, 2009
7) http://factmed.com/study-SULPIRIDE-causing-URINARY%20RETENTION.php
8) Arakawa R et al: Positron emission tomography measurement of dopamine D(2) receptor occupancy in the pituitary and cerebral cortex: relation to antipsychotic-induced hyperprolactinemia. J Clin Psychiatry **71**: 1131-1137, 2010

◆ Ⅲ・ケーススタディ

症例	乳がんで化学療法中の38歳女性．オキシコドン，
5	パロキセチンの相互作用により傾眠となった

経　過 ▶▶▶

1 現病歴

　1年前に右乳がんに対して非定型右乳房切除術が施行され，術後はLH-RHアゴニストとタモキシフェン併用療法が行われていた．1ヵ月前頃から右大腿部に激しい痛みがあり，3週間前にPET-CTにて右大腿骨に骨転移を認め，入院にて放射線治療（3Gy×10回）とオキシコドン徐放剤が開始となった．転移が判明してから眠れなくなり，次第に気持ちがふさぎこみ，不安・焦燥や右大腿部痛が強くなった．6日前までにオキシコドン徐放剤が40 mgまで増量されて疼痛はコントロールされた．2日前から抑うつ気分や興味・喜びの減退，不安，不眠などのうつ症状が持続するため，抗うつ薬のパロキセチンが開始となった．前日から終日傾眠がちとなり，困った主治医が，「パロキセチンで昏々と寝てしまったが，そんなことはありうるのか？」と緩和ケアチームに相談となった．

2 既往歴・その他

【既往歴】
- 特記なし

【生活歴】
- 喫煙：なし
- 飲酒：なし
- 職業：専業主婦
- キーパーソン：夫

【生活状況】
- 夫と2人の娘との4人暮らし

3 処　方

❶ オキシコドン塩酸塩水和物徐放剤（オキシコンチン）20 mg錠　1回1錠，1日2回，12時間ごと　＜持続性がん疼痛治療薬＞
❷ タモキシフェンクエン酸塩（タモキシフェン）10 mg錠　1回1錠，1日2回　＜抗乳がん剤＞
❸ パロキセチン塩酸塩（パキシル）10 mg　1日1回1錠　＜選択的セロトニン再取り込み阻害薬（SSRI）＞
❹ ロキソプロフェンナトリウム水和物（ロキソニン）60 mg錠　1回1錠，1日3回　＜非ステロイド性抗炎症薬（NSAIDs）＞

❺ ランソプラゾール（タケプロン）30 mg 錠　1日1回1錠　＜プロトンポンプ阻害薬＞
❻ 酸化マグネシウム（マグラックス）330 mg 錠　1回1錠，1日3回　＜制酸・緩下剤＞
❼ リュープロレリン酢酸塩（リュープロレリン酢酸塩）3.75 mg 注射液　4週間に1回，3.75 mg を皮下注　＜LH-RH 誘導体マイクロカプセル型徐放性製剤＞
❽ ゾレドロン酸水和物（ゾメタ）4 mg 注射液　4週間に1回，4 mg を点滴静注　＜ビスホスホネート製剤＞

4 所　見

【バイタル】
- BP：116/60 mmHg，P：76/min・整，BT：36.2℃，SpO$_2$：97％（室内気），意識：JCS 10～30

【身体所見】
- 全身外観：呼びかけでかろうじて開眼することもあれば，大声や痛み刺激でないと反応しないような傾眠状態
- 頭頸部：眼瞼結膜に貧血なく，眼球結膜に黄染なし．咽頭発赤なし．頸静脈拡張なし．頸部リンパ節触知せず
- 胸部：心音整，S1 → S2 → S3（−），S4（−），心雑音聴取せず．呼吸音正常
- 腹部：腹部は平坦・軟で，腸蠕動音に異常なく，血管雑音は聴取せず，肝脾触知せず
- 四肢：下腿浮腫を認めない．足背動脈触知良好

【主要な検査所見】
- ［血算］WBC 6,300/μL，Hb 12.2 g/dL，Ht 36.3%，Plt 24.8万/μL．［血液生化学所見］TP 7.1 g/dL，Alb 3.4 g/dL，AST（GOT）23 IU/L，ALT（GPT）27 IU/L，LDH 174 IU/L，γ-GTP 56 IU/L，BUN 23 mg/dL，Cre 0.66 mg/dL，CPK 43 IU/L，T-Bil 0.7 mg/dL，Na 142 mEq/L，K 4.1 mEq/L，CL 105 mEq/L，Ca 9.2 mg/dL．［免疫学所見］CEA 2.4 ng/mL，ホルモンレセプター ER 5.2 Fmol/mg（陰性），PgR 52 Fmol/mg（陽性）
- 心電図所見：HR 77・正常洞調律
- 腹部 X 線所見：異常所見なし

診断・治療目標 ▶▶▶

　パロキセチン 10 mg 単独での嗜眠とは考えられず，また，文献上その報告もない．パロキセチンとオキシコドン徐放剤のチトクローム P450（CYP）2D6 を介する相互作用によってオキシコドン徐放剤の血中濃度が上昇したものと考え，まず，パロキセチンを中止した．

　パロキセチンは CYP2D6 を介してタモキシフェンの薬効を減弱させるとされ，その観点でもパロキセチンの中止が優先されるべきと判断した．中止した翌日から意識レベルは緩徐に回復し，中止2日後には意識は清明になった．うつ病に関しては緩和ケアチームのリエゾンチーム（腫瘍精神科医と臨床心理士）が介入し，薬物相互作用に留意して（表

表 1・各種抗うつ薬の肝代謝酵素 CYP に対する阻害作用[1]

薬剤名	CYP 阻害				
	2D6	1A2	3A4	2C9	2C19
エスシタロプラム	+	0	0	0	0
fluoxetine	+++	+	+〜++	++	+〜++
フルボキサミン	+	+++	++	++	+++
パロキセチン	+++	+	+	+	+
セルトラリン	+〜++	+	+	+	+

0：無視できる程度の阻害作用，+：弱い阻害作用，++：中等度の阻害作用，+++：強い阻害作用．
fluoxetine は国内未承認薬．

1[1])，抗うつ薬はエスシタロプラムが開始され，同時に認知行動療法も開始された．
　リエゾンチームの介入が始まって 7 日目にはうつ症状は改善し，笑顔もみられるようになった．
　放射線治療の効果もあり，若干日中も眠気が残るというため，オキシコドン徐放剤を 30 mg まで減量した．意識は清明となり，疼痛コントロールも良好のため，入院第 35 日目に退院となり，引き続き外来にて加療することとなった．

処方の適正化 ▶▶▶

1 どのように処方変更したか

❶ オキシコドン塩酸塩水和物徐放剤（オキシコンチン）10 mg 錠　1 回 1 錠，1 日 3 回，8 時間ごと　＜持続性がん疼痛治療薬＞
❷ タモキシフェンクエン酸塩（タモキシフェン）10 mg 錠　1 回 1 錠，1 日 2 回　＜抗乳がん剤＞
❸ エスシタロプラム（レクサプロ）10 mg　1 日 1 回 1 錠　＜SSRI＞
❹ ロキソプロフェンナトリウム水和物（ロキソニン）60 mg 錠　1 回 1 錠，1 日 3 回　＜NSAIDs＞
❺ ランソプラゾール（タケプロン）30 mg 錠　1 日 1 回 1 錠　＜プロトンポンプ阻害薬＞
❻ 酸化マグネシウム（マグラックス）330 mg 錠　1 回 1 錠，1 日 3 回　＜制酸・緩下剤＞
❼ リュープロレリン酢酸塩（リュープロレリン酢酸塩）3.75 mg 注射液　4 週間に 1 回，3.75 mg を皮下注　＜LH-RH 誘導体マイクロカプセル型徐放性製剤＞
❽ ゾレドロン酸水和物（ゾメタ）4 mg 注射液　4 週間に 1 回，4 mg を点滴静注　＜ビスホスホネート製剤＞

2 根　拠

a 臨床的根拠

　本症例では，図 1 のような薬剤カスケード（medication cascade）があったと思われる．
　表 2 のように，パロキセチン，オキシコドン，タモキシフェンは，肝臓での薬物代謝を行う酵素である CYP の分子種の 1 つ CYP2D6 が関与する．これら 3 つの薬剤は CYP2D6 の基質であり，また，表 3 のようにパロキセチンは強力に CYP2D6 を阻害する

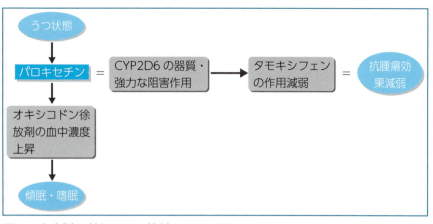

図1・本症例で考えられる薬剤カスケード

表2・CYP2D6の選択的な基質となる薬剤[2]

抗悪性腫瘍薬	タモキシフェン
β遮断薬	カルベジロール，チモロール，メトプロロール，アルプレノロール，プロプラノロール
抗不整脈薬	フレカイニド，プロパフェノン
抗うつ薬	アミトリプチリン，クロミプラミン，イミプラミン，ノルトリプチリン，パロキセチン，ベンラファキシン，デュロキセチン，フルボキサミン
抗精神病薬	ハロペリドール，ペルフェナジン，リスペリドン，アリピプラゾール，クロルプロマジン
精神刺激薬	アトモキセチン，コデイン，トラマドール，オキシコドン
その他	デキストロメトルファン，クロルフェニラミン，プロメタジン，オンダンセトロン，メトクロプラミド，ドネペジル，リドカイン，メキシレチン

表3・CYP2D6の選択的な阻害薬[2]

強力な阻害剤	フルオキセチン，パロキセチン，ブプロピオン，キニジン，シナカルセト
中等度の阻害剤	セルトラリン，デュロキセチン，テルビナフィン
弱力の阻害剤	アミオダロン，シメチジン
力価不明	ハロペリドール，ペルフェナジン，クロルプロマジン，レボメプロマジン クロルフェニラミン，ジフェンヒドラミン，ヒドロキシジン，トリペレナミン シタロプラム，エスシタロプラム，クレマスチン，セレコキシブ，クロミプラミン，モクロベミド コカイン，ドキソルビシン，メトクロプラミド，メサドン，ハロファントリン ミベフラジル，ミドドリン，チクロピジン

作用を持つため，他の基質となりうる薬剤の血中濃度を上昇させうる．パロキセチンは強力なCYP2D6の阻害作用を持ち，血中濃度における曲線下面積（AUC）の値を5倍以上増加させるか，クリアランスを80％以上減少させる[2]．よって，オキシコドンの薬物血中濃度が上昇し，オキシコドンが治療域を超えた中毒域でみられる眠気・嗜眠が出現したと思われた．

また，タモキシフェンは，CYP2D6によって100倍の活性を持つ活性代謝物エンドキ

シフェンに変換されて抗腫瘍効果を発揮する．よって，パロキセチンのCYP2D6に対する阻害作用によって，活性代謝物のエンドキシフェンへの代謝が阻害されるため，抗腫瘍効果が著しく減弱することが予想される．

 使用ツールとその考え方

　薬物相互作用を考慮するうえで，CYPでの薬物代謝は最重要であり，CYPの分子種には，このケースで問題になったCYP2D6の他に，CYP1A2，CYP2B6，CYP2C8，CYP2C9，CYP2C19，CYP2E1，CYP3A4などがある．それぞれの酵素に対して基質となる薬剤，酵素を阻害する薬剤，酵素を誘導する薬剤がある．

　CYP2D6では，**表2**が基質となる薬剤，**表3**が阻害薬，デキサメタゾンやリファンピシンなどが誘導薬となる．パロキセチンはCYP2D6の基質となる薬剤であり，阻害薬でもある．要するに自らの代謝を行う酵素の阻害をするわけであり，自らをなるべく代謝させずに自らの血中濃度を高める薬剤と言える．

　薬物相互作用については，各薬剤の血中濃度を測定するのにコストもかかるため，あまり研究されておらず，添付文書に記載がないことも多い．添付文書に記載されている薬物動態（最大血中濃度到達速度や半減期，排泄率など）は，健常人が単剤の薬剤を服用して測定されている場合がほとんどであることも認識しておいてよいだろう．

　少なくともCYPを介する薬剤に関しては，添付文書での記載がなくても，代謝されて失活する薬剤なのか，代謝産物が活性を持つ薬剤なのか，あるいは，基質薬なのか阻害薬なのか誘導薬なのかを意識して薬物動態をイメージすべきである．

　さらには，いかなる薬物を投与するときも，薬物の吸収，肝臓での初回通過効果や代謝，血漿アルブミン値や体格，腎臓からの排泄や分布といった薬理学的プロフィールと，投与される患者の年齢，体格，消化管吸収機能，肝機能，腎機能，アルブミン，投与薬剤の相互作用などを総合的にて考慮して，投与された薬剤のそれぞれの薬物動態をシュミレーションできる必要がある．

薬剤師コラム：パロキセチンの薬理効果

　本コラムでは，本症例におけるパロキセチンの薬理効果にフォーカスしてみたい．

　パロキセチンは，強力なCYP2D6の阻害作用を有するため，薬物相互作用が多く報告されていることから十分な注意が必要な薬剤である．パロキセチンは，セロトニン神経の前シナプス末端において，セロトニンの再取り込み阻害作用を示すことが主な薬理作用となる．この阻害作用は，他のSSRI，三環系抗うつ薬と比べても，選択性が高く，また強力であることが知られている．

　パロキセチンの適応としては，「うつ病・うつ状態」，「パニック障害」，「強迫性障害」，「社会不安障害」，「外傷後ストレス障害」が認められており，患者の症状により1日あたりの投与量が異なる点には注意が必要であろう（うつ病・うつ状態：20〜40 mg，パニック障害：30 mg，強迫性障害：40 mg，社会不安障害：20 mg，外傷性ストレス障害：20 mg）．うつ病を対象としたパロキセチンの検証的臨床試験の結果によると，その有効性には用量依存性が認められていること，また抗コリン性の有害事象の発症率が低いことが示されている．

一方，本剤の特定使用成績調査（6,482例）の結果では，22.4％に有害事象が認められており，頻度の高かったものとして嘔気500例（7.7％），傾眠389例（6.0％）などであった．しかしながら，健常被験者を対象とした臨床薬理試験では，初期症状として眠気，中途覚醒，入眠困難，浅眠，倦怠感，熱感，便秘などの症状はいずれも軽く，一過性であったことが報告されている．本症例にもどって考えてみると，パロキセチンの投与量が10 mgと低用量であったことに加え，上述した通り，パロキセチンの有害事象の発症プロファイルを勘案すると，本症例に認められた嗜眠はパロキセチン単独によるものとは考え難い．

文　献

1) 古野　拓：Escitalopramの基礎データと臨床試験成績．臨精神薬 **14**: 1291-1302, 2011
2) "Drug Interactions: Cytochrome P450 Drug Interaction Table". Indiana University School of Medicine, 2016　http://medicine.iupui.edu/clinpharm/ddis/main-table

◀ Ⅲ・ケーススタディ

症例 6 　肺がん，転移性骨腫瘍の治療中，嘔気の治療をしていたらそわそわ落ち着かなくなった 81 歳男性

経　過 ▶▶▶

1 現病歴

　2 年前頃から咳が続いていた．2 ヵ月前から右側胸部の痛みが出てきたため，A 病院を初診．胸部単純 X 線写真で右肺に結節影を認め，胸部造影 CT にて，対側肺，対側肺門リンパ節転移，大血管への浸潤を認め，骨シンチグラフィーにて右肩や両肋骨に多発骨転移を認め，精査加療目的に A 病院に入院となった．

2 既往歴・その他

【既往歴】
- 65 歳で定年退職して以降は健診などを一切受診していないが，数年前に感冒で近医を受診した際に高血圧を指摘された

【生活歴】
- 飲酒：ビール 500 mL/ 日（週 1 ～ 2 回は休肝日）
- 喫煙：20 本×42 年（18 歳～）．数日前から 10 本に減らし，入院前数日間は喫煙できなくなった
- 定期通院や内服薬なし
- アレルギーなし

【生活状況】
- 妻と長男の 3 人暮らし

3 処　方

❶ オキシコドン塩酸塩水和物徐放剤（オキシコンチン）5 mg 錠　1 回 1 錠，1 日 2 回，12 時間ごと
　＜持続性がん疼痛治療薬＞
❷ プロクロルペラジンマレイン酸塩（ノバミン）5 mg 錠　1 回 1 錠，1 日 3 回　＜フェノチアジン系定型抗精神病薬＞
❸ ロキソプロフェンナトリウム水和物（ロキソニン）60 mg 錠　1 回 1 錠，1 日 3 回　＜非ステロイド性抗炎症薬（NSAIDs）＞
❹ 葉酸（フォリアミン）5 mg 錠　1 回 1 錠，1 日 3 回　＜葉酸錠＞
❺ ランソプラゾール（タケプロン）30 mg 錠　1 日 1 回 1 錠　＜プロトンポンプ阻害薬＞
❻ 酸化マグネシウム（マグラックス）330 mg 錠　1 回 1 錠，1 日 3 回　＜制酸・緩下薬＞
❼ センノシド（プルゼニド）12 mg　1 日 1 回 1 錠　＜緩下薬＞
❽ アムロジピンベシル酸塩（ノルバスク）5 mg 錠　1 日 1 回 1 錠　＜高血圧治療薬・持続 Ca 拮抗薬＞

❾ ブロチゾラム（レンドルミン）0.25 mg 錠　1日1回1錠　＜ベンゾジアゼピン系薬剤・睡眠薬＞
❿ 塩酸メトクロプラミド（プリンペラン）注射液 0.5% 2 mL　1管を1日2回点滴静注　＜制吐薬＞
⓫ ゾレドロン酸水和物（ゾメタ）4 mg 注射液　4週間に1回，4 mg を点滴静注　＜ビスホスホネート製剤＞

4 所 見

【バイタル】
- BP：150/82 mmHg，P：100 bpm，RR 12 bpm，BT：36.8℃，意識：清明

【身体所見】
- 全身外観：良好，Performance status（PS）：1，身長 155 cm，体重 49 kg，体表面積 1.458 m²
- 頭頸部：眼瞼結膜貧血なし，眼球結膜黄染なし，咽頭発赤なし，右頸部〜鎖骨上に 3 cm 大のリンパ節触知あり，嗄声なし，右頸静脈怒脹なし
- 胸部：心音整，心雑音なし，呼吸音清，副雑音なし
- 腹部：平坦・軟，圧痛なし，腸蠕動音正常，肝脾触知せず
- 四肢：右上肢腫脹なし，Horner 症候群なし

【主要な検査所見】
- [血液生化学] TP 8.2 g/dL，ALB 4.1 g/dL，BUN 12 mg/dL，Cre 0.81 mg/dL，UA 7.7 mg/dL，Na 143 mEq/L，Cl 103 mEq/L，K 4.4 mEq/L，Ca 9.5 mg/dL，AMY 86 IU/L，ALP 416 IU/L，GGT 50 IU/L，AST 18 IU/L，ALT 14 IU/L，LDH 285 mg/dL，CPK 72 IU/L，T-Bil 0.4 mg/dL，TG 114 mg/dL，HDL-C 55 mg/dL，LDL-C 191 mg/dL，CRP 2.13 mg/dL，HbA1c 5.4，血糖（血漿）88 mg/dL．[血算] WBC 7,600/μL，RBC 371 万/μL，Hb 11.0 g/dL，Ht 31.9%，MCV 86.0 fL，MCH 29.6 pg，MCHC 34.5%，Plt 41.7 万/μL．[腫瘍マーカー] シフラ（サイトケラチン 19 フラグメント）1.8 U/mL，NSE（神経特異エノラーゼ）10 ng/mL．[尿] 色調淡黄，尿混濁（−），比重 1.009，pH 6.5，蛋白（−），糖（−），ケトン体（−），潜血（−），ウロビリノーゲン（±），ビリルビン（−），亜硝酸塩（−），白血球反応（−），沈査異常なし
- 気管支鏡検査所見：病理組織検査で adenocarcinoma，EGFR mutation（−）

【入院後経過】

　肺腺がん stage Ⅳ（cT4N3M1a）と診断され，右胸部，右肩の疼痛は転移性骨腫瘍によるものと考えられ，入院日からオキシコドンの徐放製剤が開始された．入院第 6 日目からシスプラチン，ペメトレキセド，ベバシズマブ（CDDP＋PEM＋Bev）による化学療法の 1 コース目が開始された．選択的 NK₁ 受容体拮抗薬や 5-HT₃ 受容体拮抗薬，デキサメタゾンで制吐対策はされていたが，入院第 8 日目（化学療法 day 3）に嘔気が出現し，メトクロプラミドの注射にて嘔気は消失した．入院第 12 日目から焦燥感が出現し，不眠となった．入院第 13 日目から睡眠導入剤が開始となった．入院第 14 日目からは「発狂したくなる，じっとしていられない，そわそわ落ち着かず走り出したくなる」と訴え，緩和ケアチームに相談となった．

診断・治療目標 ▶▶▶

　入院第12日以降に出現した焦燥感や不眠,「発狂したくなる,じっとしていられない,そわそわ落ち着かず走り出したくなる」といった症状は,プロクロルペラジンやメトクロプラミドによる錐体外路症状,アカシジアと思われ,これらを中止した.ビペリデン5 mgを筋肉内注射したところ,速やかに症状は消失した.化学療法に伴う嘔気に対して効果があり,錐体外路症状の副作用が少ないオランザピン2.5 mgを継続内服することによって,CDDP＋PEM＋Bevの2コース目以降も嘔気・嘔吐などの副作用は出現しなかった.入院第17病日には退院となり,外来化学療法に切り替えられた.便通も改善したため,緩下薬も中止することができた.右肩と両肋骨の転移性骨腫瘍に対して放射線療法を行い,疼痛コントロールも良好となり,鎮痛薬やオピオイドも中止することができた.ADLも向上し,PSは0(ゼロ)となった.初診から3ヵ月後までCDDP＋PEM＋Bevを4コース終了した.

処方の適正化 ▶▶▶

1 どのように処方変更したか

❶ 葉酸(フォリアミン)5 mg錠　1回1錠,1日3回　　＜葉酸錠＞
❷ アムロジピンベシル酸塩(ノルバスク)5 mg錠　1日1回1錠　　＜高血圧治療薬・持続Ca拮抗薬＞
❸ オランザピン(ジプレキサ)2.5 mg錠　1日1回1錠　　＜非定型抗精神病薬＞
❹ ゾレドロン酸水和物(ゾメタ)4 mg注射液　4週間に1回,4 mgを点滴静注　　＜ビスホスホネート製剤＞

2 根　拠

a 臨床的根拠

　本症例では,図1のような薬剤カスケードが考えられた.
　プロクロルペラジンは,オピオイドによる悪心の予防として頻用されている.しかし,プロクロルペラジンはフェノチアジン系の非定型抗精神病薬であり,強力なドパミン受容体(D_2)拮抗作用を有するため,高率に錐体外路症状を生じうる.錐体外路症状は患者にとってきわめて辛い症状であり,急性ジストニアなど生命に危険を及ぼすこともあるため,オピオイド開始に伴って制吐目的で予防的に投与する場合には,漫然と長期投与することは避け,1～2週間以内で漸減・中止すべきである.
　メトクロプラミドもドパミン受容体(D_2)拮抗作用を有するため,単独でアカシジアや錐体外路症状をきたす.
　本症例では,この2剤の併用により,より激しい錐体外路症状を呈することになったと思われる.
　アカシジアとは,錐体外路症状であり,筋強直により静座不能となる状態をいい,見逃されることが多い症状である.初期の症状としては不安や焦燥,不眠がある.ドパミン受

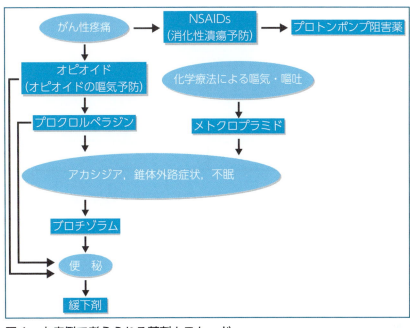

図1 ● 本症例で考えられる薬剤カスケード

容体（D_2）拮抗作用を有する抗精神病薬や制吐薬の服用者に，そわそわするとか，落ち着かない，あるいはレストレスレッグ症候群のような症状がみられたらこれを疑う．治療はパーキンソン病治療薬やクロナゼパムで速やかに行う．

b 使用ツールとその考え方

プロクロルペラジンは，オピオイド開始時の嘔気・嘔吐予防にきわめて多く使用されているが，その予防効果を示す明確な根拠は現時点のところ存在しない（2016年4月現在）．

余宮らによるプロクロルペラジンとペロスピロンのオピオイドの嘔気・嘔吐予防に関するレトロスペクティブ研究によると，オピオイド開始後1週間以内の悪心・嘔吐の発現率はプロクロルペラジン投与群で8.0％，ペロスピロン群で4.0％であり，統計学的な有意差は認めなかった．一方，錐体外路症状の発現率はプロクロルペラジン群で14％にみられたのに対し，ペロスピロン群では1人もみられず有意差を認めた．さらにプロクロルペラジン群による錐体外路症状は全例アカシジアであり，1週間以内に出現していた[1]．

ひとたび，オピオイドを使用している患者において，嘔気・嘔吐の副作用が出現した際には，図2のようなフローチャートに基づいて治療する[2]．本症例で使用したオランザピンやペロスピロンなどの非定型抗精神病薬では，錐体外路症状の出現率が低減され，オピオイド開始時の嘔吐・嘔吐に対する予防という観点ではきわめて有用と思われる．

がん患者では，ポリファーマシーになりやすく，特に高齢者のがん患者ではポリファーマシーとなる傾向にある[3-8]．本症例でも，緩和ケアチーム介入時に定期薬が11剤であり，化学療法中は3剤の抗がん薬に加えて，選択的NK_1受容体拮抗薬や$5-HT_3$受容体拮抗薬，デキサメタゾン，輸液，マンニトール，葉酸やビタミンB_{12}など抗がん薬の副作用対策としても多くの薬物を要する．一方，がん患者では，薬を減らすことで不安が増強する可能性もある．とはいえ，一度加えられた薬剤は漫然と使用されて薬剤は増え続ける傾向にあ

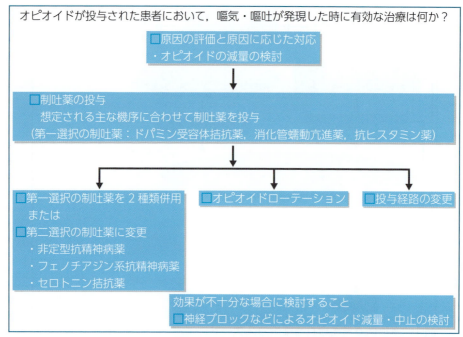

図2・オピオイドが投与された患者における嘔気・嘔吐出現時のフローチャート[2]

るため，患者の全身状態や予後，患者の価値観に寄り添いながらも，常に減薬を検討すべきである．

本症例では，図1の薬剤カスケードのように，がん性疼痛に対してオピオイドが処方されたことが発端であり，がん性疼痛においてはあらゆる段階で放射線治療や神経ブロックを考慮することも重要である．本症例では化学療法による抗がん治療に加えて，転移性骨腫瘍に対して放射線療法を行ったことで鎮痛薬を用いることなく疼痛が治まった．

また，プロクロルペラジンは抗コリン作用も有し，高率に便秘をきたす．オキシコドンやベンゾジアゼピン系薬剤と相俟って深刻な便秘があったため，2種類の緩下薬を要したが，これらの中止によって排便コントロールも良好になった．

 薬剤師コラム：がん領域とポリファーマシー

メトクロプラミドは，プロクロルペラジンやハロペリドール，オランザピンといった抗精神病薬の副作用を増強し，遅発性ジスキネジアやアカシジア，悪性症候群の原因になるとされている．わが国では併用注意だが，併用を避けるべきとしている国もある相互作用である．がん領域ではこうした医薬品はよく使用されており，ポリファーマシーにもなりやすいとされている．では，がん領域ではどのようなポリファーマシーに対する教育・取り組みが行われているのだろうか．

ポリファーマシーはがん領域でも以前からトピックとなっている．欧州臨床腫瘍学会および米国臨床腫瘍学会の『Recommendations for Global Curriculum in Medical Oncology (2010 Update)』では，高齢者に関する項目でポリファーマシーに関する記載があるなど，教育の側面でも取り組まれている．がんは多くの症状が出現しうる疾患であり，副作用の多

いがん治療とそれに対する支持療法，高年齢化に伴う生理機能の変化や合併症の多さなど，処方薬が増えてしまう難しい条件が揃っている領域の 1 つといえる．

　Nightingale ら[9]は，234 名の外来がん患者を解析対象にした薬剤師主導のレトロスペクティブ研究を実施し，41％にポリファーマシーを，51％に不適切な処方（PIMs）を認めたと報告している．この研究実施施設では，日常診療として患者と薬剤師によるセッションの時間を設けており，そこでは内服している医薬品（処方薬のみならず，健康食品なども含む）や服薬状況，副作用を確認し，患者に対して教育も行っている．さらに，薬剤師の意見・推奨はチームによる総合評価の一部として医師らに伝達されている．このように，既に多職種連携によるポリファーマシー対策が始まっている．

　欧州臨床腫瘍学会が提供する OncologyPRO（Educational Portal for Oncologist）（http://oncologypro.beta.esmo.org/）でも，ポリファーマシーには多職種との連携で，かつ薬剤師の活用・役割が取り上げられている．今後もさまざまな取り組みや研究成果の報告が期待される．

文　献

1) 余宮きのみ：Opioid 導入時の制吐薬としての Prochlorperazine と Perospirone の制吐作用と錐体外路症状についての比較検討．癌と化療 **40**: 1037-1041, 2013
2) 日本緩和医療学会　緩和医療ガイドライン作成委員会：がん疼痛の薬物療法に関するガイドライン 2010 年版．金原出版，東京，2010　http://www.jspm.ne.jp/guidelines/pain/2010/index.php
3) Corcoran ME: Polypharmacy in the Older Patient With Cancer. Cancer Control **4**: 419-428, 1997
4) Lichtman SM et al: Anticancer drug therapy in the older cancer patient: pharmacology and polypharmacy. Curr Treat Options Oncol **9**: 191-203, 2008
5) Coralic Z et al: Prochlorperazine-Induced Hemidystonia Mimicking Acute Stroke. West J Emerg Med **16**: 572-574, 2015
6) Riechelmann RP et al: Potential drug interactions and duplicate prescriptions among cancer patients. J Natl Cancer Inst **99**: 592-600, 2007
7) Puts MT et al: Medication problems in older, newly diagnosed cancer patients in Canada: How common are they? A prospective pilot study. Drugs Aging **26**: 519-536, 2009
8) Miranda V et al: Adverse drug reactions and drug interactions as causes of hospital admission in oncology. J Pain Symptom Manage **42**: 342-353, 2011
9) Nightingale G et al: Evaluation of a pharmacist-led medication assessment used to identify prevalence of and associations with polypharmacy and potentially inappropriate medication use among ambulatory senior adults with cancer. J Clin Oncol **33**: 1453-1459, 2015

◀ Ⅲ・ケーススタディ

症例 7

認知症で施設入所中の 78 歳女性．1 年前から認知症治療薬が投与されており，その後生じた症状に対して内服薬が次々に追加され，転倒・打撲を繰り返し，意識障害で救急搬送

経　過 ▶▶▶

1 現病歴

　3 年前から緩徐に物忘れが進行していた．5 ヵ月前に近医を受診し，認知症の診断で認知症治療薬が処方され，施設入所となった．その後食欲がなくなり，無為・自閉となったため，4 ヵ月前から消化性潰瘍治療薬と別の認知症治療薬が処方された．夜間起き出しては大声で叫び，徘徊するようになった．便秘や不穏に対して施設から漢方薬や向精神薬などが次々と増量されたが，不穏は治まらず，1 ヵ月前からは転倒を繰り返すようになった．未明，施設の廊下で倒れているところを施設職員が発見し，救急搬送された．

2 既往歴・その他

【既往歴】
- 72 歳：胆石症・胆嚢摘出術
- 74 歳：肺血栓塞栓症［下大静脈（IVC）フィルター留置］

【生活歴】
- 喫煙：なし
- 飲酒：なし
- 職業：長年専業主婦
- キーパーソン：夫

【生活状況】
- 5 ヵ月前から施設入所中．それ以前は，夫と 2 人暮らし．2 子あり，長女は車で 10 分の距離に夫と子供 2 人の 4 人暮らし

3 処　方

❶ ワルファリンカリウム（ワーファリン）6.5 mg　1 日 1 回 1 錠，朝食後　＜経口抗凝固薬＞
❷ ドネペジル塩酸塩（アリセプト）5 mg 錠　1 日 1 回 1 錠，朝食後　＜コリンエステラーゼ阻害薬＞
❸ ファモチジン（ガスター）20 mg 錠　1 回 1 錠，1 日 2 回　＜H_2受容体拮抗薬＞
❹ リバスチグミン貼付剤（リバスタッチパッチ）9 mg　1 日 1 回 1 枚　＜コリンエステラーゼ阻害薬＞
❺ モサプリドクエン酸塩水和物（ガスモチン）5 mg 錠　1 回 1 錠，1 日 3 回　＜消化管運動機能改善薬＞
❻ レバミピド（ムコスタ）100 mg 錠　1 回 1 錠，1 日 3 回　＜胃炎・胃潰瘍治療薬＞

❼ エチゾラム（デパス）0.5 mg 錠　1日1回，眠前　<チエノジアゼピン系精神安定薬>
❽ リスペリドン内服液（リスパダール内用液）1 mg（1 mL）1日1回，眠前　<セロトニン・ドパミン受容体遮断薬（非定型抗精神病薬）>
❾ フルニトラゼパム（サイレース）2 mg　1日1回，眠前　<ベンゾジアゼピン系睡眠導入剤>
❿ ピパンペロン塩酸塩（プロピタン）50 mg　1回1錠，1日3回　<ブチロフェノン系抗精神病薬>
⓫ 大黄甘草湯 2.5 g　1回1包，1日3回　<漢方製剤>
⓬ クロルプロマジン塩酸塩（コントミン）12.5 mg　1回1錠，1日3回　<フェノチアジン系抗精神病薬>
⓭ ビペリデン塩酸塩（アキネトン）1 mg 錠　1回1錠，1日3回　<抗コリン薬（抗パーキンソン薬）>
⓮ ウルソデオキシコール酸（ウルソデオキシコール酸）100 mg 錠　1回2錠，1日3回　<胆・肝・消化機能改善薬>
⓯ ピコスルファートナトリウム水和物（ピコスルファートナトリウム内用液 0.75％）1日1回 10 滴，眠前　<滴剤型緩下剤>

4 所　見

【バイタル】
- BP：101/48 mmHg，P：82 bpm・整，RR：18/min，BT：37.2℃，SpO$_2$：97％（室内気），意識：JCS 20・GCS 9（E3V1M5）

【身体所見】
- 全身外観：ぐったりしている．身長 151 cm，体重 49.3 kg
- 頭頸部：眼瞼結膜貧血あり，球結膜に黄染・充血なし，咽頭発赤なし，左頬部に挫創・皮下血腫あり，リンパ節腫脹なし，甲状腺腫大なし，頸動脈雑音なし，頸静脈怒張なし
- 胸部：心音整，S1 → S2 → S3（−），S4（−），心雑音なし，呼吸音清
- 腹部：平坦で軟，圧痛なし，腸蠕動音は生理的，肝脾腫なし，下腹部正中から右側に広範な皮下血腫あり
- 四肢・皮膚：末梢冷たいが末梢動脈触知良好，軽度圧痕性浮腫あり，手掌は蒼白，クモ状血管腫なし，左腸骨稜周囲・右大腿に皮下血腫あり，股関節は自動・他動にて屈曲・伸展可能
- 神経学的所見：瞳孔径は右 5 mm/左 5 mm，対光反射両側迅速．脳神経はⅢ・Ⅳ・Ⅵ・Ⅶ・Ⅸ・Ⅻとも保たれている．Myerson 徴候（＋），両上肢 Barré テスト（−），回内回外テストは左でやや稚拙，構音障害は評価不能，嚥下障害あり，両手の安静時振戦あり，両上肢歯車様筋固縮あり，腱反射は左右上下肢ともにやや低下
- 徒手筋力テスト：上腕二頭筋 5/5，上腕三頭筋 5/5，大腿四頭筋 4/4，大腿屈筋群 4/4，下腿三頭筋 4/4，前脛骨筋 4/4

【検査所見】
- 入院時検査値：［血算］WBC 7,400/μL，RBC 284/μL，HGB 8.7 g/dL，HTC 25.8％，MCV 90.8 fL，MCH 30.6 pg，MCHC 33.7％，Plt 27.1 万/μL，網赤血球 1.61％．［凝固］PT 58.4 sec，PT-INR 5.38，APTT 65.6 sec，FIB 486 mg/dL，FDP 4.1 μg/dL，Dダイマー 1.0 μg/dL．［感染症］HBs 抗原（−），HCV 抗体（−），RPR 法（−），TPHA 法（−）．［便潜血反応］（−）．［尿］色調 黄色，混濁（−），pH 7.0，比重 1.003，蛋白定性（−），糖定性（−），

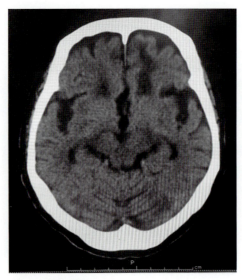

図1・頭部単純 CT

ウロビリノーゲン 0.1，ビリルビン（−），ケトン体（+），白血球反応（−），潜血反応（−），亜硝酸塩（−）．[生化学] TP 5.9 g/dL, ALB 2.7 g/dL, A/G 0.8, T-Bil 0.7 ng/dL, AST（GOT）26 IU/L, ALT（GPT）20 IU/L, LDH 248 IU/L, ALP 282 IU/L, γ-GTP 12 IU/L, CPK 158 IU/L, AMY 53 IU/L, BUN 9 IU/L, Cre 0.74 mg/dL, Na 147 mEq/L, K 2.8 mEq/L, Cl 110 mEq/L, Ca 7.8 mg/dL, 血糖 121 mg/dL, Fe 12 μg/dL, フェリチン 189 ng/dL, TIBC 147 μg/dL, アルドステロン 33.6（35.7〜240）ng/dL, レニン活性（PRA）≦0.1, コルチゾール 8.2 μg/dL, ACTH 16.4 μg/dL, デオキシコルチコステロン（DOC）0.08, 尿カリウム 39.3 mEq/L, 尿クレアチニン 11.66 mEq/L. [血液ガス分析（室内気）] pH 7.51, $PaCO_2$ 47 mmHg, PaO_2 82 mmHg, HCO_3^- 34.6 mEq/L, BE 11.4 mEq/L, SpO_2 97%

- 12誘導心電図所見：HR 76・洞調律，Ⅰ度房室ブロック，四肢低電位，V4-6のT波平低化
- 右大腿骨X線所見：明らかな骨折線（−）
- 右股関節X線所見（軸位）：明らかな骨折線（−），軟部組織に炎症所見（−）
- 胸部単純X線所見：異常所見なし
- 腹部超音波検査所見：胆嚢内に結石なし，胆嚢腫大なし
- 頭部単純CT所見：びまん性脳萎縮あり，左前頭葉陳旧性脳梗塞あり，出血なし，骨折なし（図1）

診断・治療目標 ▶▶▶

　意識障害，せん妄，転倒による多発皮下出血（左頬部，下腹部，左腸骨稜，右大腿），パーキンソン症候群，凝固時間延長，正球性正色素性貧血，低カリウム血症，低アルブミン血症を認めた．

　入院1ヵ月前から認めていた転倒・ふらつきの原因として，ベンゾジアゼピン系薬剤，抗精神病薬3剤，低カリウム血症による筋力低下，パーキンソン症候群，せん妄が考え

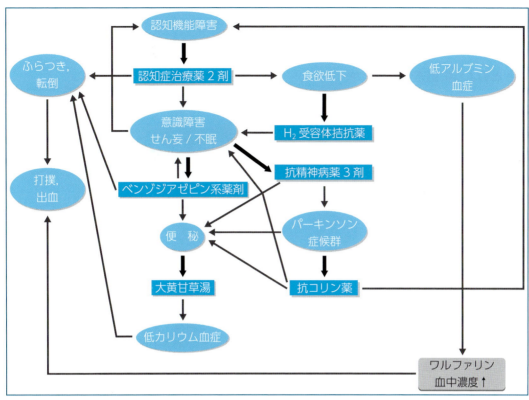

図2・本症例で考えられる薬剤カスケード

られた.

　前医に問い合わせたところ，抗精神病薬の使用に関しては，施設入所後に不穏に対して使用・追加されており，病歴と併せて本症例の投薬と副作用の関連をまとめると図2の薬剤カスケードのようになる．このように，薬剤の副作用により，さらに薬剤が追加され，さらに副作用が出現して薬剤が増えるという構造になっていると考えられた．このカスケードに基づいて，一つ一つ不要な薬剤を除去し，関連する症状を除去することを治療目標とした．

　正球性正色素性貧血の原因は，バイタルサインや Reticulocyte Production Index（RPI）0.52 からは急性の出血は否定的であり，鉄動態からは低栄養による鉄の利用障害によるものと思われ，入院後ヘモグロビン濃度は栄養状態の改善とともに順調に上昇し続けた．

　入院第3病日には意識は清明となり，早期退院を目指してリハビリテーションを行い，介助下で自力歩行が可能となった．血清カリウム値も正常化し，向精神薬の減量と相俟って筋力および ADL も向上し，第7病日には施設に退院となった．

処方の適正化

1 どのように処方変更したか

❶ エソメプラゾール水和物（ネキシウム）20 mg 錠　1日1回，朝食後　＜プロトンポンプ阻害薬（PPI）＞
❷ ラメルテオン（ロゼレム）8 mg 錠　1日1回，眠前　＜メラトニン受容体作動薬＞
❸ ピコスルファートナトリウム水和物（ピコスルファートナトリウム内用液 0.75％）　1日1回 10滴，眠前　＜滴剤型緩下剤＞

2 根拠

a 臨床的根拠

凝固時間の延長に関しては，ワルファリン血中濃度が上昇していたことが想定され，これをいったん中止とした．

意識障害・せん妄の原因としては，ベンゾジアゼピン系薬剤2剤と抗精神病薬3剤，認知症治療薬2剤，ファモチジンが考えられ，これらを漸減・中止した．

左右対称性の手指振戦や筋固縮を認め，抗精神病薬による錐体外路症状・薬剤性パーキンソニズムと判断し，精神症状を厳重にモニタリングしながら抗精神病薬3剤を漸減・中止する方針とした．さらに，そのパーキンソニズムに対して投与されていた抗コリン薬を中止した．

これら向精神薬の中止により，夜間逆転や入眠困難がみられたため，また抗精神病薬の中止によるせん妄の再燃が懸念されたため，せん妄に対する予防効果も報告されているメラトニン受容体作動薬（ラメルテオン）[3]を短期間限定で定時使用した．

IVC フィルターが挿入されているため，抗凝固薬の使用継続は必須であり，また，消化管出血のリスクを減じるために制酸薬の継続は必要と判断し，ファモチジンは PPI のエソメプラゾールに変更した．

低カリウム血症の原因としては，尿中カリウム値が高値であり，血漿レニン活性およびアルドステロン値が低値，代謝性アルカローシスであることから偽性アルドステロン症と診断した．その原因は便秘に対して使用されていた大黄甘草湯（甘草）と考え，これを中止した．

b 使用ツールとその考え方

減薬するための方法論として，高齢者における不適切な薬剤を系統的に同定したツール，STOPP 基準[1]が有用であり，紹介する．ここでは，本症例に関連する「B．神経・精神系」「H．転倒防止」「J．重複投薬」の項を表1に抜粋した．表1の太字部分が本症例で該当する薬剤である．フルニトラゼパムは厳密には中間作用型ベンゾジアゼピン系薬剤であるが，睡眠導入剤のなかでは半減期が長く，高齢者では代謝が遅延すると考えられるため，これに該当することとした．

本症例では，認知症治療薬2剤，ベンゾジアゼピン系薬剤2剤，抗精神病薬3剤が重複しており，これらのうち，せん妄による夜間の不穏に対してさらに不適切に使用されていたベンゾジアゼピン系薬剤をまず中止することとした．急に中止すべきではない薬剤と

表1 • STOPP 基準[1]（筆者訳）

65歳以上の高齢者に対し，下記の処方は潜在的に不適切であるとします
B．神経・精神系
・認知症，緑内障，心伝導障害，便秘，前立腺症，尿閉の既往，オピオイドおよびカルシウムチャネル拮抗薬の内服歴がある患者に対し，三環系抗うつ薬を使用
・**長時間作用型ベンゾジアゼピン系薬剤を長期（1ヵ月以上）に使用**
・**抗精神病薬を催眠薬として長期（1ヵ月以上）に使用**
・**パーキンソニズムを伴う患者に対し，抗精神病薬を長期（1ヵ月以上）に使用**
・てんかんの患者に対し，フェノチアジン系薬剤を使用
・**抗精神病薬の副作用のため錐体外路症状が出現している患者に対し，抗コリン薬を使用**
・臨床的に問題となる程度の低Na血症の既往がある患者に対し，選択的セロトニン再取り込み阻害薬（SSRI）を使用
・1週間以上の第一世代の抗ヒスタミン薬を使用
H．転倒防止
過去3ヵ月以内に1回以上の転倒がある患者に対して，以下の薬を使用（転倒リスクが増大）
・**ベンゾジアゼピン系薬**
・**抗精神病薬**
・第一世代の抗ヒスタミン薬
・起立性低血圧を引き起こしうる血管拡張薬
・オピオイド長期投与（ただし転倒を繰り返す場合）
J．重複投薬
・**同系統の薬剤の処方**［非ステロイド性抗炎症薬（NSAIDs），SSRI，ループ利尿薬，アンジオテンシン変換酵素（ACE）阻害薬など］．ただし，場合に応じて必要となった重複処方，例えば喘息・慢性閉塞性肺疾患（COPD）の時のβ₂遮断薬，疼痛打開のためのオピオイド使用時の重複投薬は除く．

しては**表2**[2]のようなものがあり，ベンゾジアゼピン系薬剤を中止する際には離脱症候群に留意する必要があるが，本症例では2剤を眠前のみで使用していたことや意識障害が遷延化していたこともあり，いずれも即座に中止した．

さらに，抗精神病薬は，STOPP基準の「パーキンソニズムを伴う患者に対し，抗精神病薬を長期（1ヵ月以上）に使用」（**表1**のB）に該当し，**表2**の「徐々に減量すべき薬剤」にも挙げられている．よって，精神病エピソードの再燃やせん妄の悪化などがないように，慎重に力価の低い定型抗精神病薬であるピパンペロンから漸減・中止した．次に，鎮静力が強い定型抗精神病薬のクロルプロマジンを中止し，非定型抗精神病薬でも高齢者ではパーキンソニズムなどの錐体外路症状をきたしやすいリスペリドンも中止とした．

STOPP基準の「H．転倒防止」（**表1**）では，「過去3ヵ月以内に1回以上の転倒があ

表2 • 徐々に減量すべき薬剤[2]

・抗けいれん薬	・麻薬
・バルビツール酸	・副腎皮質ステロイド
・抗うつ薬	・β遮断薬
・ベンゾジアゼピン	・亜硝酸薬
・抗精神病薬	・メチルドパ

る患者に対して，転倒リスクが増大する薬剤」として，ベンゾジアゼピン系薬と抗精神病薬が挙げられており，これらの薬剤が転倒，打撲・皮下出血にも加担していたと考えられた．

本症例で使用されているパーキンソン病治療薬のビペリデンは抗コリン薬であり，STOPP基準では，「抗精神病薬の副作用のため錐体外路症状が出現している患者に対し，抗コリン薬を使用」（表1のB）は「不適切投与」とされている．また，『高齢者の安全な薬物療法ガイドライン2015』[4]では，認知機能障害のリスクがあるとして，「特に慎重な投与を要する薬物のリスト」に挙げられている．認知症治療薬のコリンエステラーゼ阻害薬の作用を減弱させ，これらの併用に関して添付文書では「慎重投与」となっており，そうした点でも不適切投与であったと思われる．抗精神病薬を3剤中止したところでパーキンソニズム，錐体外路症状は消失したためビペリデンも中止した．

認知症治療薬2剤に関しては，同じコリンエステラーゼ阻害薬で重複しており，添付文書でも「（両者を）併用しないこと」と記載がある．さらに，コリンエステラーゼ阻害薬の副作用には房室ブロックや洞不全症候群，徐脈など伝導障害がある．本症例では心電図上I度房室ブロックを認めたため，いずれも中止した．

H_2受容体拮抗薬のうち，シメチジンやファモチジンはせん妄をきたしやすいことが広く知られている[5, 6]．本症例では，食欲低下に対してファモチジンが処方されていたが，この食欲低下も認知症治療薬投与後に出現していること，また，ファモチジンの投与により改善していないこと，そして，せん妄の原因と考えられることから中止した．その代替として，消化性潰瘍の既往を確認していないこと，*Helicobacter pylori*菌の存在を確認していないこと，上部消化管内視鏡で直接観察していないことから，消化管出血のリスクを減じるために制酸薬の継続は必要と判断し，ファモチジンはPPIのエソメプラゾールに変更した．

ウルソデオキシコール酸は，前医からの情報では，トランスアミナーゼが上昇していた時期があり投与が開始されたとのことであり，少なくとも入院時には肝胆道系疾患や胆石，小腸疾患による消化不良を認めないため，適応はないと考えて中止した．

ワルファリン療法を行う際，70歳以上ではPT-INR1.6～2.6でのコントロールが推奨されている[7]．ワルファリンは多くの薬剤と相互作用をきたすことで有名であり，ワルファリン服用時には必ずPT-INRのモニタリングと相互作用のチェックを行う．本症例では相互作用をきたす薬剤の使用は認められていないが，入院5ヵ月前の施設入所時にはPT-INRが1.8であったことを考慮すると，食事摂取量が低下し，低栄養・低アルブミン血症が進行した結果，遊離型ワルファリンの血中濃度が上昇していったものと思われる．ワルファリンは，服用後上部消化管で100％吸収され，90～99％が血液中でアルブミンと結合する．よって，低アルブミン血症では遊離型ワルファリンが増加し，抗凝固作用が亢進する．

高齢者では，このように薬物動態や薬力学の加齢変化を考慮する必要がある．すなわち，吸収，分布，代謝，排泄について考える．消化管からの薬物吸収は，鉄やビタミン剤などを除き加齢による影響は少ないといわれるが一般的には低下傾向である．薬物の分布は，高齢者では一般的には細胞内水分が減少し，水溶性薬物は血中濃度が上昇し，脂溶性薬物は脂肪組織に蓄積しやすくなって血中濃度は低下しやすい．また，血清アルブミン低下により蛋白結合率が減少し，遊離型薬剤の血中濃度は上昇する．薬物代謝は，高齢者では肝

血流・肝細胞機能の低下により低下する傾向にあるため，肝代謝率の高い薬物は血中濃度が上昇する．排泄は腎血流量に依存するため，高齢者は腎血流量が低下するため，腎排泄型の薬剤では血中濃度は上昇する．

本症例では低カリウム血症による筋力低下もふらつきや転倒のリスクにつながっていたと考えられた．血清中のカリウム値が 3.3 mEq/L と低値であるにもかかわらず，尿中カリウムが 39.3 mEq/L，カリウム排泄率は 89％と高値であり，血漿レニン活性およびアルドステロン値が低値で，デオキシコルチコステロン（DOC）が正常であることから偽性アルドステロン症と診断した．その原因は便秘に対して使用されていた大黄甘草湯（甘草）と考え，これを中止した．大黄甘草湯 7.5 g には 2.0 g の甘草が含有されており，甘草は 11β腎尿細管において高率に偽性アルドステロン症をきたしうる．偽性アルドステロン症は，副腎より分泌されるホルモンであるアルドステロン症が過剰に分泌されていないにもかかわらず，あたかも過剰に分泌されているような症状を示す．

薬剤師コラム：ワルファリンの適正使用

本症例は，多種類の薬剤を服用している状況から一つ一つ不要な薬剤を除去し，症状の軽快に至った例である．何らかの症状の改善を目的として相次いで薬剤が追加され，当初の原因が明確でなくなること，さらに別の症状が認められ，状況が悪化するという本症例は，ポリファーマシーの典型とも言えよう．個々の薬剤は何らかの事情があり追加されたという背景があったとしても，服用中の薬剤が全体として適切であるか把握すること，また患者の年齢や全身状態を加味して処方の適正化を行うことが重要となる．

今回のコラムでは，そのなかでも，転倒に伴う多発皮下出血の増悪の一因でもあるワルファリンによる抗凝固能の過剰発現に対し，適切に減量がなされている部分にフォーカスしてみたい．

本文中にも記載があるように，ワルファリンは，血液中では 90％以上が血漿蛋白アルブミンと結合している．そのため，血漿アルブミン濃度の変化により，本症例のようなワルファリンの過剰な効果が認められることが知られている．2009 年の報告になるが，本症例と類似したケースを紹介したい[8]．患者は 80 歳の女性であり，1 日あたり，ワルファリンとして 2 mg の投与量で INR が 1.6〜2.2 の範囲で良好にコントロールされていた．ワルファリン投与開始から 5 年経過し，全身倦怠感と食欲低下が認められたところ，それから 1 週間足らずで血尿を呈し，入院となった．精査した結果，INR が 12.9 まで著明に上昇していたため，ビタミン K 製剤を緊急で投与したという例である．このときの患者の状態は，血漿アルブミン濃度が 2.2 g/dL と低値であったこと，さらに尿路感染症を呈していたことが報告されている．この INR の著明な上昇に関し，著者らは，食欲低下に伴う血漿アルブミン濃度の低下，および尿路感染に伴う急性炎症反応に対して，血漿蛋白成分の炎症巣への動員に伴い，ワルファリンの効果の過剰発現に至ったと考察されている．

本症例に戻って考えてみると，このケースと類似している部分は，①食欲低下に伴う血漿アルブミン濃度の低下，②高齢，③女性，であろう．このなかでも，特に初期症状の食欲低下は，血漿アルブミンの濃度低下まで至らずともビタミン K の摂取量の低下にもつながるため，ワルファリンの効果増強をきたす可能性を視野に入れて注意してゆくことが重要であろう．

文　献

1) Gallagher P et al: STOPP (Screening Tool of Older Person's Prescriptions) and START (Screening Tool to Alert doctors to RightTreatment). Consensus validation. Int J Clin Pharmacol Ther **46**: 72-83, 2008
2) 秋下雅弘（編）：高齢者のための薬の使い方―ストップとスタート―．ぱーそん書房，東京，2013
3) Hatta K et al: Preventive effects of ramelteon on delirium: a randomized placebo-controlled trial. JAMA Psychiatry **71**: 397-403, 2014
4) 日本老年医学会（編）：高齢者の安全な薬物療法ガイドライン2015，メジカルビュー社，東京，2015
5) Catalano G et al: Famotidine-associated delirium. A series of six cases. Psychosomatics **37**: 349-355, 1996
6) Odeh M et al: Central nervous system reactions associated with famotidine: report of five cases. J Clin Gastroenterol **27**: 253-254, 1998
7) 日本循環器学会，日本心臓病学会，日本心電学会，日本不整脈学会：心房細動治療（薬物）ガイドライン（2013年改訂版）http://www.j-circ.or.jp/guideline/pdf/JCS2013_inoue_h.pdf
8) 斉藤竜平ほか：尿路感染による食欲低下に伴い急激なPT-INRの延長を認めた後期高齢者慢性心房細動の1例．日老医誌 **46**: 541-544, 2009

症例 8-1　統合失調症のある60歳代女性．内服のリチウム製剤を増量され，その1ヵ月後から歩行困難と会話困難が出現して救急搬送

症例 8-1 の経過 ▶▶▶

1 現病歴

精神症状悪化のため，来院1ヵ月前より炭酸リチウムを600 mg/日から1,200 mg/日へ増量．来院10日前より食欲低下あり，手指振戦が出現．来院前日から家族との会話が困難となり，歩行困難および便失禁，嘔吐・下痢も認め救急搬送となった．

2 既往歴・その他

【既往歴】
- 統合失調症，脳梗塞，症候性てんかん

【生活歴】
- 主婦，喫煙・飲酒なし

3 処 方

❶ 炭酸リチウム 200 mg 錠　1回2錠，1日3回　＜抗躁薬＞
❷ カルバマゼピン 100 mg 錠　1回1錠，1日1回　＜抗てんかん薬・躁状態治療薬＞
❸ フェニトイン 100 mg 錠　1回2錠，1日1回　＜抗てんかん薬＞
❹ トリヘキシフェニジル塩酸塩 1 mg 錠　1回1錠，1日3回　＜抗コリン薬＞
❺ レボメプロマジン 25 mg 錠　1日1回1錠，眠前　＜フェノチアジン系抗精神病薬＞
❻ クロナゼパム 0.5 mg 錠　1日1回2錠，眠前　＜ベンゾジアゼピン系鎮静薬＞
❼ センノシド 12 mg 錠　1日1回2錠，眠前　＜大腸刺激性下剤＞

4 所 見

【バイタル】
- BP：120/70 mmHg，HR：50回/min，RR：24回/min，BT：37.4℃，意識：GCS E4V3M5，昏迷

【身体所見】
- 頭頸部：瞳孔 3/3 mm，口腔内乾燥
- 胸部：呼吸音清，心音整・雑音なし
- 腹部：膨隆気味，腸蠕動音低下，圧痛・反跳痛なし
- 四肢：手指振戦，筋緊張亢進，腱反射亢進

【検査所見】
- [血算] WBC 11,600/μL，Hb 11.2 g/dL，Hct 32.4%，MCV 91 fL，Plt 34.1万/μL．[生

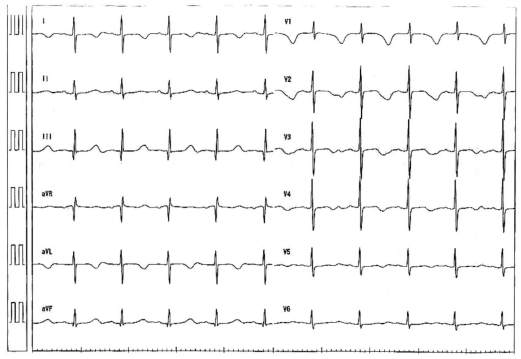

図1・心電図所見

- 化学] Na 133 mEq/L, K 2.5 mEq/L, Cl 97 mEq/L, Ca 8.0 mg/dL, BUN 24 mg/dL, Cre 2.2 mg/dL, AST 78 IU/L, ALT 50 IU/L, CPK 30 IU/L, T-Bil 0.5 mg/dL, 血糖 123 mg/dL, TSH 13.1 μIU/mL（0.5～5.0），FreeT$_4$ 0.39 ng/dL（0.9～1.7）
- 一般尿検査：比重 1.008, pH 7.5, 尿糖（−），尿蛋白（1+），尿潜血（2+），ケトン体（2+）
- 髄液検査：細胞数 1/μL，髄液蛋白 34 mg/dL，髄液糖 79 mg/dL
- 薬物血中濃度：フェニトイン 9 μg/mL（有効血中濃度 10～20），カルバマゼピン 1 μg/mL（有効血中濃度 4～12），リチウム 4.28 mEq/L（有効血中濃度 0.6～1.2）
- 心電図所見：右軸偏位，反時計回り方向回転，Ⅰ，aVL および前胸部誘導（V1-4）にかけて陰性 T 波と著明な QTc（0.67 sec）延長を認める（図1）

症例 8-1 の診断・治療目標 ▶▶▶

　炭酸リチウムの急激な増量がリチウム中毒の誘因となっており，悪心・嘔吐の消化器症状，徐脈，甲状腺機能低下症，意識障害を生じた．入院後にリチウム中毒による呼吸筋麻痺も併発し人工呼吸器管理も行った．
　リチウム製剤の中止，対症療法に加え，血液透析による血中リチウム除去を行った．

| 症例 8-2 | 精神発達遅滞があり長期施設入所中の50歳代男性．リチウム製剤を含む薬剤を内服中であったが，食欲低下のために経管栄養へ変更された．その後から発熱と血圧低下にて救急搬送．敗血症の治療中に多尿に気付かれた |

症例 8-2 の経過 ▶▶▶

1 現病歴

　　精神発達遅滞あり，理由は定かではないが炭酸リチウムなどの抗精神病薬を長期間内服していた．4ヵ月前より食思不振あり，消化管精査されたが器質的疾患なく経過観察されていた．その頃から多尿および失禁がみられていた．3週間前より徐々に歩行困難と食欲低下と著明な体重減少を認め，経管栄養が開始された．当院受診の数日前より発熱と血圧低下を認めたため，当院救急搬送となった

2 既往歴・その他

【既往歴】
・精神発達遅滞，統合失調症疑い（詳細不明）

【生活歴】
・20年以上施設入所．嘱託医から処方されている

3 処方

❶ 炭酸リチウム 200 mg 錠　1回1錠，1日3回　＜抗躁薬＞
❷ クエチアピンフマル酸塩 25 mg 錠　1回1錠，1日4回　＜非定型抗精神病薬＞
❸ リスペリドン 1 mg 錠　1回1錠，1日1回　＜非定型抗精神病薬＞
❹ トリアゾラム 0.25 mg 錠　1日1回1錠，眠前　＜ベンゾジアゼピン系睡眠薬・超短時間型＞

4 所見

【バイタル】
・BP：85/50 mmHg，HR：74回/min，RR：24回/min，BT 38.1℃，意識：GCS E3V3M5，意識混濁

【身体所見】
・頭頸部：瞳孔 2.5/2.5 mm，口腔内乾燥
・胸部：湿性ラ音．心音整，心雑音なし
・腹部：膨満，腸蠕動音低下
・四肢：末梢冷感，腱反射亢進

表1・水制限試験およびDDAVP試験

時間（分）	0	30	60	90	120	150	180	210	0	30	60	90	120
体重（kg）	37.8	37.6	37.6	37.4	37.2	37.2	37.2	37.0	37.0	36.8	36.6	36.6	36.6
尿量（mL）		60	60	150	40	220		45					
Uosm (mOsm/kg・H_2O)		225	200	204	191	181	182	200	192	207	213	212	212
Posm (mOsm/kg・H_2O)	299		299		300		299		301		300		299
AVP (pg/mL)	8.1		7.2		3.4		6.7		8.3				

↑ DDAVP 10 μg iv

- その他：希釈尿流出

【検査所見】
- 血液検査：[血算] WBC 9,500/μL, Hb 9.9 g/dL, Hct 31.7％, MCV 108 fL, Plt 22.6万/μL.
  [生化学] Na 159 mEq/L, K 6.1 mEq/L, Cl 129 mEq/L, Ca 9.3 mg/dL, BUN 52 mg/dL, Cre 2.7 mg/dL, AST 41 IU/L, ALT 81 IU/L, CPK 166 IU/L, T-Bil 0.5 mg/dL, 血糖 120 mg/dL
- 一般尿検査：比重 1.006, pH 8.0, 尿糖（−）, 尿蛋白（−）, 尿潜血（±）
- 血漿浸透圧：343 mOsm/kg・H_2O. 尿浸透圧：253 mOsm/kg・H_2O
- リチウム血中濃度：2.29 mEq/L（有効血中濃度 0.6～1.2）
- 胸部単純X線所見：左下肺野に肺炎像あり
- 喀痰培養：大腸菌. 血液培養：大腸菌. 尿培養：陰性
- 入院後の水制限試験とDDAVP試験（表1）

症例8-2の診断・治療目標 ▶▶▶

　長期間の炭酸リチウムが投与されていたが，その根拠は不明であった．多尿に関しては，全身状態安定後に水制限試験とDDAVP負荷試験を行って腎性尿崩症と診断した．慢性リチウム中毒によるリチウム誘発性腎性尿崩症を生じていたと思われる．普段は口渇・多飲によって症状がマスクされていたが，経管栄養を契機に実質上の水制限となり脱水および高ナトリウム血症が生じたと考えられた．これに加えて，細菌性肺炎からの敗血症が全身状態に影響を与えた．

　リチウム製剤の中止，大量補液を行った．腎性尿崩症はすぐに改善せず，サイアザイド系利尿薬と非ステロイド性抗炎症薬（NSAIDs）を使用した．

症例 8-3　不眠と多弁が出現し，双極性障害と診断されリチウム製剤を含む内服が開始された 58 歳男性．その 1 ヵ月後に意識障害と眼振が出現

症例 8-3 の経過 ▶ ▶ ▶

1 現病歴

来院 1 ヵ月前より不眠および多弁の症状にて炭酸リチウムが開始された．しかも自己管理で内服量を調整していたらしい．食欲不振が出現していたが，3 日前より歩行障害あり，ベッドで横になっていることが増えた．呼びかけに反応が鈍く，尿失禁もみられるようになり当院搬送となった．

2 既往歴・その他

【既往歴】
- 双極性障害

【生活歴】
- 自宅で家族とともに生活．日常生活は自立している

3 処　方

1. 炭酸リチウム 200 mg 錠　朝 3 錠・夕 2 錠　＜抗躁薬＞
2. ジアゼパム 5 mg 錠　1 回 1 錠，1 日 3 回　＜ベンゾジアゼピン系鎮静薬＞
3. クエチアピンフマル酸塩 100 mg 錠　1 回 2 錠，1 日 3 回　＜多元受容体作用抗精神病薬（MARTA）＞
4. フルニトラゼパム 2 mg 錠　1 日 1 回 2 錠，眠前　＜ベンゾジアゼピン系睡眠薬・中間型＞

4 所　見

【バイタル】
- BP：144/88 mmHg，HR：84 回/min，RR：22 回/min，BT：36.9℃，意識：GCS E4V3M5，昏迷

【身体所見】
- 頭頚部：瞳孔 4/4 mm，垂直眼振．舌の不随意運動
- 胸部：呼吸音蓄痰音あり．心音整，心雑音なし
- 四肢：発汗著明，手指振戦，筋緊張強く，腱反射亢進

【検査所見】
- 血液検査：[血算] WBC 26,000/μL，Hb 12.4 g/dL，Hct 35.5%，MCV 87 fL，Plt 23.8 万/μL．[生化学] Na 139 mEq/L，K 3.9 mEq/L，Cl 107 mEq/L，BUN 21 mg/dL，Cre 1.0 mg/dL，AST 88 IU/L，ALT 70 IU/L，CPK 2,195 IU/L，T-Bil 0.6 mg/dL，血糖 155 mg/dL
- 一般尿検査：比重 1.021，pH 7.5，尿糖（－），尿蛋白（－），尿潜血（±）

・リチウム血中濃度：4.3 mEq/L（有効血中濃度 0.6 ～ 1.2）

症例 8-3 の診断・治療目標 ▶▶▶

　炭酸リチウムの開始量が多く，急性リチウム中毒の症状を生じ，その後も内服継続され中枢神経症状である意識障害，振戦，小脳症状である垂直性眼振を示したと思われた．誤嚥性肺炎の合併も考えられた．
　リチウム製剤の中止，対症療法に加え，血液透析による血中リチウム除去を行った．

診断・治療目標 ▶▶▶

　いずれの症例も，炭酸リチウムの投与に関連して急性中毒から食欲不振や嘔吐などの消化器症状が出現後に，慢性中毒の症状である中枢神経症状が出現してきたと考える．
　表 2 に症例 8-1 ～ 3 のまとめを示す．紹介先の精神科病院や施設には，リチウム製剤の漫然な投与や，血中濃度を測定しないで増量することは避けるように情報提供した．

処方の適正化 ▶▶▶

1 どのように処方変更したか
　いずれの症例も炭酸リチウムを中止した．

2 根 拠
a 臨床的根拠
　症例 8-1 ～ 3 は，いずれもリチウム血中濃度の上昇を認めていた．いずれの症例も消

表 2・リチウム中毒をきたした 3 症例

症例	年齢性別	炭酸リチウム投与量(mg/日)	リチウム血中濃度	誘因	症状	合併症	治療
7	60 歳代女性	1,200	4.3	急激な内服増量	意識障害，徐脈，振戦，歩行障害，悪心・嘔吐・下痢	徐脈/QT 延長，中枢神経障害，甲状腺機能低下症	・透析（HD） ・気管挿管
8	50 歳代男性	600	2.6	脱水，感染	意識障害，発熱，血圧低下，多飲・多尿，悪心・嘔吐	腎性尿崩症，腎前性腎不全，高 Na 血症，中枢神経障害	・補液 ・サイアザイド ・NSAIDs
9	50 歳代男性	1,000	4.3	急激な内服薬開始	意識障害，眼振，振戦，歩行障害，発汗	中枢神経障害	・透析（HD）

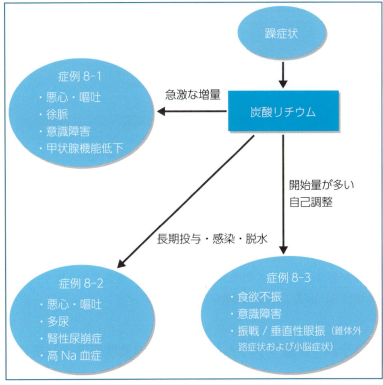

図2・薬剤カスケード

化器症状から始まる急性中毒症状を呈していたが，リチウム製剤が継続して投与され，症例8-1と8-3では慢性中毒症状である中枢神経障害を生じていた．血液透析を行って血中リチウム濃度は低下したが，中枢神経症状はしばらく継続していた．また，症例8-2では長期間のリチウム製剤投与によるリチウム誘発性腎性尿崩症を生じていたが，飲水制限を契機に腎不全と高Na血症を生じた．図2に関連図を示す．

b 考え方

　炭酸リチウムの中毒症状には，急性中毒症状として悪心・嘔吐・下痢などの消化器症状，血圧低下・徐脈・心機能障害などの循環器症状があり，慢性中毒症状では意識障害や振戦，構音障害などの中枢神経症状がみられてくるとされる[1]．長期リチウム製剤投与により腎性尿崩症をきたすことがある[2]．その他，甲状腺機能低下症を合併することがある．

　リチウム中毒を悪化させる患者側の要因として，腎不全・脱水・感染症・うっ血性心不全・糖尿病・胃腸炎・手術のストレスなどが挙げられる[3]．リチウムは肝臓で代謝されずに尿へ排泄されるため，腎機能低下がその毒性に影響する．中枢神経系へはゆっくりと分布し，長期残留する．中枢神経系症状は慢性リチウム中毒の証拠とされ，採血時のリチウムの血中濃度に必ずしも依存しない[1,4]．

　治療は基本的に積極的補液に加え，呼吸・循環管理である．中毒時の透析の適応を表3に示す[5]．

c 臨床薬理学的には：リチウム製剤の投与方法

　通常，炭酸リチウムは400〜600 mg/日より開始し，3〜7日ごとに増量し，最大量

表3・リチウム中毒時の透析療法の適応[5]

血中リチウム濃度 (mEq/L)	リチウム中毒の透析の適応
6〜	すべての患者
4〜6	慢性リチウム中毒すべての患者
2.5〜4	・重度の神経症状 ・腎機能障害，循環動態，意識が不安定な患者
〜2.5	・腎不全患者 ・来院後にリチウム血中濃度の上昇がみられる場合 ・リチウム血中濃度が30分で1 mEq/L 上昇する場合

は1,200 mg まで増量できるが，その後の維持量は200〜800 mg とする．血中濃度を初期や増量時には週に1〜2回，維持量投与中は月に1回程度，測定する必要がある．正常維持濃度は0.4〜1.2 mEq/L が適当とされる．当然，これと並行して臨床症状を観察する必要がある．リチウム血中濃度が1.5 mEq/L を超えたときや中毒を疑う臨床症状が現れた場合は，必要に応じて減量や休薬する[6]．

薬剤師コラム：炭酸リチウム投与中の血中濃度測定の必要性について

　炭酸リチウムは躁病や躁うつ病の躁状態に汎用されているが，過量投与による中毒症状を防ぐために血中濃度測定が重要な薬剤である．

　しかし，炭酸リチウムについて，医科・調剤，DPCレセプトデータを基に調査した結果，炭酸リチウムが処方された患者2,309例のうち，1,200例（59%）で血清リチウム濃度測定が実施されていない可能性が指摘されており，医薬品医療機関総合機構（PMDA）は血中濃度の測定を徹底するように医療機関に注意喚起している[6]．

　血清リチウム濃度を上昇させる要因が認められる場合，リチウム中毒の初期症状が認められる場合には，定期的な検査に加え，検査を追加実施する必要がある．

　血清リチウム濃度を上昇させる要因としては，①食事および水分摂取量不足，②脱水を起こしやすい状態，③血中濃度上昇を起こす可能性がある薬剤の併用開始が挙げられる．なかでも，他院での処方や市販薬であっても患者が服用しやすい，NSAIDs について注意することが肝要である．また，リチウムは生体内では代謝されず，大部分は腎臓より排泄されるため，腎機能低下患者では特に注意を要する．

　リチウム中毒の初期症状としては，①食欲低下，嘔気，嘔吐，下痢などの消化器症状，②振戦，傾眠，錯乱などの中枢神経症状，③運動障害，運動失調などの運動機能症状，④発熱，発汗などの全身症状がある．患者およびその家族に，中毒の可能性があることを説明するとともに，初期症状が現れた場合には医師の診察を受けるよう，指導することが重篤化を防ぐために重要となる．

文献
1) 上條吉人：SSRI, SNRI. 臨床中毒学. 相馬一亥（監修），医学書院，東京，p85-90, 2009
2) Bendz H et al: Drug-induced diabetes insipidus: incidence, prevention and management. Drug Saf **21**: 449-456, 1999

3）Tintinalli JE et al: Emergency Medicine: A Comprehensive Study Guide, 6th edition, McGraw-Hill Professional, 2003
4）Okusa MD et al: Clinical manifestations and management of acute lithium intoxication. Am J Med **97**: 383-389, 1994
5）Timmer RT et al: Indication for hemodialysis in lithium poisoning Lithium intoxication. Am Soc Nephrol **10**: 566-574, 1999
6）医薬品医療機器総合機構（PMDA）からの医薬品適正使用のお願い No.7，2012 年 9 月

症例
9

認知症のある80歳代後半の男性．認知症に伴うせん妄のために施設入所，処方変更後に失神をきたし救急搬送

経過 ▶▶▶

1 現病歴

　脳血管性認知症が疑われながらも自宅で息子夫婦と暮らしていた．身の回りのことはどうにか可能であったが，約2ヵ月前から夜間の不眠を訴え，1ヵ月前から易怒性が強くなり，夜間せん妄が出現するようになった．かかりつけ医よりチアプリド25 mgを眠前服用にて処方されたが症状改善せず，精神科病院に付属した施設へ短期入所することになった．

　入所後，せん妄に対してはクエチアピン50 mgが夕食後に処方され，認知症に関してはドネペジル5 mgから開始された．上記追加処方した1週間後に，夕食後の介助歩行中に膝から崩れ落ち，冷や汗をかいて倒れ，呼びかけに応じなかった．生あくびあり，尿失禁あり，血圧は70/56，心拍数は40台と低下していた．低血糖なし．この間に痙攣様の動きはみられていない．臥位の状態で外液の補液を行うことで，5〜10分後に徐々に意識レベルは回復した．その後に当院へ救急搬送となった．入所後に下痢や嘔吐なし，食欲の低下はみられていない．

2 既往歴・その他

【既往歴】
- 60歳代〜：高血圧
- 15年前〜：多発性ラクナ梗塞（麻痺なし）
- 10年前〜：症候性てんかん．痙攣の型は強直・間代性であったが，下記内服後に痙攣はほとんどなし
- 5年ほど前〜：血小板減少，白血球減少．高齢であり進行もないことから，精査はされず経過観察中
- 2年前〜：脳血管性認知症疑い
- 両側変形性膝関節症

【生活歴】
- 喫煙：20本/日を10年間（20〜30歳）
- 飲酒：10年前まで機会飲酒

【生活状況】
- 施設入所前は妻と娘と3人暮らし

3 処 方

① アムロジピンベシル酸塩 2.5 mg 錠　1回1錠，1日1回　＜Ca 拮抗薬＞
② ドネペジル塩酸塩 5 mg 錠　1回1錠，1日1回　＜コリンエステラーゼ阻害薬，アルツハイマー型認知症治療薬＞
③ バルプロ酸ナトリウム SR200 mg 錠　1回1錠，1日2回　＜抗てんかん薬＞
④ クエチアピン 25 mg 錠　1回2錠，1日1回，夕　＜非定型抗精神病薬＞
⑤ ランソプラゾール 15 mg 錠　1回1錠，1日1回　＜プロトンポンプ阻害薬（PPI）＞
⑥ アセトアミノフェン 500 mg　膝疼痛時 1包　＜アニリン系解熱・鎮痛薬＞

4 所 見

【来院時バイタル】
- [臥位] BP：130/80 mmHg，HR：50/min（不整），RR：20/min，BT：36.7℃，SpO$_2$：95%（室内気），意識：GCS E4V5M6

【身体所見】
- 頭頸部：眼瞼結膜黄染なし，球結膜蒼白なし，項部硬直なし
- 口腔内：舌裂傷なし
- 肺：呼吸音は清，左右差なし
- 心臓：心音は不整，雑音なし
- 腹部：平坦・軟，腸蠕動音は正常
- 四肢：両膝関節の腫脹あり，発赤や熱感なし
- 皮膚：湿潤
- 神経学的所見：脳神経系に明らかな異常なし，徒手筋力テストでは明らかな筋力低下はなし，感覚に異常なし，深部腱反射も明らかな異常なし．失調なし．パーキンソン症候群を思わせるような筋強剛，振戦，無動，姿勢反射障害はみられていない

【検査所見】
- 胸部 X 線所見：心拡大なし，肺野異常なし
- 心電図所見（図1）：洞性徐脈，Ⅱ度房室ブロック（Wenchebach 型），QT 延長なし，上室性期外収縮
- 頭部 CT 所見：陳旧性多発性脳梗塞疑い，びまん性大脳萎縮
- 心臓超音波検査所見：EF 80%，Ar Ⅰ度，Mr Ⅰ度，Tr Ⅰ度，max PG 20 mmHg
- 来院時の血液・尿検査所見：[血算] WBC 2,600/μL，RBC 329 万/μL，Hb 11.5 g/dL，Hct 32.4%，MCV 98 fL，Plt 7.0 万/μL．[静脈血ガス検査] pH 7.408，PaCO$_2$ 46.6 mmHg，PaO$_2$ 91.9 mmHg，HCO$_3$$^-$ 28.7 mEq/L．[生化学検査] Na 143 mEq/L，K 4.0 mEq/L，Cl 110 mEq/L，Ca 8.2 mg/dL，Mg 2.0 mg/dL，BUN 15 mg/dL，Cre 1.0 mg/dL，T-Bil 1.2 mg/dL，AST 30 IU/L，ALT 28 IU/L，LDH 220 IU/L，ALP 176 IU/L，γ-GTP 12 IU/L，CK 116 IU/L，血糖 93 mg/dL，CRP<0.10，NH$_3$ 60 μg/dL．[バルプロ酸血中濃度] 30 μg/dL（50〜100）．[一般尿検査] pH 6.0，比重 1.020，糖（−），蛋白（−），潜血（−），ビリルビン（−），ウロビリノーゲン（±）

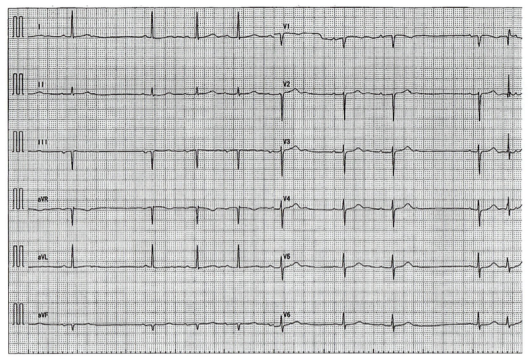

図1・来院時心電図

診断・治療目標 ▶▶▶

　本症例は脳血管性認知症が疑われる患者が，入所後に短時間の意識障害を起こしたケースである．本症例の鑑別としては失神，てんかん発作が疑われた．意識消失時の血圧低下，徐脈，冷感，あくびや回復までの時間などからは起立性低血圧やいわゆる血管迷走神経反射が疑われ，心原性失神の除外が必要と考えられた．てんかんに伴う意識障害は，血圧の低下がみられていることや，実際の目撃情報で痙攣様の動きが認められないことや，意識障害からの回復の時間の短さなどから考えにくいと思われ，採血上でも代謝性アシドーシス，低酸素や高炭酸ガス血症などはみられていなかった．来院時にはすでに補液もされており，臥位での血圧も回復していた．補液後ではあったが，ベッドサイドでの能動的起立試験で血圧測定を行ったところ，血圧の低下はみられなかったが心拍数50台と徐脈傾向であった．心臓超音波検査では失神をきたすほどの弁膜症やその他の器質的疾患はみられなかった．

　失神の原因に関して，起立性低血圧と迷走神経反射を否定はできない状況であったが，心電図上で洞性徐脈とⅡ度房室ブロック（Wenchebach型）がみられていることから，ドネペジルとアムロジピンを中止して心電図モニタリングを行いながら経過観察することとした．さらに，少量ではあるがクエチアピンが投与されており，QT延長や心室性不整脈の出現にも注意した．睡眠のコントロールと日中の覚醒とリハビリテーションによりせん妄は改善し，クエチアピンも減量して中止可能であった．ドネペジル投与中止後は心電

図上の房室ブロックも消失し，洞調律で心拍数も安静時に60〜70台/分へと改善した．入院後に失神はみられず，血圧も安定した．起立性低血圧や血管迷走神経反射に対するドネペジルの関与も考えられた．

処方の適正化 ▶▶▶

1 どのように処方変更したか

❶ アムロジピンベシル酸塩 2.5 mg 錠　1回1錠，1日1回　＜Ca拮抗薬＞
❷ ランソプラゾール 15 mg 錠　1回1錠，1日1回　＜PPI＞
❸ バルプロ酸ナトリウム SR200 mg 錠　1回1錠，1日2回　＜抗てんかん薬＞
❹ アセトアミノフェン 500 mg　膝疼痛時1包　＜アニリン系解熱・鎮痛薬＞

2 根　拠

a 臨床的根拠

　失神の治療や患者フォローの仕方は，その原因疾患で異なってくる．心原性失神では不整脈や器質的心疾患の管理が大切であり，循環器科にコンサルトする必要がある．その他に高齢者によくみられる失神の原因として薬剤性の起立性低血圧や徐脈性不整脈があり，その対処には原因薬剤の休止が大切となる．ポリファーマシーになっていないか，薬剤同士の相互作用はどうかを検討する必要がある．本症例ではドネペジル投与が心血管系への作用をきたした可能性がある．本症例で考えられる薬剤の影響を図2に示す．

　ドネペジルはアセチルコリンエステラーゼ阻害作用を持ち，主に中枢神経系に働くとされる．しかし，その副作用は悪心・嘔吐，腹痛，下痢などの消化器症状，易疲労感，めまい，

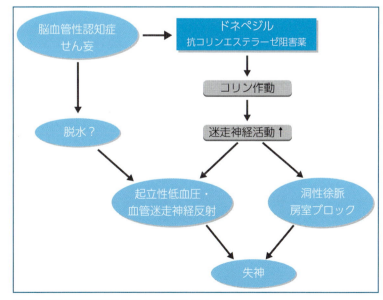

図2・本症例で考えられる薬剤カスケード

不眠などが有名であるが，まれにドネペジルによる心臓に対する変時作用や催不整脈作用も報告されている．徐脈性不整脈には洞性徐脈・洞不全や房室ブロックがある．QT 延長による TdP（Torsades de Pointes）も報告がある．また，ドネペジルにより起立性低血圧や血管迷走神経反射もきたし，失神の原因となることがある[1]．

本症例では，ドネペジル中止後は心電図上でⅡ度房室ブロックは改善し，徐脈や血圧低下をきたしていない．

b 考え方

アルツハイマー型認知症治療には，中枢性のアセチルコリンエステラーゼ阻害作用を持つドネペジル，リバスチグミン，ガランタミンや NMDA 受容体拮抗薬であるメマンチンが主に使用されている．アセチルコリンエステラーゼ阻害作用を持つ薬剤を使用するときには，消化器系の副作用やめまい・不眠などの副作用に注意しながら低量から増量していく．心血管への影響は少ないとされるが，やはり開始時には徐脈性不整脈や心房細動のチェックが必要である．高齢で心疾患の既往がある患者では特に注意すべきである．また，レビー小体型認知症ではパーキンソン病のように自律神経症状を合併していることが多く，起立性低血圧などをきたしやすい．さらに，認知症の周辺症状（BPSD）に対して投与された定型抗精神病薬への過剰な反応もある[2]．レビー小体型認知症への薬剤投与は慎重に行いたい．

c 薬剤関連の失神

失神は主に①起立性低血圧，②神経調節性失神（いわゆる血管迷走神経反射），③心血管性失神（不整脈，器質的心血管疾患）に分けられる．失神の詳細な分類は成書に譲るが，高齢者・心血管や末梢神経障害などの基礎疾患を持つ患者への投薬や複数薬剤の相互作用により失神を生じることがある．薬剤投与に関連した起立性低血圧や徐脈もしくは頻脈性不整脈に起因する失神も常に鑑別に挙げることが大切である（**表 1**）[3]．薬剤性の失神への対応は薬剤の中止が基本であり，症状に対する追加処方がポリファーマシーにつながることを認識すべきである．

表 1・失神に関連する薬剤[3]

1）薬剤性起立性低血圧	降圧薬（Ca 拮抗薬，α 遮断薬，β 遮断薬が多い），利尿薬，冠拡張薬，抗うつ薬・定型抗精神病薬（α 遮断作用），まれに抗コリンエステラーゼ阻害薬（ドネペジル，リバスチグミン，ガランタミン）
2）薬剤性の徐脈および頻拍	徐脈：Ca 拮抗薬，β 遮断薬，ジギタリス，リチウム製剤，まれに抗コリンエステラーゼ阻害薬（ドネペジル，リバスチグミン，ガランタミン） 頻脈：抗コリン薬，テオフィリン製剤，甲状腺ホルモン，抗不整脈薬，抗精神病薬

薬剤師コラム：ドネペジルによる徐脈，失神

　ドネペジルなどのコリンエステラーゼ阻害薬は，心臓のペースメーカー細胞におけるムスカリン受容体をアセチルコリンによって活性化し，徐脈を引き起こすと考えられている．この徐脈や迷走神経反射を介し，その結果として失神を引き起こすことにつながると考えられている．また，ドネペジルは用量依存性に徐脈を起こすリスクが増加することも示唆されており，消化器症状ほどの発現頻度ではないものの，徐脈は注意を必要とする副作用である．

　ドネペジル開始時にそのリスクを念頭に置くべき情報は何か．併存疾患として循環器（心臓血管）疾患，洞不全症候群，上室性伝達異常がある場合は，徐脈のリスクを上昇させると考えられている．併用薬としてアミオダロン，β遮断薬，ジルチアゼムの併用は徐脈，不整脈や失神のリスクを増加させるとされている[4,5]．

　薬理学的に説明ができ，実際に起こりうるドネペジルによる徐脈について，残念ながらわが国における添付文書などでは，さほど強調されておらず，失神の情報はほとんどない．承認前の臨床試験における有害事象の情報は，その対象の選択やフォローアップ期間から十分とはいえないものであり，"リアル・ワールド"のデータも，日常診療で考慮していく必要があるだろう．

文　献

1) Howes LG: Cardiovascular effects of drugs used to treat Alzheimer's disease. Drug Saf **37**: 391-395, 2014
2) 小阪憲司：レビー小体型認知症の診断と治療. harunosora, 神奈川, 2014
3) Moya A et al: Guidelines for the diagnosis and management of syncope (version 2009). Eur Heart J **30**: 2631-2671, 2009
4) Gill SS et al: Syncope and its consequences in patients with dementia receiving cholinesterase inhibitors: a population-based cohort study. Arch Intern Med **169**: 867-873, 2009
5) Hernandez RK et al: Cholinesterase inhibitors and incidence of bradycardia in patients with dementia in the veterans affairs new England healthcare system. J Am Geriatr Soc **57**: 1997-2003, 2009

症例 10

外出しなくなり認知症と診断された76歳女性．認知症治療薬が増量され，意識障害で救急搬送

経 過 ▶▶▶

1 現病歴

2年前頃から食欲がなくなり，体重が徐々に減少した．それまで毎日農作業，家事を行い，日常生活活動度（ADL）は完全に自立していたが，外出することもなくなり，食事も作れなくなった．2ヵ月前に近医を受診し，認知症の診断でメマンチン塩酸塩が1日量5 mgから開始され，1週間ごとに5 mgずつ増量されて3週間後に20 mgとなった．徐々に易怒的になり，夜間大声で叫んだり，徘徊したりするようになった．認知症に伴う行動心理症状（behavioral and psychological symptoms of dementia：BPSD）が疑われ，さらに，ガランタミン臭化水素酸塩が追加され，1日量8 mgから開始，2週間後には16 mgに，3週間後には24 mgに増量された．次第に傾眠傾向となり，食事も摂らず終日臥床するようになった．3日間全く飲食せず，家人が食事のために起こしても反応しなくなったため，家人が救急要請し，B病院に救急搬送となった．

2 既往歴・その他

【既往歴】
- 21歳：虫垂炎手術

【生活歴】
- 喫煙：なし
- 飲酒：なし
- 職業：農業
- キーパーソン：娘（長女）

【生活状況】
- 娘夫婦と3人暮らし．夫は3年前に死去

3 処 方

1. メマンチン塩酸塩（メマリー）20 mg錠　1日1回1錠，朝食後　＜NMDA受容体拮抗薬＞
2. ガランタミン臭化水素酸塩（レミニール）12 mg錠　1回2錠，1日2回　＜コリンエステラーゼ阻害薬＞
3. モサプリドクエン酸塩水和物（ガスモチン）5 mg錠　1回1錠，1日3回　＜消化管運動機能改善薬＞
4. テプレノン（セルベックス）50 mg錠　1回1錠，1日3回　＜胃炎・胃潰瘍治療薬＞
5. ラベプラゾールナトリウム（パリエット）20 mg　1日1回1錠，朝食後　＜プロトンポンプ阻害薬＞

4 所見

【バイタル】
- BP：112/67 mmHg，P：78 bpm，RR：16/min，BT：35.8℃，意識：JCS Ⅲ-200～300，SpO₂：98%（室内気）

【身体所見】
- 全身外観：るいそう著明．身長：148 cm，体重：32 kg，BMI：14.61
- 頭頸部：眼瞼結膜やや貧血あり，眼球結膜黄染なし，口腔内乾燥・舌乾燥あり，咽頭発赤なし，リンパ節腫脹なし，甲状腺腫大なし，頚動脈雑音なし，頚静脈怒張なし，項部硬直なし
- 胸部：心音整，S1 → S2 → S3（−），S4（−），心雑音なし，呼吸音清
- 腹部：平坦で軟，圧痛なし，腸蠕動音は生理的，肝脾腫なし
- 四肢・皮膚：末梢冷感あり，末梢動脈触知良好，両下腿に軽度圧痕性浮腫あり
- 神経学的所見：瞳孔径は右 4 mm/ 左 4 mm，対光反射両側迅速．両上肢 Barré テスト（−），両下肢 Mingazzini テスト（−），腱反射は左右上下肢ともにやや低下

【検査所見】
- 血液生化学：TP 6.1 g/dL，ALB 2.8 g/dL，A/G 比 0.45，T-Bil 0.7 mg/dL，AST（GOT）21 IU/L，ALT（GPT）18 IU/L，LDH 298 mg/dL，ALP 211 IU/L，γ-GTP 19 IU/L，CPK 342 IU/L，AMY 60 IU/L，BUN 14 mg/dL，Cre 0.76 mg/dL，Na 139 mEq/L，K 3.8 mEq/L，Cl 106 mEq/L，Ca 8.1 mEq/L，eGFR 55.9 mL/min/1.73 m²，CRP 定量 0.02 mg/dL，血糖 92 mg/dL，NH₃ 43 μg/dL，TSH 2.81 μIU/mL，FE 13 μg/dL，フェリチン 86 ng/dL，TIBC 198 μg/dL，ビタミン B₁ 21 ng/dL，ビタミン B₁₂ 77 ng/dL，葉酸 17.3 ng/mL，HBs 抗原（−），HCV 抗体（−），HIV 抗体（−），RPR 法（−），TPHA 法（−）．［血算］WBC 3,900/μL，RBC 356 万/μL，HGB 8.6 g/dL，HTC 27.3%，MCV 76.7 fL，MCH 24.2 pg，MCHC 31.5%，Plt 23.7 万/μL，網赤血球 1.75%．［血液ガス分析（室内気）］pH 7.36，PaCO₂ 38 mmHg，PaO₂ 89 mmHg，HCO₃⁻ 21.6 mEq/L，BE −1.4 mEq/L，SpO₂ 97%．［尿定性］尿色調 黄色，混濁（−），PH 7.0，比重 1.016，蛋白定性（−），糖定性（−），ウロビリノーゲン 0.1，ビリルビン（−），ケトン体（−），白血球反応（−），潜血反応（−），亜硝酸塩（−）
- 胸部単純 X 線所見：CTR 38%，異常所見なし
- 心電図所見：HR 82，正常洞調律，正常心電図（QTc 延長なし，ST-T 変化なし）
- 頭部単純 CT 所見：軽度びまん性脳萎縮あり

診断・治療目標 ▶▶▶

　るいそう，低栄養，鉄再利用障害による二次性貧血を認めるものの，意識障害の原因は薬剤，特に認知症治療薬しか考えられず，入院管理としてメマンチン塩酸塩とガランタミン臭化水素酸塩を含むすべての内服薬を中止した．入院して 3 日間は嗜眠状態であったが，入院 4 日目には意識レベルは JCS でⅡ-30 となり，その後は徐々に意識レベルは改善し，入院 7 日目には意識は清明となり，食事も経口で十分摂取が可能となった．

　意識が清明になった際に長谷川式認知症簡易スケールを施行したところ 28/30 点であり，有意な認知機能障害を認めなかった．リハビリテーションを行い，自力歩行も可能と

なり，栄養状態が改善するとともに貧血も改善したため，入院 21 日目に退院となった．

処方の適正化 ▶▶▶

1 どのように処方変更したか
処方薬なし．

2 根　拠
a 臨床的根拠

本症例では，図 1 のような薬剤カスケードがあったと思われる．

病歴からメマンチン塩酸塩の投与により易怒性・易刺激性が亢進し，せん妄と思われる状態を呈した．これに対して，さらにガランタミン臭化水素酸塩を追加投与したことで意識障害,嗜眠を呈したものと考えられた．ガランタミン臭化水素酸塩は，添付文書によると，「1 日量 8 mg から開始して 4 週間ごとに増量」となっているが[1]，本症例では 8 mg が 2 週間，16 mg が 1 週間それぞれ使用されて 24 mg に増量されており，増量のペースが速かったと思われる．意識障害や嗜眠が遷延化した理由としては，メマンチン塩酸塩の薬物消失半減期が 71.3±12.6 時間（添付文書による）であり[2]，薬物が長期間体内に蓄積していたためと考えられた．ガランタミン臭化水素酸塩などコリンエステラーゼ阻害薬の副作用として徐脈，心ブロック，QT 延長などがあり，3 日間モニター心電図で観察したが，これら異常を認めなかった．もちろん，胃腸薬 3 種類の関与も完全には否定することは困難であるが，臨床経過から意識障害の原因は，やはり 2 種類の認知症治療薬であると思われた．

薬物をすべて中止したところ，1 週間で意識は清明となり，認知機能も保たれていた．結果的には，本症例では認知症とはいえず，おそらく，病歴からはうつ状態に対して認知

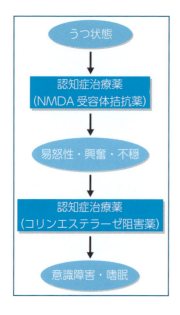

図 1・本症例で考えられる薬剤カスケード

症治療薬が投与されていたものと考えられた．

b 使用ツールとその考え方

高齢者のうつ状態・うつ病とせん妄は，認知症との鑑別が重要であり，表1のような点に注意する．

高齢者に対する薬物療法においては，常に表2[3]のような原則に基づいて処方し，常に処方薬剤の数を最小限にし，定期的に処方内容を見直し，高齢者では薬物血中濃度が上昇するリスクを考慮して少量から開始してゆっくり増量していく必要がある．さらに，本症例では，新規症状出現の際はまず副作用を疑い，副作用を厳重にモニタリングしながら，添付文書に従って少量から開始してゆっくり増量，追加していくべきであったと思われる．

表1・せん妄とうつ病と認知症の鑑別

	せん妄	うつ病	認知症
発症様式	急性（時間〜日単位）	個人差あり	潜行性（月〜年単位）
初期症状	注意力障害，意識障害	不快気分，喜びの欠如	言語記憶障害，空間記憶障害
持続期間	数日から数週間	持続（未治療だと数ヵ月）	徐々に進行し数年に渡る
家族歴	なし	可能性あり	可能性あり
記憶	記銘力低下	まだら／一貫しない	近時記憶低下＞遠隔記憶低下
注意	集中・維持・転導の障害	集中困難	減退
言語障害	書字障害	寡言化	対座呼称困難
情動	不安定	抑うつ的／易刺激的	多様
脳波	全般性徐波化	正常	全般性徐波化

表2・高齢者に対する薬物療法の原則[3]

- 処方薬剤の数を最小限にする
- 服用法を簡便にする
- なるべく一元管理する
- 明確な目標とエンドポイントに留意して処方する
- 生理機能に留意して用量を調節する（少量で開始し，ゆっくり増量する）
- 必要に応じて臨床検査を行う
- 定期的に処方内容を見直す
- 新規症状出現の際はまず副作用を疑う

薬剤師コラム：腎機能と投与設計

「eGFR 55.9（mL/min/1.73 m^2）」と記載のある本症例のメマンチンとガランタミンの投与量を考えてみよう．腎機能別の投与量を調べてみると，メマリー錠については添付文書に「高度の腎機能障害（クレアチニンクリアランス値：30 mL/min 未満）のある患者には，患者の状態を観察しながら慎重に投与し，維持量は1日1回10 mgとすること」とある．レミニール錠では，添付文書上に腎機能による投与設定は記載されていない．このeGFRと添付文書だけを参照すると，特に問題がないように思われる．

では次に，78歳女性，身長148 cm，体重32 kg，血清クレアチニン値0.76 mg/dL を用いて腎機能を推測してみる．日本腎臓病薬物療法学会のホームページより，以下の通り算出できる．

eGFRcreat	55.44 mL/min/1.73 m^2
体表面積未補正 eGFRcreat	37.61 mL/min
CCr（Cockcroft-Gault 式）	45.43 mL/min/1.73 m^2
体表面積未補正 CCr	30.82 mL/min

さらに，同学会の腎機能別薬剤投与方法一覧では表3 の通り記載がある．

eGFR は本症例のように小柄な高齢者では高めに算出されることが知られており，体表面積で補正された値ではなく，未補正の値で考える必要がある．投与量については米国およびカナダでも記載が異なる．両剤ともに，投与量は少なめで様子をみるのもよかったかもしれない．腎機能別の投与設計も情報がさまざまあり，薬剤師に相談するのも1 つである．

なお，実際に併用を試験した結果ではこの相乗作用が確認できていないが，潜在的にメマンチンとガランタミンの相乗作用によってせん妄をきたす可能性はある．今後，さらなる安全性情報の集約が望まれる．

表3

	常用量	GFR または CCr（mL/min）		
		軽度〜高度低下 （60〜30）	高度低下 （30〜15）	末期腎不全 （15以下）
メマンチン	維持量 1日1回20 mg	維持量1日1回 10〜20 mg	維持量1日1回 10 mg	維持量1日1回 10 mgまで
ガランタミン	1日16 mg （最高24 mg）	AUC が1.38倍上昇するため，3/4 に減量		AUC が1.67倍上昇するため2/3 に減量または低用量から慎重投与

文献

1) 深瀬広幸：高齢者におけるガランタミンの薬物動態の検討（武田薬品工業株式会社・ヤンセンファーマ株式会社社内資料）
2) 第一三共株式会社社内資料：健康成人男性における単回経口投与時の薬物動態の検討
3) 秋下雅弘（編）：高齢者のための薬の使い方—ストップとスタート—．ぱーそん書房，東京，2013

症例 11 抗パーキンソン病薬・抗精神病薬および排尿障害治療薬を使用中の71歳女性．認知機能低下・下肢脱力により転倒し胸椎圧迫骨折

経 過 ▶▶▶

1 現病歴

　数ヵ月前より，家人からみてぼーっとしたり，話す内容がちぐはぐであったりと，認知症を疑う症状が徐々に進行しているようであった．

　入院2週間前に風呂場で転倒し，腰を強打した．痛みが改善しないため近医整形外科を受診し，打撲と診断された．その後も歩行時の腰の痛みが増悪傾向であり，同整形外科にリハビリテーションに通うようになった．

　息子・娘が自宅に訪れた際，内服薬の数が合わないことに気づいたが，本人は毎日飲んでいると主張していた．

　入院当日の未明，下肢に力が入らず転倒．その場で動けなくなっていたところを，訪れた娘に発見され救急搬送．下肢脱力の精査目的に入院となった．

2 既往歴・その他

【既往歴】
- 10年前～：被害妄想（他院精神科）
- 3年前～：パーキンソン病，レストレスレッグ症候群（神経内科）
- 2年前～：慢性膀胱炎，頻尿（泌尿器科）

【生活歴】
- 喫煙：なし
- 飲酒：なし

【生活状況】
- 1人暮らしで身の回りのことは自分でやっていた．日中はほとんど座位で過ごしている．ゆっくりなら自立歩行可．トイレ自立．週2回デイサービスで入浴

3 処 方

【泌尿器科から】

❶ テラゾシン（バソメット）0.5 mg錠　1回4錠，1日3回　＜降圧薬，α遮断薬＞
❷ ジスチグミン（ウブレチド）5 mg錠　1日1回1錠，朝　＜コリンエステラーゼ阻害薬＞

【神経内科から】

❸ アロチノロール（アルマール）10 mg 錠　1回1錠，1日3回　＜αβ遮断薬＞
❹ クロナゼパム（リボトリール）0.5 mg 錠　1回1錠，1日3回　＜抗てんかん薬＞
❺ ロピニロール（レキップ）0.25 mg 錠　1回1錠，1日2回　＜抗パーキンソン病薬＞

【精神科から】

❻ チアプリド（グラマリール）25 mg 錠　1回1錠，1日3回　＜ベンザミド系抗精神病薬＞
❼ リスペリドン（リスパダール）0.5 mg 錠　1日1回1錠，眠前　＜セロトニン・ドパミン遮断薬＞
❽ プロメタジン（ヒベルナ）25 mg 錠　1日1回1錠，眠前　＜抗コリン薬＞
❾ フルニトラゼパム（サイレース）2 mg 錠　1日1回1錠，眠前　＜ベンゾジアゼピン系睡眠薬＞

4 所見

【バイタル】

- BP：107/47 mmHg，P：84/min，RR：30/min，BT：36.2℃，SpO$_2$：97%（O$_2$ 鼻カニューレ 2 L/min），意識：清明

【身体所見】

- 全身外観：肥満体型
- 頭頸部：眼瞼結膜貧血なし，眼球結膜黄染なし．口腔内乾燥あり，咽頭発赤なし，扁桃腫大なし，頸部リンパ節腫大なし，甲状腺腫大なし
- 胸部：呼吸音清．心音Ⅰ→Ⅱ，心雑音なし
- 腹部：腹部軽度膨満，蠕動音正常，軟，圧痛なし
- 四肢・皮膚：下腿浮腫あり，足背動脈触知良好．上位腰椎レベルに叩打痛あり．上体を起こそうとすると両側臀部に疼痛あり．両膝に発赤あり
- 神経学的所見：（入院後）長谷川式簡易知能評価スケール（HDS-R）27点．脳神経学的所見に異常なし．両上肢に安静時振戦あり，固縮あり．下肢伸展挙上テスト（SLR）−/−．腱反射・膝蓋腱正常，アキレス腱正常．徒手筋力テスト（MMT）（来院時）膝立てできず．MMT（入院後）腸腰筋 5/4，大腿四頭筋 5/4，前脛骨筋 5/5，長母趾伸筋 5/5，長趾伸筋 5/5，長母趾屈筋 5/5，長趾屈筋 5/5．Babinski 反射なし，Chaddock 反射なし，Hoffmann 反射なし，Troemner 反射なし．自分の意志で排尿できず，導尿で約 1 L 排尿あり

【検査所見】

- 血液・生化学検査：WBC 7,800/μL，Hb 12.5 g/dL，Plt 17.2 万/μL，TP 7.0 g/dL，ALB 3.9 g/dL，BUN 17 mg/dL，Cre 0.73 mg/dL，Na 144 mEq/L，K 4.2 mEq/L，Cl 105 mEq/L，ALP 266 U/L，γ-GTP 16 U/L，AST 44 U/L，ALT 16 U/L，LDH 371 U/L，CPK 1,838 U/L，CPK-MB 43 U/L，T-Bil 1.9 mg/dL，CRP 3.15 mg/dL，BS 107 mg/dL．RPR（−），TPHA（−），HBs 抗原（−），HCV 抗体（−）．TSH 0.90 μU/mL，FreeT$_3$ 2.58 pg/mL，FreeT$_4$ 1.15 ng/dL．ビタミン B$_1$ 87 ng/mL（24〜66），ビタミン B$_{12}$>1,500 pg/mL（180〜914），葉酸 6.0 ng/mL（>4.0），ACTH 13.0 pg/mL（7.2〜63.3），コルチゾール 16.1 μg/dL（6.2〜19.4）
- 血液ガス分析(動脈)：pH 7.336，pO$_2$ 78.5 mmHg，pCO$_2$ 47.1 mmHg，HCO$_3^-$ 24.6 mmol/L，BE −1.5 mmol/L，乳酸 1.12 mmol/L

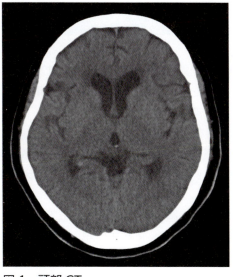

図 1 • 頭部 CT

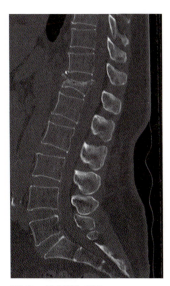

図 2 • 胸腰椎 CT

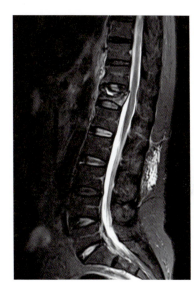

図 3 • 腰椎 MRI

- 尿検査：SG 1.009, pH 6.0, 蛋白（±）, 糖（−）, ケトン体（+）, 潜血（+）, ウロビリノーゲン（±）, ビリルビン（−）, 亜硝酸塩（−）, 白血球反応（−）
- 心電図所見：異常なし
- 胸部 X 線所見：肺野に異常なし，心拡大なし，肺うっ血なし
- 頭部 CT 所見：出血なし，梗塞なし（図 1）
- 腹部 CT 所見：腹部臓器に異常なし，腹水なし，血腫なし
- 胸腰椎 CT 所見：第 12 胸椎（Th12）に新鮮な圧迫骨折を認める（図 2）
- 腰椎 MRI 所見：Th 12 に STIR 高信号を認める，脊髄の圧迫なし，脊髄に信号変化なし（図 3）

診断・治療目標 ▶▶▶

　電解質異常や甲状腺機能異常など筋力低下をきたす原因となる所見を認めず，神経学的に腱反射亢進や病的反射を認めなかった．入院後に抗精神病薬や睡眠薬を整理し，翌々日には筋力はほぼ完全に改善した．

　CTでTh12椎体骨折を認め，整形外科にコンサルトした．来院時に尿閉であったが，神経症状を呈する脊柱管狭窄症の所見は認めなかった．急性期は床上安静（ベッドアップ30°まで）とし，ジュエット型コルセットを作成後に離床を開始した．腰痛の再燃なく，施設退院となった．

　家人の話から，数ヵ月の経過で緩徐に認知機能低下が進行していたとのことで認知症が疑われたが，入院後に行ったHDS-Rで27点と，認知機能は良好であった．

　テラゾシン，ウブレチド内服下でも残尿が多く，泌尿器科にもコンサルトし，今後日常生活活動度（ADL）の大幅な改善の見込みもないことから，尿道カテーテルを留置しこの2剤は終了とした．

処方の適正化 ▶▶▶

1 どのように処方変更したか

❶ アロチノロール（アルマール）10 mg錠　1日1回1錠，朝　＜αβ遮断薬＞
❷ クロナゼパム（リボトリール）0.5 mg錠　1日1回1錠，夕　＜抗てんかん薬＞
❸ ロピニロール（レキップ）0.25 mg錠　1回1錠，1日2回　＜抗パーキンソン病薬＞
❹ チアプリド（グラマリール）25 mg錠　1錠分2　＜ベンザミド系向精神病薬＞
❺ リスペリドン液（リスパダール）0.5 mg　1日1回1包，眠前　＜セロトニン・ドパミン遮断薬＞
❻ ブロチゾラム（レンドルミン）0.25 mg錠　1日1回1錠，眠前　＜ベンゾジアゼピン系睡眠薬（短時間型）＞

2 根　拠

a 臨床的根拠

　もともとパーキンソン病と診断されていたが，ゆっくりではあるが身の回りのことは自分で行い，1人暮らしをしていた方である．遅発性パラフレニーが疑われる被害妄想に対してチアプリド，リスペリドンが投与されており，副作用の錐体外路症状対策と思われる抗コリン薬のプロメタジンが併用されていた．さらに，排尿障害に対して起立性低血圧のリスクが上昇するテラゾシン，コリン作動薬でありプロメタジンと拮抗するジスチグミンが処方されていた．

　転倒に寄与したと考えられたフルニトラゼパム，テラゾシンは中止．不眠については短時間作用型ベンゾジアゼピンであるブロチゾラムに変更した．また，被害妄想の治療薬も抗パーキンソン病薬と拮抗している可能性があり，むしろ害のほうが大きいと考えチアプリドを大幅に減量．抗コリン薬のプロメタジンが認知機能低下をもたらした可能性もあり，

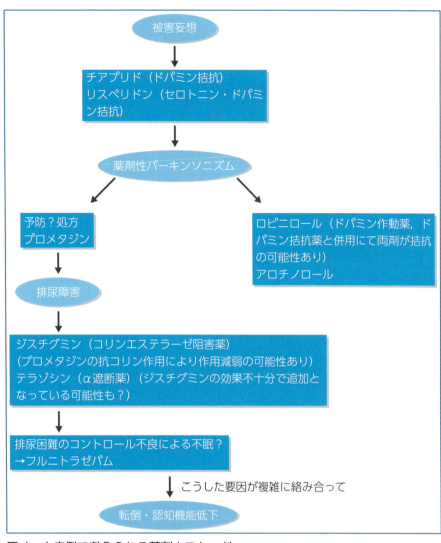

図4・本症例で考えられる薬剤カスケード

これも中止した．また，アロチノロール，クロナゼパムも大幅に減量した．

本症例で考えられる薬剤カスケードを図4に示す．

b 使用ツールとその考え方

　フルニトラゼパムは高齢者における半減期がきわめて長く，長時間にわたり鎮静作用を示すため，転倒および骨折の頻度が高くなることから，日本版Beers基準で使用を避けるべき薬剤に含まれている[1]．STOPP基準では，過去3ヵ月以内に1回以上の転倒がある患者に対しては転倒リスクが増大するとして，ベンゾジアゼピン系薬剤，第一世代抗ヒスタミン薬，起立性低血圧を引き起こし得るα遮断薬（テラゾシン）は潜在的に不適切としている[2]．

　一方，パーキンソニズムを伴う患者に対し，抗精神病薬を長期（1ヵ月以上）に使用することはSTOPP基準では潜在的に不適切とされており，さらに，抗精神病薬の副作用のため錐体外路症状が出現している患者に対し抗コリン薬（プロメタジン）を使用すること

も不適切とされている．本症例ではパーキンソン病と診断されたのは抗精神病薬を開始された後であり，実際はパーキンソン病なのか，薬剤性パーキンソニズムなのかは不詳である．

 薬剤師コラム：抗コリン作用の程度はどのように評価するか

　本症例に登場するプロメタジンは，抗ヒスタミン薬に分類され，強力な鎮静作用と抗ムスカリン活性があることが知られている．*in vitro* のデータでは，ムスカリン受容体に対する高い親和性があるのはメキタジン，シプロヘプタジン，クレマスチン，ジフェニルピラリン，ホモクロルシクリジン，アリメマジンなどがある一方で，同じ第一世代抗ヒスタミン薬のなかでも，クロルフェニラミンはヒスタミン受容体選択的に作用するようである[3]．

　こうした抗コリン作用によるリスク評価のためのさまざまなツールが開発されている．専門家によるオピニオン，*in vitro* のデータ，またはその組み合わせなどから Anticholinergic drug scale, Anticholinergic Risk Scale（表1），Anticholinergic Component of Drug Burden Index など複数作成されているが[4]，標準とされるものはないのが現状であり，わが国独自のものはない．抗コリン作用を評価しそのリスクを考える場合，尺度を用いて一概に議論するのではなく，尺度から得られる *in vitro* のデータ，海外の専門家の評価に加え，患者を診て多職種で議論することがやはり重要なのであろう．

表1・Anticholinergic Risk Scale

3点	2点	1点
アミトリプチリン	アマンタジン	エンタカポン
アトロピン製剤	オランザピン	カルビドパ-レボドパ
イミプラミン	シメチジン	クエチアピン
オキシブチニン	セチリジン	セレギリン
クロルフェニラミン	トリプロリジン	トラゾドン
クロルプロマジン	トルテロジン	ハロペリドール
シプロヘプタジン	ノルトリプチリン	パロキセチン
ジサイクロミン	バクロフェン	プラミペキソール
ジフェンヒドラミン	プロクロルペラジン	ミルタザピン
チオリダジン	ロペラミド	メトカルバモール
チザニジン	ロラタジン	メトクロプラミド
トリフロペラジン	クロザピン	ラニチジン
ヒドロキシジン		リスペリドン
ヒヨスチアミン製剤		
フルフェナジン		
プロメタジン		
ペルフェナジン		
メクリジン		

(Rudolph JL et al：Arch Intern Med 168：508-513, 2008 を改変)

文　献

1) https://www.niph.go.jp/soshiki/ekigaku/BeersCriteriaJapan.pdf
2) O'Mahony D et al: STOPP/START criteria for potentially inappropriate prescribing in older people: version 2. Age Ageing **44**: 213-218, 2015

3) Kubo N et al: Antimusucarinic effects of antihistamines: quantitative evaluation by receptor-binding assay. Jpn J Pharmacol **43**: 277-278, 1987
4) Salahudeen MS et al: Comparison of anticholinergic risk scales and associations with adverse health outcomes in older people. J Am Geriatr Soc **63**: 85-90, 2015

症例 12

ワルファリン服用中で肺がん手術後の 72 歳男性．術後創部痛に対してプレガバリンが投与され，ふらつき，転倒，頭部打撲により硬膜下血腫となった

経過 ▶▶▶

1 現病歴

入院 1 ヵ月前の健診にて胸部単純 X 線で異常陰影を指摘されたため C 病院を初診した．胸部造影 CT で右 S9 に約 28×26 mm 大の腫瘤性陰影を認め，気管支鏡にて扁平上皮がん stage ⅠA（cT1bN0M0）と診断されたため，手術目的で入院となった．

2 既往歴・その他

【既往歴】
- 68 歳：心房細動（ワルファリン服用開始）

【生活歴】
- 喫煙：15 本／日×55 年間
- 飲酒：機会飲酒
- 職業：会社役員

【生活状況】
- 妻と 2 人暮らし

【家族歴】
- 父が胃がん，母が子宮がん，子が胃がん

3 処方

❶ ワルファリンカリウム（ワーファリン）1.5 mg 錠　1 日 1 回 1 錠，朝食後　＜経口抗凝固薬＞
❷ ロキソプロフェンナトリウム水和物（ロキソニン）60 mg 錠　1 回 1 錠，1 日 3 回　＜非ステロイド性抗炎症薬（NSAIDs）＞
❸ プレガバリン（リリカ）75 mg 錠　1 回 1 錠，1 日 2 回　＜疼痛治療薬＞
❹ オメプラゾールナトリウム（オメプラゾール）20 mg 錠　1 日 1 回 1 錠，朝食後　＜プロトンポンプ阻害薬＞

4 所見

【バイタル】
- BP：146/100 mmHg，P：90 bpm，RR：20 bpm，BT：35.0℃，SpO₂：97%（室内気），意識：清明

【身体所見】
- 全身外観：良好，Performance status 0，身長 167 cm，体重 62 kg
- 頭頸部：眼瞼結膜貧血なし，黄疸なし，咽頭発赤なし，表在リンパ節触知せず
- 胸部：心音不整，心雑音なし，呼吸音清，副雑音なし
- 腹部：平坦・軟，腸蠕動音正常，肝脾触知せず

【主要な検査所見】
- [血算] WBC 8,200/μL, RBC 435万/μL, Hb 13.2 g/dL, Ht 38.2%, Plt 23.7万/μL. [凝固] PT-INR 2.2, APTT 35 min. [生化学] TP 8.3 g/dL, Alb 4.0 g/dL, Ca 9.1 mg/dL, Na 143 mEq/L, Cl 105 mEq/L, K 3.8 mEq/L, BUN 20 mg/dL, Cre 1.43 mg/dL, CRP 0.06 mg/dL, CEA 2.2 ng/mL, SCC 4.8 ng/mL, シフラ 8.0 ng/mL
- 頭部造影CT所見：頭蓋内に明らかな転移性病変は認めない
- 胸部造影CT所見：右S9に約28×26 mmの腫瘤あり，リンパ節やその他に転移を認めない
- 腹部造影CT所見：明らかな転移巣は認められない
- 骨シンチグラフィー：転移を疑わせる集積像なし
- 病理組織：Squamous cell carcinoma
- 呼吸機能検査：%VC 101.6%，$FEV_{1.0}$ (G) 89.6%

【入院後経過】
　ワルファリンは手術5日前に中止し，入院後ヘパリンの持続点滴が開始された．
　入院第3日目，右S9の扁平上皮がん stage ⅠA (cT1bN0M0) に対して，胸腔鏡下右下葉切除術が施行された．手術当日夜からワルファリンが再開され，術後創部痛に対してロキソプロフェンが開始された．消化性潰瘍予防にオメプラゾールも追加された．疼痛は改善せず，術後3日後にプレガバリンが150 mgで追加された．その夜にベッドからトイレに移動している途中にふらつき，転倒し，頭部を打撲した．当直医が呼ばれて対応することになった．

診断・治療目標 ▶▶▶

　急性硬膜下血腫と診断した（図1）．プロトロンビン時間，活性化部分トロンボプラスチン時間とも延長しており（PT-INR 2.52, APTT 73秒），血栓塞栓症のリスクを説明したうえで，ヘパリンおよびワルファリンを中止し，それぞれの拮抗薬であるプロタミンとビタミンKを投与した．ロキソプロフェンは効果を示していないと思われたことと，ワルファリンの作用を増強させている可能性が考えられ中止とした．神経脱落症状を認めなかったものの，意識レベルがJCS Ⅱと見当識障害を認め，直ちに穿頭血腫除去術が施行された．

処方の適正化 ▶▶▶

1 どのように処方変更したか
　いったんすべての処方を中止．

◀ Ⅲ・ケーススタディ

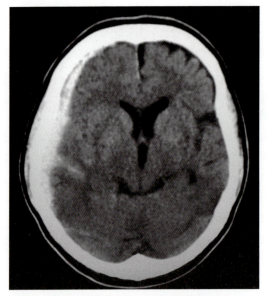

図1・術後3日後転倒直後の頭部単純CT

2 根　拠

a 臨床的根拠

本症例では，図2のような薬剤カスケードが考えられた．

プレガバリンは，末梢性神経障害性疼痛や線維筋痛症に適応のある薬剤であり，添付文書には，「通常，成人には初期用量としてプレガバリン1日150 mgを1日2回に分けて経口投与し，その後1週間以上かけて1日用量として300 mgまで漸増する」とあり，本症例ではその通り使用されていた．とはいえ，本剤は，特に高齢者では50 mgから開始してもふらつきや眠気を訴える患者は多く，注意を要する．また，本剤は主として未変化体が尿中に排泄されるため，腎機能が低下している患者では，血中濃度が高くなり副作用が発現しやすくなるおそれがあるため，より一層慎重に投与する必要がある．表1のように，プレガバリンの副作用は，150 mg/日でも57.5％に何らかの副作用が発現しており，主な副作用としては，浮動性めまい11.5％，傾眠21.8％，便秘12.6％，末梢性浮腫4.6％があり，特に浮動性めまいや傾眠は用量依存性に増加する[1,2]．

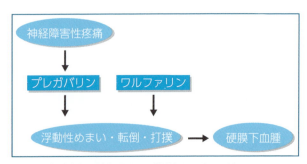

図2・本症例で考えられる薬剤カスケード

表1 ● プレガバリンの副作用発現率（帯状疱疹後神経痛患者における国内第Ⅲ相用量反応試験）[1,2]

投与群	プラセボ	プレガバリン			
		150 mg/日	300 mg/日	600 mg/日	合計
	n（%）	n（%）	n（%）	n（%）	n（%）
安全性評価対象例	98	87	89	97	273
副作用発現例	43（43.9）	50（57.5）	65（73.0）	80（82.5）	195（71.4）
便秘	3（3.1）	11（12.6）	10（11.2）	12（12.4）	33（12.1）
末梢性浮腫	1（1.0）	4（4.6）	11（12.4）	17（17.5）	32（11.7）
浮動性めまい	6（6.1）	10（11.5）	27（30.3）	48（49.5）	85（31.1）
傾眠	7（7.1）	19（21.8）	22（24.7）	37（38.1）	78（28.6）

　抗血小板薬やワルファリンのような抗凝固薬を服用している患者では，特に，筋弛緩作用やめまい，傾眠などの副作用を有する向精神薬や抗てんかん薬（プレガバリンはもともと抗てんかん薬として開発）の使用は十分注意すべきである．

b 使用ツールとその考え方

　表2のように，高齢者では，消化管からの吸収が低下し，血清アルブミンが低下し細胞内水分量は低下するため，水溶性薬物や遊離型薬物の血中濃度は上がりやすく，脂溶性薬物の血中濃度は低下しやすい．代謝能は低下するため，肝代謝率の高い薬物は血中濃度が上昇し，腎での排泄能も低下するため，腎排泄型の薬剤では血中濃度が上昇する傾向にある．よって，投与量を減らし，投与回数を減らし，常に少量から開始してゆっくり増量し，適宜，腎機能や肝機能を測定し，時に減量を検討することが必要である[3]．

　ワルファリンは多くの薬剤と相互作用をきたすため，ワルファリン服用者では常に出血のリスクを考えて，新たな薬の追加や変更，栄養状態や全身状態の影響によるではワルファリンの血中濃度が変化する可能性があり，PT-INRを厳重にモニタリングする．少なくとも，添付文書に記載のある相互作用をきたす薬剤や食品を把握しておく，あるいは，常に確認することも必要である．さらに，手術後はビタミンKが消費されて欠乏しやすいというこ

表2 ● 薬物動態の加齢性変化とその対処法

薬物動態の加齢性変化
吸収：↓（鉄やビタミン剤などを除き加齢による影響は少ない）
分布：（血中濃度）水溶性薬物↑・脂溶性薬物↓・遊離型薬物↑
代謝：↓ → 肝代謝率の高い薬物は血中濃度↑
排泄：↓ →腎排泄型の薬剤では血中濃度↑
対処法
・最大血中濃度の増加→投与量を減らす
・半減期の延長→投与回数を減らす
・臓器機能（腎，肝）の測定
・血中濃度の測定
・少量から開始する
・長期的には減量も考慮

（文献3を改変）

とも知っておくべきである．

また，ワルファリンの薬物動態，薬力学を理解することも重要であろう．

ワルファリンは，服用後上部消化管で完全に吸収され，90〜99％が血液中でアルブミンと結合する．アルブミンと結合しない1〜10％の遊離型が，肝細胞におけるビタミンK依存性凝固因子の産生を阻害し，抗凝固作用を発揮する．ワルファリンの薬物相互作用には，薬力学的経路と薬物動態学的経路が関与し，複雑である．薬力学的経路では肝細胞内でのワルファリンの親和性強化による作用の増強とビタミンKによる凝固因子産生促進による作用の減弱がみられる．薬物動態学的経路では，上部消化管からのワルファリン吸収抑制による作用の減弱，遊離型の増加による作用の増強，肝臓の薬物代謝酵素（CYP2C9）活性の増減に応じて作用の増強・減弱が生じる．

 薬剤師コラム：プレガバリンによる転倒およびワルファリンによる出血

プレガバリンは副作用としてめまいや傾眠の頻度が高く，高齢者ではこれらの副作用が引き起こす転倒に十分な注意が必要である．神経障害性疼痛を有する65歳以上の高齢者を対象としてプレガバリンの有効性と安全性を評価した11のRCTを組み入れた海外の研究では，帯状疱疹後神経障害性疼痛に対するプレガバリンの投与でめまいを発症した患者は，150 mg/dayを投与された65〜74歳の患者で14.1％，75歳以上の患者で21.6％，300 mg/dayを投与された65〜74歳の患者で39.1％，75歳以上の患者では30.6％であった[4]．また国内におけるリリカカプセルの使用成績調査の中間集計では，安全性評価対象症例648例の内111例（17.1％）に副作用が認められ，主な副作用は，浮動性めまい49件，傾眠33件であり，これらの副作用は65歳以上の患者で65歳未満の患者と比較して高い発現率であったことが報告されている[5]．これを受けて製造販売元であるファイザー株式会社は，「リリカカプセル適正使用のお願い」として，高齢者に対する使用による副作用としてのめまい，傾眠，意識消失の発現に関する注意喚起を2012年7月に発信している．

また，プレガバリンは本文中にもあるように腎排泄型の薬剤であり，腎機能低下時には半減期が延長するため，高齢者をはじめとした腎機能の低下した患者では副作用増強に注意が必要である．添付文書上でも適応ごとに腎機能に応じた初期用量が設定されており，腎機能の低下した患者に投与する場合には，低用量から開始し忍容性を確認し効果不十分な場合に増量することが推奨されている[6]．本症例は，72歳男性で，体重62 kg，血清クレアチニン：1.43 mg/dLであり，eGFR：38.4 mL/min/1.73 m^2，Cockcroft-Gault式で計算したCCr：40.9 mL/minと推測される．神経障害性疼痛で用いる場合，CCr 30〜60 mL/minでは初期用量として1回25 mg 1日3回，もしくは1回75 mg 1日1回で開始することが推奨されているが[6]，本症例では1回75 mg 1日2回で開始されており，初期用量の設定としては過量であった可能性がある．このように高齢者や腎機能の低下した患者でプレガバリンを開始する場合には，添付文書上の推奨用量も参考にしながら用量を設定する必要があり，また使用中は転倒に十分に注意する必要がある．このほか，プレガバリンの注意すべき副作用として，浮腫や体重増加があり，特に心不全を有するような患者に対する投与には注意が必要である．

ちなみに本症例のHAS-BLEDスコアは，腎機能低下，65歳以上，NSAIDsの使用ありで計3点であり高リスクに分類される．HAS-BLEDスコアは抗凝固療法を行う心房細動患者

における，重大な出血事象の発現リスクを評価するスコアであり，簡便に算出できるため臨床現場における出血リスクの評価に有用である．HAS-BLED スコアの項目の内コントロール可能な項目は血圧，INR のコントロール，併用薬（NSAIDs や抗血小板薬）であり，抗凝固薬使用時は出血のリスクを少しでも下げるよう努力する必要がある．

文 献

1) 小川節郎ほか：帯状疱疹後神経痛に対するプレガバリンの有効性および安全性の検討：多施設共同無作為化プラセボ対照二重盲検比較試験．日ペインクリニック会誌 **17**: 141, 2010
2) ファイザー株式会社社内資料：国内第Ⅲ相用量反応試験（帯状疱疹後神経痛患者）
3) 秋下雅弘（編）：高齢者のための薬の使い方―ストップとスタート―．ぱーそん書房，東京，2013
4) Semel D et al: Evaluation of the safety and efficacy of pregabalin in older patients with neuropathic pain: results from a pooled analysis of 11 clinical studies. BMC Fam Pract **11**: 85, 2010
5) ファイザー株式会社，エーザイ株式会社：リリカ®カプセル 適正使用のお願い "高齢者における「めまい，傾眠，意識消失」について"
http://www.pmda.go.jp/files/000144302.pdf
6) リリカ®カプセルインタビューフォーム．2014 年 9 月改訂．ファイザー株式会社

■ Ⅲ・ケーススタディ

症例 13　不眠症で睡眠導入剤を処方されていた77歳男性．副鼻腔真菌症に対して抗真菌薬を使用，意識障害に陥る

経 過 ▶▶▶

1 現病歴

X年5月，咳嗽を契機に胸部異常陰影を指摘され，精査で肺がん（大細胞神経内分泌がん T4N1M0 Stage Ⅲa）と診断された．放射線治療を施行後，化学療法（カルボプラチン＋エトポシド）を4コース施行．その後外来通院していた．

その翌年1月に急激に右眼の視力低下が出現．CT，MRIで蝶形骨洞に骨破壊像を伴う軟部組織陰影を認め，生検などの検査結果も併せ，浸潤性真菌性副鼻腔炎による視神経障害と診断された．耳鼻咽喉科で手術を施行，術後に眼科でステロイドパルス療法を施行され，視力は改善傾向となった．真菌感染のコントロールのためボリコナゾールの内服が開始され，術後経過は良好であり退院となった．

5ヵ月後の定期受診の際に意識レベル低下，見当識障害があり，真菌性副鼻腔炎の浸潤による髄膜炎や癌性髄膜炎の可能性が疑われ入院となった．

2 既往歴・その他

【既往歴】
- 糖尿病
- 肺気腫
- C型肝炎（特に治療なし）

【生活歴】
- 喫煙：40本×30年（肺がんの診断を契機に禁煙）
- 飲酒：なし

【生活状況】
- 独居，遠方に兄（疎遠）
- 以前から不眠症であり，エチゾラム，トリアゾラムをその時の気分によって使っていた．受診前日の夜，外来受診があるので早めに眠らなくてはと思い，多めに内服した（寝る前にトリアゾラムを2錠，トイレに行ったときに1錠×2回，さらに眠れず1錠）

3 処 方

❶ ビルダグリプチン（エクア）50 mg錠　1回1錠，1日2回　＜DPP-4阻害薬＞
❷ レパグリニド（シュアポスト）0.5 mg錠　1回1錠，1日3回，食直前　＜速効型インスリン分泌促進薬＞
❸ ボリコナゾール（ブイフェンド）50 mg錠　1回2錠，1日2回　＜抗真菌薬＞

④ プレドニゾロン（プレドニン）5 mg 錠　1回2錠，1日2回　＜副腎皮質ステロイド＞
⑤ スルファメトキサゾール・トリメトプリム配合錠（バクタ）　1日1回1錠　＜抗菌薬＞
　［組成：スルファメトキサゾール400 mg，トリメトプリム80 mg］
⑥ アレンドロン酸（ボナロン）35 mg 錠　1回1錠，週1回　＜ビスホスホネート製剤＞
⑦ トリアゾラム（ハルシオン）0.125 mg 錠　1日1回1錠，眠前　＜ベンゾジアゼピン系睡眠薬＞
⑧ トリアゾラム（トリアゾラム錠「日医工」）0.25 mg 錠　1日1回1錠，眠前　＜ベンゾジアゼピン系睡眠薬＞
⑨ エチゾラム（デパス）0.5 mg 錠　1日1回1錠，眠前　＜ベンゾジアゼピン系抗不安薬＞
⑩ ポリカルボフィルカルシウム（ポリフル）500 mg 錠　1回1錠，1日3回　＜過敏性腸症候群治療薬＞
⑪ ラベプラゾール（パリエット）10 mg 錠　1回1錠，1日1回，夕　＜プロトンポンプ阻害薬＞

4 所　見

【バイタル】
- BP：117/74 mmHg，P：101/min，RR：18/min，BT：35.9℃，SpO$_2$：97％，意識：JCS Ⅰ-2

【身体所見】
- 全身所見：体表リンパ節腫大なし
- 頭頸部：項部硬直なし．瞳孔3 mm/3 mm，対光反射＋/＋，右視力低下．眼球運動障害なし，複視なし，眼振なし．構音障害なし．顔面の痛覚・触覚に異常なし．前頭筋・眼輪筋・口輪筋に異常なし．聴力左右差なし．舌偏位なし，線維束攣縮なし．カーテン徴候なし．甲状腺腫大・圧痛なし，頸静脈怒張なし
- 心臓：僧帽筋左右差なし．心音Ⅰ→Ⅱ，心雑音なし
- 胸部：呼吸音清
- 神経学的所見：Barré 徴候陰性，Mingazzini 徴候陰性，回内回外試験・指鼻試験・膝踵試験正常
- 腹部：腹部蠕動音正常，軟，圧痛なし，腫瘤触知せず
- 四肢：下腿浮腫なし

【検査所見】
- ［動脈血液ガス］pH 7.442，pCO$_2$ 33.5 mmHg，pO$_2$ 90.4 mmHg，HCO$_3$ 22.3 mmol/L，BE −1.1 mmol/L，乳酸 1.77 mmol/L．［血液生化学］WBC 8,300/μL，RBC 438万/μL，Hb 13.7 g/dL，Ht 38.4 ％，Plt 14.2万/μL，TP 6.3 g/dL，ALB 3.9 g/dL，BUN 10 mg/dL，Cre 0.76 mg/dL，UA 2.7 mg/dL，Na 132 mEq/L，K 4.5 mEq/L，Cl 100 mEq/L，Ca 9.2 mg/dL，ALP 717U/L，γ-GTP 62 U/L，AST 39 U/L，ALT 39 U/L，CPK 92 U/L，T-Bil 0.7 mg/dL，T-Cho 186 mg/dL，TG 128 mg/dL，HDL 106 mg/dL，LDL 50 mg/dL，CRP 0.05 mg/dL，BS 100 mg/dL，HbA1c 6.7 ％，NH$_3$ 30 μg/dL，TSH 1.34 μU/mL，FreeT$_4$ 0.94 ng/dL，β-Dグルカン＜5.0 pg/mL．［尿一般］SG 1.009，pH 7.0，蛋白（±），糖（−），ケトン体（−），潜血（−），ウロビリノーゲン（±），ビリルビン（−），亜硝酸塩（−），白血球反応（−）

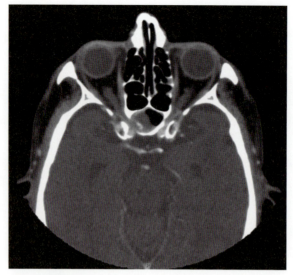

図1・頭部CT

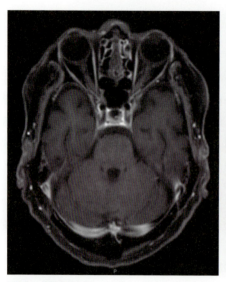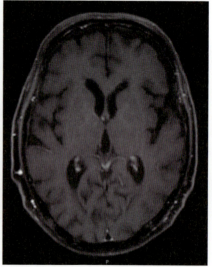

図2・頭部MRI

- 頭部CT所見（副鼻腔真菌症診断時）：蝶形骨洞に骨破壊像を伴う軟部組織陰影（図1）
- 頭部MRI所見：脳転移なし，癌性髄膜炎を疑う所見なし，意識障害の原因となる異常なし．右上顎洞に少量の液体貯留（図2）

診断・治療目標 ▶▶▶

　当初，癌性髄膜炎や副鼻腔真菌症による骨破壊からの脳炎・髄膜炎などの可能性を考えた．頭部CT，MRIでは頭蓋内に原因となる異常所見を認めず，他の原因検索でも，低ナトリウム血症や高カルシウム血症などの意識障害を呈する電解質や内分泌の異常，急性感

染症を疑う所見も認めなかった．

　薬剤性の意識障害の可能性を考え相互作用をチェックすると，トリアゾラムはボリコナゾールとの併用で効果増強するため併用禁忌とされており，これが原因になったものと考えられた．

　入院後，トリアゾラムを中止して経過観察としたところ，翌日には意識状態は改善し意識清明となった．

　ただ，本人にとっては不眠が問題であり，よく相談したうえでトリアゾラムをゾルピデムに変更し，退院とした．ゾルピデムもボリコナゾールとの併用で作用増強する旨が添付文書に記載されているが，適切に内服すれば多少の作用増強では意識障害をきたすリスクは少ないと考え許容した．

処方の適正化

1 どのように処方変更したか

❶ ビルダグリプチン（エクア）50 mg 錠　1回1錠，1日2回　＜DPP-4 阻害薬＞
❷ レパグリニド（シュアポスト）0.5 mg 錠　1回1錠，1日3回，食直前　＜速効型インスリン分泌促進薬＞
❸ ボリコナゾール（ブイフェンド）50 mg 錠　1回2錠，1日2回　＜抗真菌薬＞
❹ プレドニゾロン（プレドニン）5 mg 錠　1回2錠，1日2回　＜副腎皮質ステロイド＞
❺ スルファメトキサゾール・トリメトプリム配合錠（バクタ）　1日1回1錠　＜抗菌薬＞
　［組成：スルファメトキサゾール 400 mg，トリメトプリム 80 mg］
❻ アレンドロン酸（ボナロン）35 mg 錠　1回1錠，週1回　＜ビスホスホネート製剤＞
❼ ポリカルボフィルカルシウム（ポリフル）500 mg 錠　1回1錠，1日3回　＜過敏性腸症候群治療薬＞
❽ ラベプラゾール（パリエット）10 mg 錠　1回1錠，1日1回，夕　＜プロトンポンプ阻害薬＞
❾ ゾルピデム（マイスリー）5 mg 錠　1日1回1錠，眠前　＜非ベンゾジアゼピン系睡眠薬＞

2 根　拠

a 臨床的根拠

　副鼻腔真菌症のために内服していたボリコナゾールは CYP3A4 を阻害する薬剤であるため，CYP3A4 で代謝されるトリアゾラムの血中濃度が上昇して作用の増強や作用時間延長を引き起こし，意識障害に至った可能性が推察される．また，本人からの聴取で上記のごとくトリアゾラムの飲み方が不適切であったことが判明し，外来受診の前日には眠らなくてはとの思いからさらに大量に内服していたことも，意識障害をきたす原因に寄与したものと考えられる．さらに，患者が持参した処方薬のなかでトリアゾラムが先発品とジェネリックで重複しており，商品名が異なるため患者が別の薬と思っていた可能性がある．

　本症例では，有害事象をきたした処方を変更したうえで多剤処方の整理も試みたが，抗真菌薬とステロイド，さらに副作用予防目的の処方については，治療失敗が視力予後にもかかわるため減量しづらく，結局上記に留めた．

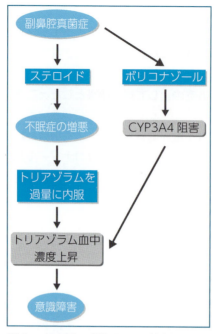

図3・本症例で考えられる薬剤カスケード

本症例で考えられる薬剤カスケードを図3に示す．

 使用ツールとその考え方

日本版Beers基準[1]では，トリアゾラムなどの超短期作用型ベンゾジアゼピン系薬について，高齢者ではベンゾジアゼピンに対する感受性が高くなっているため，比較的少量でも有効性が得られ安全であるとされている．ただし，1日あたりの用量が一定量を超えないことが望ましいと記載されている（トリアゾラム 0.25 mg）．

薬剤師コラム：トリアゾラムを介する薬物相互作用

本症例は，不幸にも抗真菌薬のボリコナゾールと，睡眠導入薬のトリアゾラムの薬物相互作用により意識障害を呈したケースである．患者に対しては，処方の適正化という点からトリアゾラムを中止し，ゾルピデムへ処方変更が行われている．本コラムではこの部分について薬物動態学的な観点から考えてみたい．

健常被験者10名を対象とした過去の臨床試験の結果によると，ゾルピデム血中濃度（area under the time concentration curve：AUC）は，ボリコナゾールとの併用により1.5倍上昇することが報告されている[2]．これはトリアゾラムとの併用による血中濃度上昇約11倍（予測値）と比べ，十分に小さいため，処方変更としては妥当性の高い選択肢の1つと考えられる．

それでは，なぜ同じ阻害薬（ボリコナゾール）を併用しているにもかかわらず，薬物相互作用の強度がこれほど大きく異なるのであろうか．この理由の1つとしては，トリアゾラム，ゾルピデムそれぞれにおける薬物代謝酵素チトクロームP450（CYP）3A4に対する代謝寄与率の違いが挙げられる．トリアゾラムの場合，ほとんどがCYP3A4で代謝されるものの，

ゾルピデムの場合には CYP3A4 で約 61％，CYP2C19 で約 14％，CYP1A2 で約 14％，CYP2D6 で約 3％と，複数の薬物代謝酵素が代謝に関与している[3]．すなわち，ゾルピデムの場合，ボリコナゾールにより CYP3A4 による代謝経路が阻害されても，代償的に他の代謝酵素を介して代謝（解毒）されるため，ボリコナゾールの併用がゾルピデムの血中濃度上昇にそれほど大きく影響しない可能性が考えられる．

このように，薬物相互作用を考える際には，対象となる薬物の代謝経路とそれらの寄与率に関して整理しておくことが有用である．一方で，CYP3A4 の強力な阻害薬であるボリコナゾールに関しては，自身が CYP2C9，2C19，3A4 で代謝されることや，薬物動態が非線形を示すこと，さらに日本人では CYP2C19 の代謝活性が遺伝的な要因で低い人の頻度が高いことから，ボリコナゾールとの併用治療が必要な場合には，併用禁忌となる組み合わせ以外にも薬物動態学的な知識に基づく判断が重要なポイントとなる．

近年，薬物相互作用の強度の予測に関しては，例えば体重，肝血流量，肝重量ひいては代謝酵素の含有量等に至るまで，個体内・個体間変動も加味して予測する理論について議論が進められているところである．そのなかでは，基質薬剤における薬物代謝酵素に対する代謝寄与率は数多くあるパラメーターの 1 つに過ぎず，これ以外のさまざまな要因と複雑に影響しあっているため，単純に代謝寄与率のみで薬物相互作用の強度を言及できるものではないことを付け加えておく．

文　献

1) https://www.niph.go.jp/soshiki/ekigaku/BeersCriteriaJapan.pdf
2) Saari TI et al: Effect of voriconazole on the pharmacokinetics and pharmacodynamics of zolpidem in healthy subjects. Br J Clin Pharmacol **63**: 116-120, 2007
3) Cysneiros RM et al: Pharmacokinetic and pharmacodynamic interactions between zolpidem and caffeine. Clin Pharmacol Ther **82**: 54-62, 2007

症例 14 頻脈でジギタリスを増量された 63 歳女性. ジギタリス中毒となり徐脈・失神で緊急入院

経 過 ▶▶▶

1 現病歴

朝 6 時頃, 座椅子で座っている状態で口角から泡, よだれを垂らしながら朦朧としているところを同居の長男が発見し救急要請. 顔色が悪く, 5 分ぐらい呼び掛けにも反応がなかった. 救急隊が到着した時には, 応答はできるようになっており, 胸部不快感を訴えていた. 血圧 80 台と血圧低値, 脈拍 40/分と徐脈であり, また心電図異常を認め, 急性冠症候群が疑われ緊急入院となった.

2 既往歴・その他

【既往歴】
- 頚椎症
- 5 年前：C 型肝炎のため他院でインターフェロン治療. 現在は近医に通院

【生活歴】
- 喫煙：20 本/日
- 飲酒：日本酒 1 合/日

【生活状況】
- 1 ヵ月前頃から嘔気, 食欲低下あり, 10 kg の体重減少があった. 前医で六君子湯を追加処方, また受診時に頻脈を認めたためジギタリスを 0.125 mg から 0.25 mg に増量されていた

3 処 方

❶ イコサペント酸エチル（エパデール）900 mg　1 回 1 包, 1 日 2 回　＜抗血栓薬＞
❷ ウルソデオキシコール酸（ウルソ）100 mg　1 回 2 錠, 1 日 2 回　＜胆汁酸利胆薬＞
❸ ネキシウム（エソメプラゾール）20 mg　1 日 1 回 1 カプセル, 朝　＜プロトンポンプ阻害薬（PPI）＞
❹ ジゴキシン（ジゴキシン）0.25 mg　1 日 1 回 1 錠, 朝　＜ジギタリス製剤＞
❺ ユニシア HD　1 日 1 回 1 錠, 朝
　［組成：カンデサルタン 8 mg ＜アンジオテンシン II 受容体拮抗薬（ARB）＞, アムロジピン 5 mg ＜Ca 拮抗薬＞］
❻ ブロマゼパム（レキソタン）5 mg　1 日 1 回 1 錠, 眠前　＜ベンゾジアゼピン系抗不安薬＞
❼ トリアゾラム（ハルシオン）0.25 mg　1 日 1 回 1 錠, 眠前　＜ベンゾジアゼピン系睡眠薬＞
❽ ロキソプロフェン（ロキソニン）60 mg　1 回 1 錠, 1 日 3 回　＜非ステロイド性抗炎症薬（NSAIDs）＞
❾ レバミピド（ムコスタ）100 mg　1 回 1 錠, 1 日 3 回　＜胃防御因子増強薬＞
❿ ラロキシフェン塩酸塩（エビスタ）60 mg　1 日 1 回 1 錠　＜骨・Ca 代謝薬＞

⓫ エルデカルシトール（エディロール）0.75μg　1日1回1カプセル，夕　＜活性型ビタミンD_3製剤＞

⓬ 六君子湯　3包分3，食前　＜漢方製剤＞

4 所見

【バイタル】
- BP（触診）：81/−mmHg, HR：40/min, RR：12/min, BT：36.7℃, SpO$_2$：95%, 意識：JCS I-1, GCS 15（E4V5M6）

【身体所見】
- 全身：身長153 cm, 体重39 kg
- 頭頸部：眼瞼結膜軽度貧血様，黄疸なし
- 肺：呼吸音清
- 心臓：心音Ⅰ→Ⅱ，心雑音なし
- 腹部：蠕動音正常．平坦・軟，圧痛なし
- 四肢：両側足背動脈触知良好，末梢チアノーゼなし
- 神経所見：脳神経Ⅱ〜Ⅻ，指鼻試験，回内回外試験，Barré徴候，いずれも正常．手指振戦なし

【検査所見】
- 心電図所見：HR 39, 整，P波を認めず，Ⅱ, Ⅲ, aVF, V2-6にST低下（図1）
- 胸部X線所見：両下肺野に軽度の肺うっ血（図2）
- 頭部CT所見：異常なし
- 頭部MRI所見：異常なし（図3）
- 血液・生化学：WBC 5,100/μL, RBC 269万/μL, Hb 10.2 g/dL, Ht 29.5%, MCV 109.7 fL, Plt 20.7万/μL. PT 12.2 sec, PT-INR 0.98, APTT 25.4 sec. TP 6.2 g/L, ALB 3.2 g/L, BUN 4 mg/dL, Cre 0.88 mg/dL, UA 6.8 mg/dL. Na 148 mEq/L, K 4.2 mEq/L, Cl 105 mEq/L, Ca 8.4 mg/dL. ALP 224 U/L, γ-GTP 84 U/L, AST 36 U/L, ALT 9 U/L, LDH 227 U/L, CPK 44 U/L, T-Bil 0.3 mg/dL, CRP 0.21 mg/dL. H-FABP（+），トロポ

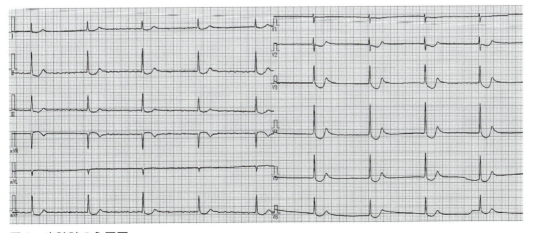

図1・来院時の心電図

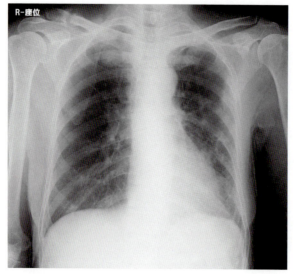

図2・胸部X線像

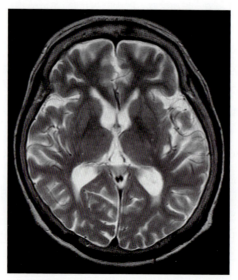

図3・頭部MRI

ニンT（−），RPR（−），TPHA（−），HBs抗原（−），HCV抗体（+）

診断・治療目標 ▶▶▶

　来院後，嘔気，胸部不快感を訴え，血圧低値，徐脈，心電図所見から急性冠症候群による洞不全症候群の可能性が疑われた．アトロピン1A静注後に脈拍60/分まで改善．緊急に一時ペースメーカーを挿入のうえ，冠動脈造影検査を施行したが，冠動脈に有意な狭窄を認めなかった．

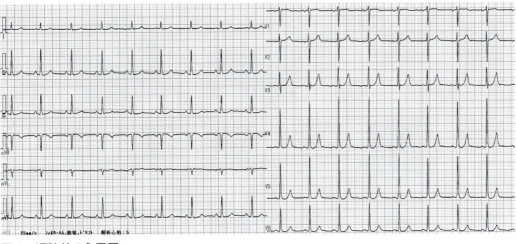

図4・退院前の心電図

　入院後,ジゴキシン血中濃度 4.1 ng/dL と高値であることが判明し,ジゴキシン中毒による症候性徐脈,失神(座椅子に座っていたため倒れず,すぐに意識が回復しなかった)と診断された.1ヵ月前からの食思不振,嘔気もジゴキシン中毒の症状であったものと考えられ,その後の食事摂取は良好であった.
　退院前の心電図を示す(図4).

処方の適正化 ▶▶▶

1 どのように処方変更したか

❶ ラベプラゾール(パリエット)10 mg　1日1回1錠,朝　＜PPI＞
❷ エナラプリルマレイン酸塩(レニベース)5 mg　1日1回1錠,朝　＜アンジオテンシン変換酵素(ACE)阻害薬＞
❸ アトルバスタチンカルシウム水和物(リピトール)10 mg　1日1回1錠,夕　＜脂質異常症治療薬＞

2 根　拠

a 臨床的根拠

　本症例では,何が最初のトリガーとなったのか明確にはいえないが,頚椎症に対して処方されていたロキソプロフェン定時投与によって腎血流低下をきたしてジゴキシン血中濃度の上昇に寄与し,さらにジゴキシンによる食思不振で脱水傾向となり,ジゴキシン血中濃度が上昇する悪循環となったものと推察される(図5).食欲がなくても薬はまじめに飲んでいたのも災いしたのだろう.結果的にジゴキシン中毒による症候性徐脈,失神を起こして救急搬送されるに至った.

b 使用ツールとその考え方

　本症例は,年齢的には高齢者とはいえないが,体重 39 kg と体が小さく,血清 Cre は

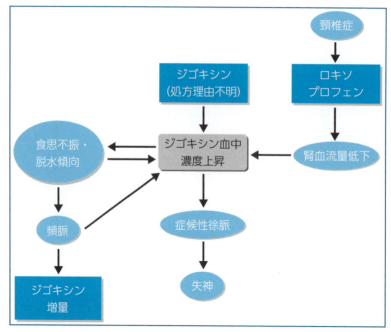

図5・本症例で考えられる薬剤カスケード

正常範囲内であるが，推定 CCr は Cockcroft-Gault 式で 40 mL/min（日本腎臓学会計算式による eGFR ではさらに下まわる）と，腎で代謝・排泄される薬剤投与にあたっては注意を要する状態であったといえる．

日本版 Beers 基準や STOPP 基準では，高齢者にはジゴキシン 0.125 mg/day を超える場合には腎クリアランスの低下により毒性発現の危険が高まるおそれがあり，避けるべきとしている[1,2]．本症例では心房細動や心不全の既往はなく，ジゴキシンが処方されていた目的も不明である．

薬剤師コラム：ジゴキシンの血中濃度に及ぼす影響因子

ジゴキシンの血中濃度測定は古くから行われており，一般には 2.0 ng/mL を上限として，これ以上の場合には中毒となるリスクが高まることから投与量の調節が必要とされている．特に腎機能障害が疑われるようなケースにおいては，ジゴキシンの腎排泄が低下していると考えられるため，十分な注意が必要である．

ジゴキシンの血中濃度変動にかかわる要因として，本症例のような「投与量の変更」や「体重の減少」は当然ながら，これ以外にも例えば吸収率（バイオアベイラビリティー：F）に関する部分ではジゴキシンの剤形（錠剤または散剤・液剤）が，またジゴキシンの体内消失（クリアランス：CL）に関する部分では「性別」，「スピロノラクトンの併用」，「年齢」，「腎機能」などが報告されている[3]．本文にも記載されている通り，本症例では，もともと腎機能が低かった（CCr：40 mL/min）ことに加え，NSAIDs であるロキソプロフェンの服用開始に伴う腎血流量の低下がジゴキシンの腎排泄遅延をきたし，これに伴いジゴキシン血中濃度の上昇に伴う中毒症状を呈したものと推測される．当然ながら，このジゴキシンの血中濃

度である 2.0 ng/mL はあくまでも目安として利用されている値であるため，個人差によって，これを超えると直ちに中毒症状を発症するわけではない点には注意が必要である．

一方で，ジゴキシンの血漿蛋白結合率は 25％と報告されている．ジゴキシンは，分布容積が大きく，またこの結合率もそれほど高くないため，ジゴキシンの体内動態を考える際には通常はほとんど問題とならない．しかしながら，1 ヵ月前から認められた急激な体重減少（10 kg）が本症例における低 Alb 血症（3.2 g/dL）の原因と仮定すると，血清 Alb 濃度の低下に伴うジゴキシンの遊離型薬物分率の上昇もジゴキシン中毒の原因となった可能性の 1 つとして視野に入れておくことも必要となるかもしれない．

本文にも記載されている通り，本症例がジゴキシン中毒に至った経緯や直接のトリガーとなった原因は不明とされている．日常診療下においても，今回のケースのように情報が十分に得られないこともしばしば経験されるため，医師の診断だけでなく，適切な薬学的判断を積極的に組み合わせることで，薬物療法の適正化を図ることが重要であろう．

文　献

1) https://www.niph.go.jp/soshiki/ekigaku/BeersCriteriaJapan.pdf
2) O'Mahony D et al: STOPP/START criteria for potentially inappropriate prescribing in older people: version 2. Age Ageing **44**: 213-218, 2015
3) ジゴキシンインタビューフォーム，中外製薬株式会社，2013 年 4 月改訂

症例 15

心臓肥大で加療中の91歳女性．訪問看護で著明な全身浮腫と低酸素を認め救急搬送

経過 ▶▶▶

1 現病歴

以前より心臓肥大といわれ，近医で定期的に通院加療されていた．

入院2ヵ月前頃よりむくみ，労作時の息切れが出現．1ヵ月前の前医受診の際にむくみを訴えたところ，利尿薬が開始された．その後息切れのため徐々に日常生活活動度（ADL）が低下し，訪問介護・訪問看護が導入された．

X月Y日，訪問看護の際，全身の著明な浮腫，SpO_2 80％台と低酸素を認め，前医に連絡．救急車で当院に搬送され，入院となった．

2 既往歴・その他

【既往歴】
- 高血圧
- 逆流性食道炎
- 心臓肥大
- 85歳：大腿骨頚部骨折手術

【生活歴】
- 喫煙：なし
- 飲酒：なし

【生活状況】
- 要支援2，杖歩行，屋外ではシルバーカーで歩行

3 処方

❶ ブロチゾラム（レンドルミン）0.25 mg　1日1回1錠　＜ベンゾジアゼピン系睡眠薬＞
❷ ジゴキシン（ジゴキシン）0.125 mg　1日1回1錠　＜ジギタリス配糖体製剤＞
❸ ニフェジピン（アダラートL）10 mg　1日1回1錠　＜持続性Ca拮抗薬＞
❹ ランソプラゾール（タケプロン）15 mg　1日1回1錠　＜プロトンポンプ阻害薬（PPI）＞
❺ フロセミド（ラシックス）20 mg　1日1回1錠　＜ループ利尿薬＞
❻ クエン酸第一鉄（フェロミア）50 mg　1日1回2錠　＜非イオン型鉄剤＞
❼ 酸化マグネシウム（マグミット）330 mg　1回1錠，1日3回　＜緩下薬＞
❽ ビフィズス菌（ビオフェルミン）12 mg　1回1錠，1日3回　＜ビフィズス菌整腸剤＞

4 所　見

【バイタル】
- BP：100/62 mmHg，P：63/min・整，RR：20/min，BT：36.0℃，SpO$_2$：97％（酸素マスク 5 L/min）

【身体所見】
- 頭頚部：眼瞼結膜軽度貧血様，眼球結膜黄染なし．頚部リンパ節腫大なし，頚静脈怒張・顔面浮腫を認める
- 胸部：心音 Ⅰ→Ⅱ，呼吸音で心雑音はっきりしない．呼吸音：呼吸浅い，吸気末にわずかにラ音
- 腹部：蠕動音正常，軟，圧痛なし
- 四肢：両下腿浮腫，両足背動脈触知良好

【検査所見】
- 血液生化学：WBC 5,500/μL，RBC 432/μL，Hb 8.9 g/dL，Ht 30.2％，MCV 69.9 fL，PLT 28.8万/μL．PT 16.6 sec，APTT 33.8 sec．TP 7.1 g/dL，ALB 3.6 g/dL，BUN 21 mg/dL，Cre 0.75 mg/dL，Na 131 mEq/L，K 4.3 mEq/L，Cl 90 mEq/L，AMY 50 U/L，ALP 357 U/L，γ-GTP 20 U/L，AST 26 U/L，ALT 24 U/L，LDH 262 U/L，CPK 58 U/L，T-Bil 0.8 mg/dL，T-Cho 124 mg/dL，TG 46 mg/dL，HDL 39 mg/dL，CRP 0.45 mg/dL，BS 122 mg/dL，HbA1c 5.7％，TIBC 418 μg/dL，UIBC 406 μg/dL，FE 10 μg/dL，フェリチン 17.3 ng/mL．トロポニンT（－），BNP 1,255.8 pg/mL，TSH 2.85 μU/mL，FreeT$_3$ 1.80 pg/mL，FreeT$_4$ 1.20 ng/dL
- ジゴキシン血中濃度：3.0 ng/mL
- 動脈血液ガス：pH 7.370，pCO$_2$ 55.7 mmHg，pO$_2$ 84.3 mmHg，HCO$_3$$^-$ 31.5 mmol/L
- 尿一般：SG 1.010，pH 5.0，蛋白（－），糖（－），ケトン体（－），潜血（－），ウロビリノーゲン（±），ビリルビン（－），白血球反応（－）
- 心電図所見：HR 55/min，心房細動，期外収縮多発（図1）
- 胸部X線所見：心拡大，肺うっ血を認める（図2）
- 心臓超音波所見：左心室の収縮能は正常範囲，壁運動異常は明らかでない，大動脈弁逆流・僧帽弁逆流中等度，下大静脈径 27 mm，呼吸性変動弱い

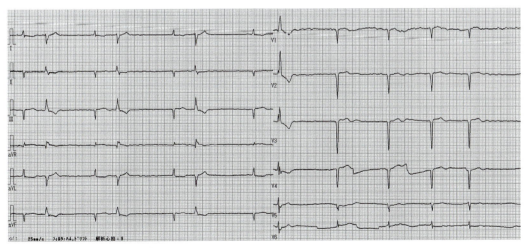

図1・心電図所見（入院時）

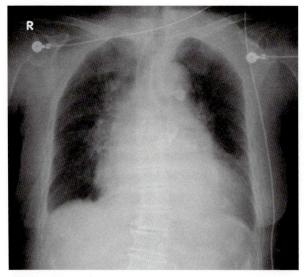

図2・胸部X線所見（入院時）

診断・治療目標 ▶▶▶

　全身性浮腫，呼吸不全で入院となり，精査でうっ血性心不全と診断された．ジゴキシン血中濃度3.0 ng/mLと高値であり，弁膜症による心機能低下に，ジギタリス中毒の病態が加わったものと考えられた．
　ジゴキシンを中止してフロセミド静注で体液コントロールを行い，数日の経過で呼吸状態は改善傾向となった（胸部X線：図3）．
　リハビリテーションを行い退院もみえてきた頃，震災が発生し入院加療の継続が困難となった．他院へ転院した後に自宅退院し，近医で加療が継続されていた．

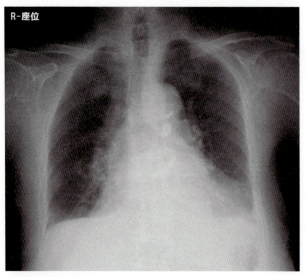

図3・胸部X線所見（入院後）

退院して1ヵ月半後，再び訪問看護の際に全身の浮腫，頸静脈怒張を認め，脈拍40〜50/minの徐脈，チェーンストークス呼吸の状態であり，当院へ救急搬送された．胸部X線で著明な肺うっ血，BNP 3,982 pg/mLと高値であり心不全の再燃と診断．原因として震災後に食事内容が偏って塩分過剰になったこと，またジゴキシン血中濃度3.3 ng/mLと高値であり，再びジギタリス中毒が病態に寄与したと考えられた．

前回入院と同様ジギタリスを中止してフロセミド静注，カルペリチド持続静注を行い，速やかに病状は改善に向かった．食事指導およびリハビリテーションの後，自宅退院となった．

処方の適正化 ▶▶▶

1 どのように処方変更したか

① バルサルタン（ディオバン）40 mg　1日1回1錠　＜選択的 AT_1 阻害薬＞
② ランソプラゾール（タケプロン）15 mg　1日1回1錠　＜PPI＞
③ フロセミド（ラシックス）20 mg　1日1回1錠　＜ループ利尿薬＞
④ 酸化マグネシウム（マグミット）330 mg　1回1錠，1日3回　＜緩下薬＞
⑤ クエン酸第一鉄（フェロミア）50 mg　1日1回2錠　＜非イオン型鉄剤＞
⑥ ブロチゾラム（レンドルミン）0.25 mg　1日1回1錠　＜ベンゾジアゼピン系睡眠薬＞

2 根　拠

a 臨床的根拠

ジギタリスは，心房細動や心房粗動による頻脈，心不全などの治療に広く用いられているが，血中濃度の安全域が狭く使用に注意が必要である．ジギタリス中毒に至ると，心不全の増悪や房室伝導障害，期外収縮の他，消化器症状や神経症状などの症状がみられる．腎機能が低下した患者では血中濃度が上昇しやすく，また従来は有効血中濃度0.5〜2 ng/mLとされていたが，高齢者ではその範囲でも中毒を起こしうるとの報告もある．

本症例はジゴキシン血中濃度3.0 ng/mLと高値であり，心不全の増悪にジギタリス中毒が寄与したものと考えられた．

一方，この例ではいったんは病状が軽快して自宅退院となった後にジゴキシンが再開されてしまい，再度心不全が増悪して入院となってしまった．病院が被災して避難するように転院しそのまま自宅退院となったが，その際に診療情報の伝達がうまくいかなかったことも再入院に寄与してしまったといえる．

また，鉄欠乏性貧血に対して前医から鉄剤を投与されていたが，PPIが胃酸を抑制して鉄の吸収を減少させるため，一般的に併用は望ましくない．消化管や婦人科疾患など貧血の原因精査が行われていたか不明であるが，鉄剤を投与しても貧血が改善せず，心不全を増悪させた可能性がある．

本症例で考えられる薬剤カスケードを図4に示す．

b 使用ツールとその考え方

日本版Beers基準やSTOPP基準では，高齢者に対してジゴキシン0.125 mg/dayを超える処方は潜在的に不適切としている[1, 2]．また，心房細動患者へジゴキシンを処方し

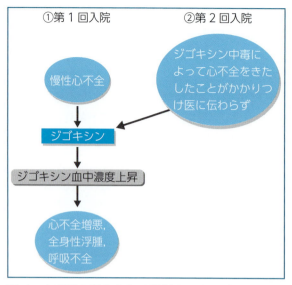

図4・本症例で考えられる薬剤カスケード

た場合に死亡リスクが増加したとの報告もあり，ジゴキシンは使用に際して熟達を要する薬剤といっても過言ではなく，リスク・ベネフィットを勘案すれば処方する場面は限定的であろう．

　本症例では震災という特殊な状況があったとはいえ，医療機関同士の連携エラーが患者の不利益につながってしまった．『高齢者の安全な薬物療法ガイドライン2015』では，「お薬手帳」に処方変更の理由や病名，検査値などを記入すると，調剤や疑義照会，薬局での指導に役立つ，処方情報を共有するツールになるとしている．災害時など通常の仕組みが正常に機能していない場合には特に，患者本人に付帯するこういったツールを有効活用したい．

薬剤師コラム：心房細動や心不全に対するジゴキシンの使用について

　本文中にもあるように，ジゴキシンは心房細動（atrial fibrillation：AF）の rate control 目的で，特に心不全合併例に関して用いられることがある．しかし，ジゴキシンの AF に対する使用に関するエビデンスとしては，近年は否定的な報告が多かった[3-5]．しかし昨年 Ziff らにより報告された，ジゴキシンの安全性と効果に関する400万人対象のシステマティックレビューおよびメタ解析で，ジゴキシンは RCT においては死亡率において対照群と同等の効果で，すべての研究タイプで入院率の減少と関連があることが報告されている[6]．この研究では，バイアスが高い報告ほどジゴキシンによる死亡率の上昇と強い関連があることが示されている．つまり，ジゴキシンはすでに AF や心不全の first-line の治療選択肢ではなく，初期治療に抵抗性であった患者にしばしば処方されるため，観察研究ではジゴキシン投与群とコントロール群の患者背景（糖尿病の有無，利尿薬投与，抗不整脈投与など）に大きな違いがあり，これがジゴキシンによる死亡率上昇につながっている可能性を指摘している．この研究のまとめの図を示す（図5）．この報告からわかるように，AF に対するジゴキ

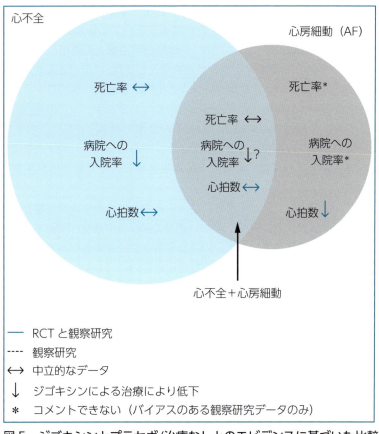

図5・ジゴキシンとプラセボ/治療なしとのエビデンスに基づいた比較
（文献4）を基に作成）

シンの使用は必ずしもすべてが"悪"ではなく，適切に使用すれば患者が享受するメリットはあるものと考えられる．

　では，ジゴキシンを適切に使用するにあたって注意すべき点はどのような点であろうか？まず，AFのrate controlの薬剤の選択肢として，2013年の日本循環器学会の『心房細動ガイドライン』[7]および2014年のAHA/ACC/HRSのAFのGuideline[8]では，β遮断薬およびベラパミル，ジルチアゼムといった非ジヒドロピリジン系Ca拮抗薬が第一選択薬として挙げられている．このうちベラパミルおよびジルチアゼムについては，陰性変力作用を有するため血圧低下に注意が必要であり，非代償性の心不全合併例への投与は推奨されない[7,8]．このような心不全合併例や血圧低下例でベラパミルやジルチアゼムが使用しにくい場合，ジゴキシンは選択肢となる．ただしWPW症候群のように副伝導路を有する例では，ジギタリス，非ジヒドロピリジン系Ca拮抗薬，β遮断薬ともに副伝導路の伝導を促進させる可能性があり，使用しない[7]．またジゴキシンは安静時の心拍数を減少させるが，運動時の心拍数減少効果は認められないため，運動時の心拍数調節にはβ遮断薬などの併用を考慮する必要がある[7]．ジゴキシンの血中濃度の至適域として，添付文書などでは0.8〜2 ng/mLとされているが，Ziffらの報告では0.5〜0.9 ng/mLが予後の改善と関連し，より高い血中濃度は死亡率の上昇と関連していたことが示されている[6]．心不全に対するジゴキシンの効果を検証したDIG trialのサブ解析でも，ジゴキシンの血中濃度0.5〜0.8 ng/mLで予後の改善がみられたことが報告されており[9]，ジゴキシン使用時は血中濃度の過度な上昇に注意が

必要である．ジゴキシンは大部分が未変化体で尿中排泄されるため，腎機能低下時には血中濃度が上昇する．またジゴキシンは腎のP糖蛋白を介する尿細管分泌により尿中に排泄されるが，P糖蛋白への親和性が弱いため，P糖蛋白阻害薬との併用により血中濃度が上昇しやすい．ジゴキシンの血中濃度を上昇させる薬剤としては，ベラパミルやジルチアゼムといったCa拮抗薬や，キニジン，アミオダロンなどの抗不整脈薬，スピロノラクトン，イトラコナゾール，マクロライド系薬などがある．その他にもジゴキシンとの相互作用を有する薬剤は非常に多いため，相互作用の確認はもちろん必須である．さらに，低K血症や高カルシウム血症，低マグネシウム血症によりジゴキシン中毒は誘発されやすくなる．特にサイアザイド系利尿薬，ループ利尿薬，炭酸脱水酵素阻害薬などのK排泄性利尿薬との併用は注意が必要である．

このように，ジゴキシンはどの患者に使用するかという点でまず注意が必要であり，さらに血中濃度の至適域が非常に狭く，種々の要因により血中濃度が変動する点に留意する必要がある．医師と薬剤師が連携して上記の注意事項をクリアすることで，ジゴキシン投与により患者が得られるメリットは最大化するかもしれない．

文 献

1) https://www.niph.go.jp/soshiki/ekigaku/BeersCriteriaJapan.pdf
2) O'Mahony D et al: STOPP/START criteria for potentially inappropriate prescribing in older people: version 2. Age Ageing **44**: 213-218, 2015
3) Whitbeck MG et al: Increased mortality among patients taking digoxin – analysis from the AFFIRM study. Eur Heart J **34**: 1481-1488, 2013
4) Turakhia MP et al: Increased mortality associated with digoxin in contemporary patients with atrial fibrillation: findings from the TREAT-AF study. J Am Coll Cardiol **64**: 660-668, 2014
5) Vamos M et al: Digoxin-associated mortality: a systematic review and meta-analysis of the literature. Eur Heart J **36**: 1831-1838, 2015
6) Ziff OJ et al: Safety and efficacy of digoxin: systematic review and meta-analysis of observational and controlled trial data. BMJ **351**: h4451, 2015
7) 日本循環器学会：心房細動治療（薬物）ガイドライン（2013年改訂版）
8) January CT et al; ACC/AHA Task Force Members: 2014 AHA/ACC/HRS Guideline for the Management of Patients With Atrial Fibrillation. Circulation **130**: 2071-2104, 2014
9) Rathore SS et al: Association of serum digoxin concentration and outcomes in patients with heart failure. JAMA **289**: 871-878, 2003

症例 16	高血圧の既往，1ヵ月前に転倒し左大腿部骨折がみつかった85歳女性．大腿骨頭置換術後に呼吸困難，慢性心房細動が出現．循環器科にコンサルトされ，加療後に循環呼吸状態は落ち着いたが発熱と食欲不振が出現した

経 過 ▶▶▶

1 現病歴

　高血圧にて近医にて通院加療であったが，1ヵ月前に転倒による左大腿骨頚部骨折にて入院となり大腿骨頭置換術が施行された．術後翌日から呼吸困難，微熱および意識レベルの低下が出現．病歴，身体所見および画像所見から骨折に伴う脂肪塞栓と診断され，厳重な保存的治療がなされた．その際に発作性心房細動がみられ，循環器科医師によりⅠa群の抗不整脈薬ジソピラミド投与および抗凝固治療が開始された．その後に尿閉が出現したためコリン作動薬が追加処方された．尿路感染症に伴う発熱がみられ抗菌薬投与中．加えて悪心・嘔吐，下痢および食欲不振が出現し，制吐薬・整腸薬の内服やプロトンポンプ阻害薬（PPI）投与を行ったが，改善がみられないため内科へコンサルトとなった．

2 既往歴・その他

【既往歴】
- 高血圧，骨粗鬆症
- 1ヵ月前：転倒による左大腿骨頚部骨折にて大腿骨頭置換術

【生活状況】
- 入院前は高齢だが自立し独居

3 処 方

【入院前】

❶ エナラプリルマレイン酸塩 2.5 mg 錠　1回1錠，1日2回　＜アンジオテンシン変換酵素（ACE）阻害薬＞
❷ ユビデカレノン 10 mg 錠　1回2錠，1日2回　＜強心薬＞
❸ ビタメジン配合カプセル 25 mg カプセル　1回1カプセル，1日2回　＜ビタミン B_1, B_6, B_{12} 製剤＞
❹ シナール配合顆粒 1g 包　1回1包，1日2回　＜ビタミンC製剤＞
❺ トコフェロールニコチン酸 100 mg カプセル　1回1カプセル，1日2回　＜ニコチン酸，ビタミンE製剤＞

❻ アルファカルシドールカプセル 0.5μg カプセル　1回1カプセル，1日1回　<活性型ビタミンD₃製剤>
❼ アレンドロン酸 35mg 錠　1回1錠，1週間1回　<ビスホスホネート製剤>

【術後の脂肪塞栓および発作性心房細動後】
　　以下の順で追加処方された．

❽ アスピリン 100mg 錠　1回1錠，1日1回　<抗血小板薬>
❾ ジソピラミド 100mg 錠　1回1錠，1日3回　<Ⅰa群抗不整脈薬>
❿ カルベジロール 2.5mg 錠　1回1錠，1日2回　<β遮断薬>
⓫ ジスチグミン 5mg 錠　1回1錠，1日3回　<コリンエステラーゼ阻害薬>
⓬ ランソプラゾール 15mg 錠　1回1錠，1日1回　<プロトンポンプ阻害薬（PPI）>
⓭ ビオフェルミン散 1g 包　1回1包，1日2回　<乳酸菌整腸剤>

4 所　見

【コンサルト時バイタル】
- BP：120/60 mmHg，HR：110（整），RR：24/min，BT：38.5℃

【身体所見】
- 肺：呼吸音清，左右差なし
- 心臓：心音整，S1 → S2 → S3（−），S4（−）
- 腹部：軽度膨満，腸蠕動音はやや亢進，肝脾腫なし
- 四肢・皮膚：浮腫なし，皮疹なし
- 神経所見：明らかな巣症状はみられない

【検査所見】
- 胸部X線所見：明らかな肺炎像なし，心拡大なし
- 心電図所見：洞性頻脈
- コンサルト時の血液・尿検査所見：[生化学検査] Na 135 mEq/L, K 3.5 mEq/L, Cl 101 mEq/L, BUN 30 mg/dL, Cre 0.5 mg/dL, AST 23 IU/L, ALT 19 IU/L, LDH 267 IU/L, ALP 271 IU/L, 血糖 94 mg/dL, CRP 14.8 mg/dL. [血算] WBC 16,700/μL, RBC 405万/μL, Hb 12.7 g/dL, Hct 37.8％, MCV 93 fL, Plt 6.0万/μL. [凝固系] Fib 516 mg/dL, APTT 26.1 sec, PT-INR 1.13. [一般尿検査] pH 5.5, 比重 1.016, 糖（−），蛋白（1＋），潜血（2＋），ビリルビン（−），ウロビリノーゲン（±），RBC 30〜40/hpf, WBC 30〜49/hpf

診断・治療目標 ▶ ▶ ▶

　　整形外科からコンサルト後に身体診察や画像検査および血液・尿検査検査を施行．身体所見からは軽度の腹部膨満がみられ，腹部超音波検査では排尿障害が疑われた．発熱の原因は複雑性尿路感染症と最初は診断した．元来，本症例は尿閉所見なく術後に同所見がみられていることから，不完全尿閉の原因は体位性や薬剤性などを疑った．すでに主治医はジソピラミドの抗コリン作用による排尿障害と考え，それの対症療法としてジスチグミン

を追加投与していた．

　尿路感染症に対してはセフェム系抗菌薬が投与されていた．抗菌薬は継続して，尿培養および血液培養の結果をみながら抗菌薬の調整を行った．排尿障害の原因は主治医が考えているようにⅠa群の抗不整脈薬によるという考えに同意し，現在は発作性心房細動も起こっていないことから，まず同薬剤の中止と患者の間欠導尿を行うようにアドバイスした．さらに，食欲低下，悪心・嘔吐や下痢の原因として尿閉に対して処方されたジスチグミンによるコリン作動性の副作用の可能性も指摘し，同薬剤の中止を提言した．

　尿路感染症は抗菌薬投与にて軽快し，消化器疾患の精査では器質的疾患はみられなかった．上述した薬剤調製後に消化器症状は消失し，食欲も改善した．退院時には自尿が可能となり間欠導尿も中止することができた．さらに入院前からの処方薬も多いため，必要性の低い薬剤の整理も行った．

処方の適正化 ▶▶▶

1 どのように処方変更したか

❶ エナラプリルマレイン酸塩 2.5 mg 錠　1回1錠，1日2回　＜ACE阻害薬＞
❷ カルベジロール 2.5 mg 錠　1回1錠，1日2回　＜β遮断薬＞
❸ アルファカルシドールカプセル 0.5 μg カプセル　1回1カプセル，1日1回　＜活性型ビタミンD₃製剤＞
❹ アレンドロン酸 35 mg 錠　1回1錠，1週間1回　＜ビスホスホネート製剤＞
❺ ランソプラゾール 15 mg 錠　1回1錠，1日1回　＜PPI＞

2 根　拠

a 臨床的根拠

　Ⅰa群抗不整脈薬の投与による抗コリン作用による排尿障害．それによる複雑性尿路感染症の発症．排尿障害に対して原因薬剤の中止という選択がなされたのではなく，排尿障害改善のためにコリン作動性薬剤であるジスチグミンの過量な投与が行われ，その副作用の消化器症状が出現したと考えられた．本症例では入院後に起こった薬剤有害反応に対して，薬物による対症療法を行うという薬剤カスケードにより，患者の状態が悪化していったと考えられた．最初に処方された薬剤に固執することのないように，不必要な薬剤や副作用の強く表れた薬剤は中止することも必要である．

　抗コリン作用の強い薬剤を表1に分類した．抗コリン作用性副作用には消化器系，泌尿器系，心血管系，精神症状に分けられ，表2にその主な症状を示す．また，低活動性膀胱に使用されるコリン作動性薬剤には，主にジスチグミン（ウブレチド）とベタネコール（ベサコリン）がある．

　コリン作動性薬剤の副作用としては，呼吸困難とショック状態をきたして死に至る可能性のあるコリン作動性クリーゼが有名である．その前駆症状としてのコリン作動性症状として嘔吐，腹痛，下痢，流涎，流涙，発汗，徐脈，喘鳴・喀痰増加などがある．これの覚え方として，表3に示すようにSLUDGEやDUMBELSの語呂を利用するとよい．本症例

表1・抗コリン作用の強い薬剤

系統	主な薬剤（主な商品名）
抗不整脈薬	ジソピラミド（リスモダン）などＩa群
抗うつ薬	三環系抗うつ薬：アミトリプチリン塩酸塩（トリプタノール），イミプラミン塩酸塩（トフラニール），クロミプラミン塩酸塩（アナフラニール），ノルトリプチリン塩酸塩（ノリトレン），アモキサピン（アモキサン）など 四環系抗うつ薬：ミアンセリン塩酸塩（テトラミド），マプロチリン塩酸塩（ルジオミール）など
抗精神病薬	フェノチアジン系：クロルプロマジン塩酸塩（コントミン，ウインタミン），レボメプロマジンマレイン酸塩（レボトミン，ヒルナミン）など ブチロフェノン系：ハロペリドール（セレネース，リントン），ブロムペリドール（インプロメン）など
抗ヒスタミン薬	クロルフェニラミンマレイン酸塩（アレルギン），クロルフェニラミンマレイン酸塩（ポララミン），ジフェンヒドラミン塩酸塩（レスタミン），ヒドロキシジン塩酸塩（アタラックス），シプロヘプタジン塩酸塩水和物（ペリアクチン）など第一世代抗ヒスタミン薬
鎮痙薬	ブチルスコポラミン臭化物（ブスコパン），ブトロピウム臭化物（コリオパン）など
骨格筋弛緩薬	メトカルバモール（ロバキシン），チザニジン（テルネリン）など
抗パーキンソン病薬	トリヘキシフェニジル塩酸塩（アーテン），ビペリデン（アキネトン）など
頻尿・尿失禁治療薬	オキシブチニン塩酸塩（ポラキス），プロピベリン塩酸塩（バップフォー），フェソテロジンフマル酸塩（トビエース），フラボキサート塩酸塩（ブラダロン），コハク酸ソリフェナシン（ベシケア），トルテロジン（デトルシトール）など

（文献1）を改変

表2・主な抗コリン作用性副作用

消化器系	口渇，腸管蠕動低下，便秘
泌尿器系	排尿障害，尿閉
心血管系	頻脈
精神症状	幻覚，集中力低下，無気力，焦燥感，眠気

でもジスチグミン投与後から嘔吐，下痢，食欲不振が生じ，このコリン作動性副作用がみられていたと思われる．

本症例で考えられる薬剤カスケードを図1に示す．

b 使用ツールとその考え方

Beers基準や日本老年医学会の『高齢者の安全な薬物療法ガイドライン』では，抗コリン作用の強い薬剤として抗うつ薬（主に三環系抗うつ薬や四環系抗うつ薬）や抗精神病薬などの精神神経用薬，抗ヒスタミン薬，頻尿・尿失禁治療薬だけではなく，その他に本症例でも抗コリン作用を示したIa群の抗不整脈薬，鎮痙薬（抗ムスカリン作用），骨格筋弛緩薬，抗パーキンソン薬が検討されている[1-3]．

また，コリン作動薬も前述したように非常に危険な副作用を呈する．ジスチグミンの添付文書でも「医師の厳重な監督下のもとに通常成人1日5mgから投与開始し，患者の状態を観察しながら症状により適宜増減すること」と記載され（現在では「1日5mg」が

表3・主なコリン作動性副作用

S：salivation/sweating（流涎/発汗）
L：lacrimation（流涙）
U：urination（多尿）
D：diarrhea（下痢）
G：GI（gastrointestinal upset, diarrhea）（胃腸症状，下痢）
E：emesis（嘔吐）

D：diarrhea（下痢）
U：urination（多尿）
M：miosis/muscle weakness（縮瞳/筋力低下）
B：bronchorrhea（気管支漏：大量の喀痰）
E：emesis（嘔吐）
L：lacrimation（流涙）
S：salivation/sweating（流涎/発汗）

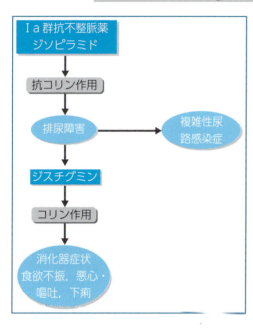

図1・本症例で考えられる薬剤カスケード

上限），コリン作動性クリーゼに関しても言及されている．

C 臨床薬理学的には：抗コリン作用の強い薬剤による排尿障害

　排尿障害は前立腺肥大や尿道狭窄による下部尿道の器質的障害がすぐに浮かぶが，そのほかに膀胱の排尿筋収縮力の低下に伴う病態も考えられる．この排尿筋収縮力低下による排尿障害の原因には，糖尿病やビタミンB群欠乏などの代謝性疾患に伴う多発性末梢神経障害，外傷や腰仙椎の疾患に関連する馬尾神経障害がある．これらの疾患以外に抗コリン作用の強い薬剤の副作用による排尿筋収縮力低下も忘れてはならない．抗コリン作用のある薬剤は多岐にわたり（表1），特に高齢者においてはその作用のある薬剤をなるべく使用しない，使用する場合でも抗コリン性副作用が出現しないか観察しながら慎重に投与することが望ましい．

抗コリン作用に伴う排尿障害に対して，コリン作動薬使用による症状緩和を試みてはならない．さらに，薬剤の副作用（本例では排尿障害）を新たな疾患の症状と誤診し，さらに新規薬剤が追加処方（本例ではジスチグミン投与）されるという薬剤カスケードによりポリファーマシーとなっていく．処方薬剤の効果や副作用を知ることで，その有害事象を減らすことができる[4]．

薬剤師コラム：ジスチグミン臭化物錠の添付文書改訂時の薬剤師の活動例

2010年3月のジスチグミン臭化物錠の用法用量変更，および警告追記に関する添付文書改訂情報は，東京大学医学部附属病院においても特に重要な情報であると考えられた．

ジスチグミン臭化物錠はコリンエステラーゼ阻害薬であり，排尿困難および重症筋無力症の治療薬として1968年に発売されている．2000年頃から重篤なコリン作動性クリーゼの注意喚起がなされていたが，死亡に至るような重篤な症例の報告が減らないため，安全対策として，排尿困難での用法用量が従来の1日5～10 mgから1日5 mgに変更となり，重篤なコリン作動性クリーゼに関する警告が新設された．40年以上前に発売された薬剤が安全性対策から用法用量が変更となり，警告が新設されることは異例といえよう．当院での不適正な使用が多かったわけでなく，重大なコリン作動性クリーゼの副作用も過去に起きていたわけではないが，医療機関の性質上，1日5 mgを超える使用例が多いことは把握していた．また，複数の診療科から処方されており，処方医も多数であった．この添付文書改訂内容は安全性対策の面からの警告および用法用量であり，基本的には遵守が求められる内容である．したがって，今後はこの改訂内容を知らずに1日5 mgを超えて処方されることは避けなければならないことになる．そこで，東京大学医学部附属病院では迅速に対応し，院内周知を徹底した．添付文書改訂前には約2/3の患者が1日5 mgを超える用量で処方されていたが，添付文書改訂3ヵ月後には1日5 mgで超える用量で処方されていた患者の約80％は5 mg以下まで減量あるは中止となった．なお，5 mgを超える用量で継続している患者が若干残っているが，これらは添付文書改訂内容については承知しているが医療上やむを得ず処方していることを確認済みである．また，病棟担当薬剤師が入院患者の持参薬確認時にジスチグミン臭化物錠を1日10 mg服用していることを把握し，担当医に情報提供して5 mgに減量した事例もあった．

本事例のように，施設での医薬品の使用状況を把握し，その状況に鑑みて重要な情報を判断し，電子メールの送信や診療端末への掲載，情報紙の配布・掲示，病棟薬剤師からの情報提供，調剤室からの疑義照会，院内会議での情報提供など，多面的な情報提供を速やかに行うことにより院内周知を徹底することが重要であると考える．

文献

1) American Geriatrics Society 2012 Beers Criteria Update Expert Panel: American Geriatrics Society updated Beers Criteria for potentially inappropriate medication use in older adults. J Am Geriatr Soc **60**: 616-631, 2012
2) 日本老年医学会：高齢者の安全な薬物療法ガイドライン2015，メジカルビュー社，東京，2015
3) 荒木勇雄ほか：低活動性膀胱．治療 **88**: 417-423, 2006
4) Hajjar ER et al: Polypharmacy in Elderly Patients. Am J Geriatr Pharmacother **5**: 345-351, 2007

抗不整脈薬・β遮断薬を処方された肝硬変の45歳男性．徐脈・急性腎不全・無尿となる

経過

1 現病歴

X年9月に胃腸炎で他院に入院した際，不整脈（詳細不明）を指摘されシベンゾリンが処方された．10月に頻脈性不整脈で当院へ入院となり，1：1伝導の心房粗動と診断された．ビソプロロール，ベラパミルが処方されて頻脈は落ち着き，カテーテルアブレーション治療（心筋焼灼術）目的に他院への紹介受診が予定され退院となった．退院の翌々日，尿がほとんど出ない，嘔気，立ちくらみ，呼吸困難感が出現し救急外来を受診．血圧70台と低値であり，緊急入院となった．

2 既往歴・その他

【既往歴】
- 5歳時に先天性心疾患で手術
- 慢性C型肝炎，肝硬変
- 胸郭形成術後

【生活歴】
- 喫煙：10本×25年（9月の入院以降は禁煙）
- 飲酒：休みの日に焼酎1杯（9月の入院以降は禁酒）

【生活状況】
- 体調不良が続いたのを機に仕事を辞めた

3 処方

① トラセミド（ルプラック）4 mg　1日1回1錠　<ループ利尿薬>
② ニザチジン（アシノン）150 mg　1回1錠，1日2回　<H₂受容体拮抗薬>
③ レバミピド（ムコスタ）100 mg　1回1錠，1日3回　<胃粘膜防御因子増強薬>
④ アンブロキソール塩酸塩（ムコソルバン）15 mg　1回1錠，1日3回　<気道潤滑薬>
⑤ リーバクト配合顆粒　1回1包，1日3回　<分岐鎖アミノ酸製剤>
　［組成：L-イソロイシン，L-ロイシン，L-バリン］
⑥ スピロノラクトン（アルダクトンA）25 mg　1回1錠，1日2回　<カリウム保持性利尿薬>
⑦ シベンゾリンコハク酸塩（シベノール）100 mg　1回1錠，1日3回　<抗不整脈薬>
⑧ ベラパミル塩酸塩（ワソラン）40 mg　1回1錠，1日3回　<抗不整脈薬>
⑨ ビソプロロールフマル酸塩（メインテート）2.5 mg　1日1回1錠　<β遮断薬>

4 所　見

【バイタル】
- BP：70/40 mmHg，HR：54/min，RR：16/min，BT：36.7℃，SpO$_2$：95 %，意識：JCS I-1

【身体所見】
- 頭頸部：眼瞼結膜貧血なし，眼球結膜軽度黄染．頸静脈軽度怒張．頸部リンパ節腫大なし，甲状腺腫大なし，圧痛なし
- 胸部：呼吸音清，心音整，Ⅰ→Ⅱ，心雑音なし
- 腹部：軽度膨満，軟，右季肋部〜心窩部に軽度圧痛あり
- 四肢：下腿わずかに浮腫あり

【検査所見】
- 胸部X線所見：心拡大あり（CTR 77％），両側肺門部に軽度のバタフライ陰影を認める（図1）
- 心電図所見：HR 51/min．心房細動，V3-6にT波陰転化（前回退院時と著変なし）（図2）

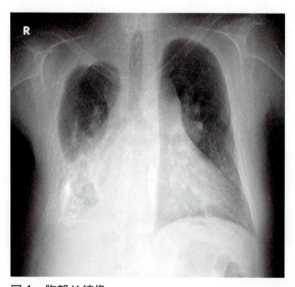

図1・胸部X線像

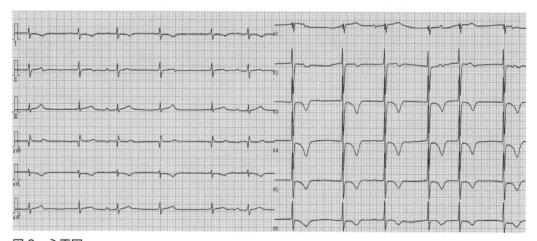

図2・心電図

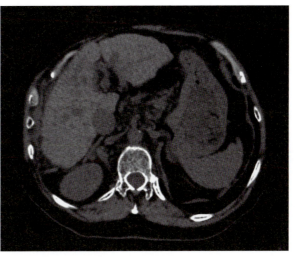

図3・腹部 CT 所見

- 心臓超音波所見：EF 50％．局所壁運動異常なし
- 腹部 CT 所見：肝萎縮・辺縁鈍化あり肝硬変の像，膀胱は虚脱，Douglas 窩にわずかに腹水を認める（図3），下大静脈径 27 mm
- [血液生化学所見] WBC 5,800/μL, Hb 9.3 g/dL, Plt 8.4 万/μL, TP 7.0 g/dL, ALB 3.4 g/dL, BUN 63 mg/dL, Cre 6.11 mg/dL, UA 9.8 mg/dL, Na 125 mEq/L, K 4.7 mEq/L, Cl 93 mEq/L, ALP 230 U/L, γ-GTP 32 U/L, AST 28 U/L, ALT 31 U/L, LDH 140 U/L, CPK 25 U/L, T-Bil 2.5 mg/dL, T-Cho 111 mg/dL, CRP 0.57 mg/dL, BS 116 mg/dL, PT 18.5 sec, PT-INR 1.6, PT% 46.3％, APTT 45.0 sec, BNP 651 pg/mL．[動脈血液ガス分析] pH 7.376, pCO$_2$ 31.8 mmHg, pO$_2$ 75.7 mmHg, HCO$_3^-$ 18.2 mL/L, BE −6.2 mEq/L．[尿一般] SG 1.034, pH 5.5, 蛋白（＋），糖（−），ケトン体（−），潜血（3＋），ウロビリノーゲン（±），ビリルビン（−），亜硝酸塩（−），白血球反応（3＋）．[尿沈渣] WBC 50〜99/F, RBC 20〜29/F．[尿電解質] Na 65 mEq/L, K 15.5 mEq/L, Cl 71 mEq/L, Cre 42 mg/dL, UN 152 mg/dL, 浸透圧 241 mOsm/kg・H$_2$O

診断・治療 ▶▶▶

　膀胱は虚脱しており，尿閉ではなく無尿であった．尿所見からは FEUN 30％と腎前性腎不全が疑われる所見であった．

　肝硬変のため，肝代謝を受けて排泄される薬剤であるベラパミルの血中濃度が上昇して血圧低下，徐脈を呈し，腎血流低下から腎前性腎不全，無尿を呈したものと推察された．

　ベラパミル，ビソプロロールを中止，ノルアドレナリン，アトロピン・グルカゴン，ドブタミンを開始して血圧管理を試みたが反応はいまひとつであった．トルバプタン 15 mg 内服，フロセミド 100 mg 静注したが尿量は得られず，フロセミド持続静注を開始．その後に Cre，K が上昇傾向となったため炭酸水素ナトリウムを静注，グルコース・インスリ

ン療法を併用した．

その翌日の未明より血圧 100 前後と上昇傾向となり，尿量も得られるようになった．カテコラミンを減量・中止しても血圧が保たれるようになった．

退院前には体重 4.9 kg 減少，Cre 0.55 mg/dL まで腎機能は改善した．

また，抗凝固薬アピキサバン（エリキュース）を開始した．カテーテルアブレーション治療目的に他院へ紹介された．

処方の適正化

1 どのように処方変更したか

❶ ラクツロース（モニラック）　30 mL 分 3　＜高アンモニア血症用薬＞
❷ アピキサバン（エリキュース）2.5 mg　1 回 1 錠，1 日 2 回　＜抗血栓薬＞

2 根　拠

a 臨床的根拠

もともと慢性 C 型肝炎による肝硬変で肝機能が低下していたため，肝代謝の薬剤であるベラパミルの作用が増強し，心抑制・徐脈をきたしたものと考えられる．さらに，心抑制のため腎血流低下から腎機能が低下し，腎で代謝されるビソプロロールの作用も増強して徐脈に拍車をかける悪循環に陥った．添付文書にはビソプロロールとベラパミルとの併用で徐脈などが生じる可能性があり，併用注意とされている．その結果，Cre 6 mg/dL の急性腎不全，無尿，体液貯留によるうっ血性心不全・呼吸不全に至ったものであろうと推察された．

幸い，利尿薬や昇圧薬による支持療法で体液コントロールが得られ，腎機能ももとのレベルまで改善した．

本症例で考えられる薬剤カスケードを図 4 に示す．

b 使用ツールとその考え方

本症例は高齢者ではないが，肝硬変によって肝代謝能が低下しており，薬剤投与には細心の注意が必要な状態である．肝機能や腎機能が低下している高齢者の薬剤投与について注意喚起を行っている日本版 Beers 基準[1]では，ベラパミルは高齢者では使用を避けるべき薬剤にリストされている．また，STOPP 基準[2]では，ベラパミルと β 遮断薬の併用は潜在的に不適切な処方とされている．

一方，『高齢者の安全な薬物療法ガイドライン 2015』[3]では，$β_1$ 受容体に選択性の高い β 遮断薬であるビソプロロールは高齢者の心不全に対しても予後の改善効果があって一般には安全とされており，高齢者医療に関する医療者として使用に熟達すべき薬剤であるといえる．

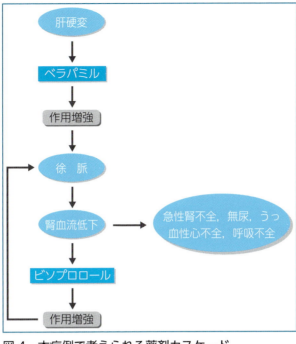

図4 • 本症例で考えられる薬剤カスケード

💊 薬剤師的には：ベラパミルとβ遮断薬の併用

　ポリファーマシーに介入するにあたっては，まずはそれぞれの薬剤が処方された背景と処方意図を理解する必要がある．本症例では1：1伝導の心房粗動を根本的に治療するためにカテーテルアブレーションが予定されていたが，それまでの頻脈をコントロールする目的で使用されていたビソプロロールとベラパミルの副作用として，血圧低下，徐脈が出現し，腎前性腎不全に至ったものと考えられる．

　ベラパミルはVaughan Williams分類ではⅣ群に分類されるCaチャネル遮断薬である．活動電位第2相の内向きCa電流を抑制するため，活動電位の形成にCa電流が強く関与している洞結節や房室結節の伝導も抑制する．一方で陰性変力作用を有するため，血圧低下や脈拍低下など過剰な心抑制の出現に注意が必要である[4]．本文中にもあるように，ベラパミルおよびジルチアゼムとβ遮断薬の併用は，心機能の低下，徐脈，心ブロックのリスクが高まることから，添付文書上は併用注意に分類され，STOPP基準でも潜在的に不適切な処方の1つに挙げられている[2]．しかしこれらの薬剤が併用されている全症例で処方を変更すべきかどうかについては判断が難しく，個別にリスクを評価する必要がある．

　本症例は慢性のC型肝炎・肝硬変が既往にあり，Child-Pugh分類では，肝性脳症については不明だが軽度の腹水があり，T-Bil 2.5 mg/dL，ALB 3.4 g/dL，PT-INR 1.6で最低8点（Grade B）に分類される．本文中にあるようにベラパミルは肝代謝型の薬剤であり，本症例のような肝硬変で慢性の肝機能障害を有する患者では投与に注意が必要となる．日本循環器学会による『不整脈薬物治療に関するガイドライン（2009年改訂版）』では，肝機能障害のある症例に肝代謝型の抗不整脈薬を使用する場合は，血清ビリルビン値を指標にして投与量を慎重に調節し，ビリルビン値が2〜3 mg/dLの中等度肝機能障害では，通常投与量

の1/2〜1/3にすることが推奨されている[5]．ただし，投与量の調節にあたっては，いうまでもなく個々の症例で慎重な判断が必要である．また，本症例では本文中にあるように血圧低下から腎前性腎不全に至り，それによって腎排泄型薬剤であるビソプロロールの排泄遅延からさらに徐脈となったものと考えられる．本症例で使用されていたシベンゾリンも腎排泄型の薬剤であり，ビソプロロールと同様腎前性腎不全による排泄遅延から徐脈に拍車をかけたものと考えられる．

　薬剤師として本症例のような複雑な背景を有する症例に介入するにあたっては慎重な判断が必要であるが，まずはベラパミルおよびジルチアゼムとβ遮断薬の併用により心機能の低下，徐脈といった副作用のリスクが高まることを認識すること，そして各薬剤の薬物動態のプロファイルについて理解し，どのような背景を有する患者でリスクが高まるかについて理解することが重要である．これらの理解の基に個々の症例のリスクを評価し，もしリスクを踏まえたうえでも薬剤を使用する場合には，副作用の徴候を早期に発見できるよう慎重なフォローを行う必要がある．

文　献

1) https://www.niph.go.jp/soshiki/ekigaku/BeersCriteriaJapan.pdf
2) O'Mahony D et al: STOPP/START criteria for potentially inappropriate prescribing in older people: version 2. Age Ageing **44**: 213-218, 2015
3) 日本老年医学会　日本医療研究開発機構研究費・高齢者の薬物治療の安全性に関する研究研究班（編）：高齢者の安全な薬物療法ガイドライン2015，メジカルビュー社，東京，2015
4) 奥村　謙（編）：不整脈治療update　第4巻　不整脈に対する薬物治療の現状と未来，医薬ジャーナル社，東京，2015
5) 日本循環器学会：不整脈薬物治療に関するガイドライン（2009年改訂版），2009

症例	胃潰瘍・痛風の既往がある，変形性膝関節症，高血圧症の78歳男性．サイアザイドなどの降圧薬3剤とNSAIDs，プレガバリン，トラマドールなどの鎮痛薬が処方され腎機能障害をきたした
18	

経過 ▶▶▶

1 現病歴

右変形性膝関節症（軽症）のため，近医にて半年前からアセトアミノフェン3,000 mg分3（毎食後）を服用していた．疼痛が改善しないため，3ヵ月前からプレガバリン，1ヵ月前からロキソプロフェンがそれぞれ追加され，アセトアミノフェンからトラマドール/アセトアミノフェン配合錠に置換されていた．職場健診で「腎機能障害及び肝機能障害」を指摘されて受診となった．

2 既往歴・その他

【既往歴】
- 35歳頃胃潰瘍，痛風
- 41歳から高血圧症を指摘され，Ca拮抗薬とアンジオテンシン変換酵素（ACE）阻害薬，サイアザイド系利尿薬を服用中

【生活歴】
- 喫煙：20本×15年（43年前から禁煙）
- 飲酒：毎晩焼酎を2合
- 職業：現在無職，70歳まで土木建築業
- キーパーソン：妻

【生活状況】
- 妻と2人暮らし．子なし

3 処方

❶ ロキソプロフェンナトリウム水和物（ロキソニン）60 mg錠　1回1錠，1日3回　＜非ステロイド性炎症薬（NSAIDs）＞
❷ プレガバリン（リリカ）75 mg錠　1回1錠，1日2回　＜疼痛治療薬＞
❸ トラムセット配合錠　1回1錠，1日3回　＜慢性疼痛治療薬＞
　［組成：トラマドール塩酸塩37.5 mg，アセトアミノフェン325 mg］
❹ アムロジピンベシル酸塩（ノルバスク）10 mg錠　1日1回1錠，朝食後　＜持続性Ca拮抗薬＞
❺ エナラプリルマレイン酸塩（レニベース）5 mg錠　1日1回1錠，朝食後　＜持続性ACE阻害薬＞
❻ トリクロルメチアジド（フルイトラン）2 mg錠　1日1回1錠，朝食後　＜サイアザイド系利尿薬＞

4 所　見

【バイタル】
- BP：112/75 mmHg，P：76 bpm・整，RR：15/min，BT 36.2℃，SpO$_2$：97％（室内気），意識：清明

【身体所見】
- 全身外観：元気そうで病的な感じはしない．身長 163 cm，体重 71 kg，BMI 26.4
- 頭頸部：眼球結膜貧血・黄染・充血なし，咽頭発赤なし，リンパ節腫脹なし，甲状腺腫大なし，頸動脈雑音なし，頸静脈怒張なし
- 胸部：心音整，S1 → S2 → S3（−），S4（−），心雑音なし，呼吸音清
- 腹部：平坦で軟，圧痛なし，腸蠕動音は生理的，肝脾腫なし
- 四肢・皮膚：末梢動脈触知良好，浮腫なし
- 神経所見：特記所見なし

【検査所見】
- [血液生化学検査] TP 7.2 g/L，ALB 4.2 g/L，T-Bil 1.1 mg/dL，AST 38 U/L，ALT 54 U/L，LDH 248 U/L，ALP 242 U/L，γ-GTP 120 U/L，CPK 167 U/L，AMY 39 U/L，BUN 31 mg/dL，CRE 1.82 mg/dL，UA 9.8 mg/dL，Na 138 mEq/L，K 3.6 mEq/L，Cl 103 mEq/L，Ca 9.6 mEq/L，Cl 103 mEq/L，Ca 9.6 mEq/L．血清浸透圧 287 mOsm/kg・H$_2$O，空腹時血糖 851 mg/dL，HBs 抗原（−），HCV 抗体（−），HIV 抗体（−），RPR 法（−），TPHA 法（−）．[血算] WBC 6,900/μL，RBC 431/μL，HGB 13.9 mg/dL，HTC 38.8 mg/dL，Plt 29.1 万/μL．[凝固] PT 33.2 sec，PT-INR 1.02，APTT 39.3 sec，FIB 311 mg/dL，FDP 4.1 μg/dL，D ダイマー 0.6 μg/dL．[便潜血反応]（＋）．[尿検査] 色調 黄色，混濁（−），pH 6.0，比重 1.01，蛋白定性（−），糖定性（−），ウロビリノーゲン 0.1，ビリルビン（−），ケトン体（−），白血球反応（−），潜血反応（−），亜硝酸塩（−），u-Na 18 mEq/L，尿浸透圧 367 mOsm/kg・H$_2$O
- 胸部単純 X 線所見：異常所見なし
- 腹部超音波検査所見：脂肪肝あり，腎萎縮なし，肝脾腫なし
- 上部消化管内視鏡検査所見：胃角部に活動性の潰瘍（A2 期）を認めた．生検でヘリコバクター・ピロリ菌（*Helicobacter pylori*）陰性
- 尿素呼気テスト：*H. pylori* 陰性

診断・治療目標　▶▶▶

　急性腎不全の定義には合致しないが，eGFR 28.9（mL/min/1.73 m^2）と高度腎機能障害を認めた．その原因としては，尿蛋白，尿潜血とも陰性であり，尿中 Na＜20 mEq/L であり，尿浸透圧は低くないため，腎前性と考えられた．また，1 ヵ月前に近医で行われた血液検査で Cre 値は 0.76 であり，NSAIDs のロキソプロフェンが腎機能障害の原因として最も可能性が高いと思われた．ロキソプロフェンは，腎におけるプロスタグランジン生合成抑制作用により腎輸入細動脈を収縮させて腎血流を低下させるため，腎前性のパターンをとり，これに矛盾しないと考えられた．ロキソプロフェンは，変形性膝関節症の

痛みに対してはあまり効果を示していなかったと判断してこれを中止した．
　トリクロルメチアジドは，サイアザイド系利尿薬であり，これ自体でも腎障害のリスクがあり，また，痛風の既往がある患者では禁忌であり，尿酸値も高値となっていたため，これを中止した．
　家庭血圧計測定と血圧手帳への記載を指示し，ロキソプロフェンとトリクロルメチアジドを中止して1週間後も収縮期血圧が90〜115 mmHgと低下傾向で推移したためアムロジピンを中止した．一方，変形性膝関節症の治療を兼ねて食事療法（塩分制限食）と理学療法士の指導に基づく運動療法（週に4日水中ウォーキングなど）によって体重は順調に低下し，血圧も依然として低下傾向であったため，エナラプリルマレイン酸塩を1ヵ月後には2.5 mg，3ヵ月後には中止とした．半年後でも血圧の上昇はみられなかった．
　胃潰瘍の既往があり，アルコールも常用しており，便潜血陽性であったため，上部消化管内視鏡検査を施行したところ活動期の胃潰瘍を認め，生検と尿素呼気テストで*H. pylori*は陰性であり，ランソプラゾール（タケプロン）30 mg錠 1日1回朝食後＜プロトンポンプ阻害薬（PPI）＞を開始した．
　プレガバリンは，基本的に腎排泄の薬剤であり，詳細に本人の自覚症状を聴取してみると，これを服用しても効果は感じられず，服用し始めた頃からふらつきや日中の眠気がみられたというためこれを中止した．
　トラマドール塩酸塩／アセトアミノフェン合剤に関しても，本剤の薬効は自覚できず，服用し始めた頃から嘔気と食欲低下がみられており，これも中止した．これらの薬剤を中止したところ，速やかに日中の眠気とふらつき，嘔気・食欲低下は消失し，ロキソプロフェン中止後1ヵ月で，Creは1.1 mg/dL，eGFRは50.1（mL/min/1.73 m^2）と腎機能は改善し，尿酸値も改善した．
　肝胆道系酵素上昇の原因に関しては，アセトアミノフェンなど薬剤性の可能性については，これら薬剤中止後も肝胆道系酵素はさほど変化がないことから，脂肪肝によるもの，あるいは，アルコール性と考えられた．飲酒は休肝日を週に2日設けるようになり，1回1合程度に減った．半年間で−9 kgの減量によってBMIは23.1となり，肝胆道系酵素も正常値になった．
　右変形性膝関節症に対して，運動療法と体重減少により疼痛は消失した．ロキソプロフェンを中止して半年後に施行した上部消化管内視鏡では胃潰瘍も治癒し，瘢痕も認められず，PPIも中止した．

処方の適正化 ▶▶▶

1 どのように処方変更したか

❶ アムロジピン（ノルバスク）10 mg錠　1日1回，朝食後　＜持続性Ca拮抗薬＞→1週間後に中止

❷ エナラプリルマレイン酸塩（レニベース）5 mg錠　1日1回，朝食後　＜持続性ACE阻害薬＞→1ヵ月後に2.5 mg，3ヵ月後に中止

❸ ランソプラゾール（タケプロン）30 mg錠　1日1回，朝食後　＜PPI＞→半年後には中止

2 根　拠
a 臨床的根拠

　本症例では，NSAIDs の副作用として胃潰瘍と腎機能障害が発生し，図1のような薬剤カスケードになったと考えられる．ロキソプロフェンは，胃のみならず，腎におけるプロスタグランジン生合成抑制作用により腎血流を低下させ，サイアザイド系利尿薬，ACE 阻害薬，Ca 拮抗薬といった降圧薬との相互作用をきたしていた可能性が考えられる．すなわち，これらの利尿・降圧作用を減弱して血圧が上昇し，結果的に降圧薬が必要以上に増えていった可能性がある．ロキソプロフェンとトリクロルメチアジドを中止した後も血圧が低下傾向であったのはそのためと考えられる．エナラプリルマレイン酸塩よりも先にアムロジピンを中止した理由としては，Ca 拮抗薬は，輸入細動脈のみに存在する電位依存性 L 型（long lasting）Ca チャネルを阻害し，輸出細動脈よりも輸入細動脈を拡張するため，腎への負担がかかると考えられ，また，血中のカリウムもやや低めであったためである．エナラプリルマレイン酸塩は，腎機能障害の患者では薬物血中濃度が高くなり，最高血中濃度到達速度も血中半減期も遅延する．その後は，運動療法と食事療法による減量によってエナラプリルマレイン酸塩も中止にできた．

　上部消化管内視鏡検査にて活動性の胃潰瘍を認めた．胃潰瘍の原因は今や NSAIDs か H. pylori であることが知られており，感度の高い尿素呼気テストで H. pylori が陰性であったことから，この胃潰瘍の原因は NSAIDs によるものといえる．

　本症例では，ロキソプロフェンの有害事象が出ており，さらに，効果も示されていないためこれを中止とした．そもそも変形性膝関節症に鎮痛薬が必要であるかどうか，吟味する必要がある．変形性関節症の世界的なガイドラインには，OARSI（Osteoarthritis Research Society International），NICE（National Institute for Health and Clinical Exellence），AAOS（米国整形外科学会）があり，そのなかでも OARSI ガイドラインが比較的汎用されている[1-3]．この Part I [1]では，既存のガイドラインや系統的レビューを

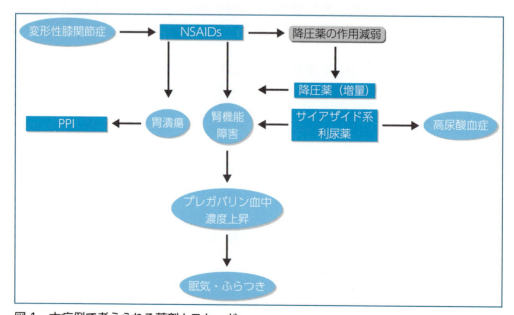

図1・本症例で考えられる薬剤カスケード

評価し，なかでも効果が高い治療法として，運動療法，患者教育，COX-2 阻害薬，NSAIDs と PPI の併用などを挙げている．OARSI ガイドラインでは，「肥満の患者には，減量させ，体重を低いレベルで維持することを奨励」しており，AAOS による変形性膝関節症のガイドラインでは，BMI＞25 の肥満者に対し，体重の 5％以上の減量を奨励している．OARSI ガイドラインの Part Ⅱ[2]では，25 の推奨される治療の勧告，およびエビデンスレベルとコンセンサスレベルや推奨度が示されている．そこで膝の変形性関節症に関して RCT のエビデンスレベルⅠa として挙げられているものとしては，定期的な有酸素運動，筋力強化訓練，関節可動域訓練，温熱療法，鍼灸，外用 NSAIDs，副腎皮質コルチコステロイドやヒアルロン酸の関節内注射がある．NSAIDs に関しては，「最小有効用量で使用するべきであるが，長期の投与は可能な限り回避する．消化管リスクの高い患者では，選択的 COX-2 阻害薬，非選択的 NSAIDs と PPI あるいはミソプロストールとの併用を考慮する．心血管リスク因子を有する患者では，選択的，非選択的を問わず NSAIDs の使用は慎重に行う」と限定的になっている．

OARSI ガイドラインの Part Ⅲ[3]では，アセトアミノフェンは質の高い RCT ではその効果は高用量でも否定されている．アセトアミノフェンは，アルコール多飲者で肝不全の報告もあり，本症例ではリスクしかないであろう．

トラマドール塩酸塩 37.5 mg/ アセトアミノフェン 325 mg 配合錠（トラムセット）に関しては，添付文書には重大な副作用として急性腎不全の記載があり，経過としては同薬剤の高度腎機能障害への関与は否定できない．また，同薬剤には，オピオイドであるトラ

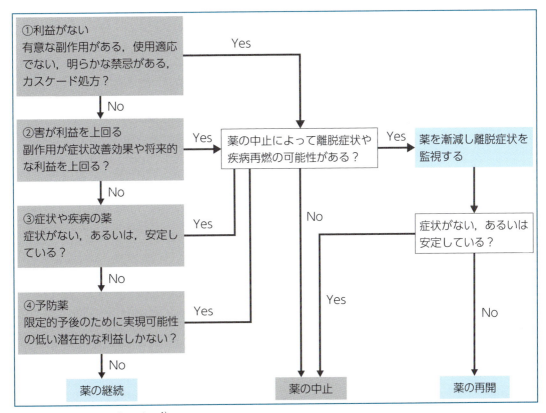

図 2・減薬のアルゴリズム[1]

マドールが含有されていることを銘記すべきであり，安易に慢性疼痛に使用すべきではない．2010年5月FDAがトラマドールに自殺の危険性があることを警告しており[4]，依存症傾向者・トランキライザー/抗うつ薬服用者，情動不安定者や自殺念慮者では注意を要する．

b 使用ツールとその考え方

減薬する手順としては，図2のように，①利益がない，②有害事象が利益を上回る，③症状が落ち着いている，④予防的薬剤では，中止していく[5]．STOPP基準[6]で，本症例に関連する項目としては，表1が挙げられる．

NSAIDsと他薬剤との相互作用としては，表2[7]のようなものがあり，本症例では利尿薬と降圧薬が該当する．

表1・STOPP基準[6]

- 痛風の既往がある患者に対し，サイアザイド系利尿薬を使用
- 消化性潰瘍または消化管出血の既往のある患者に対し，H_2受容体拮抗薬，PPI，ミソプロストールを使用せずにNSAIDsを使用
- 軽い変形性関節症のある患者に対し，疼痛緩和目的で長期（3ヵ月以上）にNSAIDsを使用

表2・NSAIDsと他の薬物との相互作用[7]

機序	他薬物		NSAIDs	結果
1. 同一の機序	利尿薬全般	↔	NSAIDs	腎機能低下
	トリアムテレン	↔	インドメタシン，ジクロフェナク	腎毒性増強
	K保持性利尿薬	↔	NSAIDs	高K血症
	抗凝固薬全般	↔	NSAIDs	消化管障害
	ステロイド	↔	NSAIDs	消化管障害
2. 相反する機序	降圧薬全般	←	NSAIDs	薬効低下（血圧上昇）
	利尿薬	←	NSAIDs	薬効低下（心不全増悪）
3. 吸収阻害/促進	アルミニウム製剤	→	インドメタシン	吸収低下
	コレスチラミン	→	ナプロキセンなど	吸収低下
	カフェイン	→	アスピリン	吸収増加
	メトクロプラミド	→	アスピリンなど	吸収増加
	重曹	→	NSAIDs	吸収増加
4. 結合蛋白	ワルファリン	←	NSAIDs	薬効増強，出血傾向
	トルブタミド	←	NSAIDs	薬効増強，低血糖
	フェニトイン	←	NSAIDs	薬効増強，中毒
5. 薬物代謝/排泄	メトトレキサート	←	アスピリン	代謝阻害，中毒
	プロベネシド	→	NSAIDs	腎排泄低下，毒性増強
	メトトレキサート	←	NSAIDs	腎排泄低下，毒性増強
	リチウム	←	NSAIDs	腎排泄低下，毒性増強
	ジゴキシン	←	NSAIDs	腎排泄低下，ジギタリス中毒
	アミノグリコシド系薬	←	NSAIDs	腎排泄低下，腎機能低下
	重曹	→	アスピリン	腎排泄促進，薬効低下
6. その他	抗パーキンソン病薬	→	インドメタシン	薬効低下
	キノロン系抗菌薬	→	フルルビプロフェンなど	痙攣

薬剤師コラム：注意すべき腎排泄型薬剤に気づくポイント

　本症例はNSAIDsによる腎障害に伴って，腎排泄型薬剤のプレガバリンの副作用も発現したと考えられる．このように，患者の腎機能が低下した際に注意が必要な腎排泄型薬剤に気がつけるかどうかは臨床上重要である．各薬剤の薬物動態の特性を，幅広く把握することが必要となるが，すべての薬剤について覚えるということは現実的に不可能である．よくわからない場合はその都度確認することが重要であるが，ポイントは「原則」と「例外」で情報を整理することである．

　すなわち，原則的には，脂溶性の高い薬物は肝代謝型が多く，水溶性の高い薬剤は腎排泄型が多いことを認識しておく．一般に脂溶性の高い薬物は蛋白結合が高いため糸球体濾過の効率が悪く，糸球体濾過されても尿細管において受動拡散で再吸収をよく受けるために尿中には排泄されにくい．また，生体は脂溶性の高い薬物は代謝することにより水溶性にして排泄させようとする．水溶性の高い薬物は蛋白結合が低いため効率よく糸球体濾過を受けて，再吸収は受けにくいため，尿中に排泄されやすい．例えば，中枢に作用する薬剤の多くは，脳への移行性が良い脂溶性薬物のため肝代謝型だが，なかにはガバペンチンやプレガバリンのように水溶性であるが中枢に能動的に移行すると考えられているため腎排泄型の薬剤や，アマンタジンのように尿細管分泌を効率よく受けると考えられるために腎排泄型の薬剤も存在する．

　腎排泄型の中枢作用薬は多くはないが，過量投与となった場合には一般にリスクが高い．症例8のリチウムに関しても例外的に腎排泄型の中枢作用薬といえる．したがって，腎排泄型の中枢作用薬はその理由も含めて覚えておくことが重要となる．逆に多くの抗菌薬は水溶性の腎排泄型の薬剤であり，腎機能低下時にはその投与量に注意が必要であるが，肝代謝型の抗菌薬もある．例えば，マクロライド系やリンコマイシン系などは分子量が比較的大きい脂溶性の高い薬物で肝代謝型となり，例外といえる．また，βラクタム系は極性が高い構造をしており，水溶性が高くほとんどが腎排泄型であるが，なかにはセフトリアキソンなど胆汁排泄の寄与が比較的大きい薬物もあるので，それは例外として覚えておくと有用である．

文献

1) Zhang W et al: OARSI recommendations for the management of hip and knee osteoarthritis, partⅠ: critical appraisal of existing treatment guidelines and systematic review of current research evidence. Osteoarthritis Cartilage **15**: 981-1000, 2007
2) Zhang W et al: OARSI recommendations for the management of hip and knee osteoarthritis, partⅡ: OARSI evidence-based, expert consensus guidelines. Osteoarthritis Cartilage **16**: 137-162, 2008
3) Zhang W et al: OARSI recommendations for the management of hip and knee osteoarthritis, partⅢ: changes in evidence following systematic cumulative update of research published through January 2009. Osteoarthritis Cartilage **18**: 476-499, 2010
4) http://www.fda.gov/downloads/Safety/MedWatch/SafetyInformation/SafetyAlertsforHumanMedicalProducts/UCM213265.pdf
5) Scott IA et al: Reducing inappropriate polypharmacy: the process of deprescribing. JAMA Intern Med **175**: 827-834, 2015
6) Gallagher P et al: STOPP (Screening Tool of Older Person's Prescriptions) and START (Screening Tool to Alert doctors to RightTreatment). Consensus validation. Int J Clin Pharmacol Ther **46**: 72-83, 2008
7) 浦部晶夫ほか（編）：鎮痛薬（非ステロイド抗炎症薬など）．今日の治療薬，南江堂，東京，p272，2015

症例 19 ワルファリン内服中の61歳男性．口腔カンジダ症に対してミコナゾールを処方され，肉眼的血尿とPT-INR延長により緊急入院

経　過　▶▶▶

1 現病歴

慢性心房細動，下肢閉塞性動脈硬化症で他院循環器科へ通院していた．

入院の2週間前，口腔カンジダ症に対してミコナゾール（経口用ゲル剤）を処方された．来院日の朝，トイレで排尿したところ尿があずき色であり，いったんは様子をみたがその次の尿も同様であったため当院を受診．腹痛や背部痛なし．関節痛なし．便の色はみていなかった．尿検査で暗赤色の肉眼的血尿，血液検査でPT-INR 17と延長を認め，同日緊急入院となった．

2 既往歴・その他

【既往歴】
- 20歳：虫垂炎（手術）
- 58歳：出血性胃潰瘍（他院A病院に入院）
- 肺気腫（他院A病院に通院中）
- 慢性心房細動，下肢閉塞性動脈硬化症（他院B病院に通院中）

【生活歴】
- 喫煙：禁煙（20〜60歳 20本/日）
- 飲酒：ビール1,000 mL 週2日

【生活状況】
- 昨年まで仕事をしていたが，現在は無職

3 処　方

【循環器内科から】

❶ ワルファリンカリウム（ワーファリン）2 mg　1日1回1錠　＜抗凝固薬＞
❷ サルポグレラート塩酸塩（アンプラーグ）100 mg　1回1錠，1日3回　＜抗血小板・血管収縮抑制薬＞

【呼吸器内科から】

❸ ランソプラゾール（タケプロン）30 mg　1日1回1錠　＜プロトンポンプ阻害薬（PPI）＞
❹ エチゾラム（デパス）0.5 mg　1日1回1錠　＜ベンゾジアゼピン系抗不安薬＞
❺ チオトロピウム吸入用（スピリーバ）18 μg　1日1回吸入　＜気管支拡張薬＞

❻ アドエア吸入用　1日2回吸入　　＜喘息・COPD 治療配合薬＞

　［組成：サルメテロール 72.5μg，フルチカゾン 250μg］

❼ プロカテロール吸入用（メプチン）10μg　発作時 1 吸入　　＜気管支拡張薬＞

❽ ミコナゾール経口用ゲル剤 2%（フロリードゲル）1 日 40 g 分 4，口腔内に塗布　　＜口腔・食道カンジダ症治療薬＞

4 所　見

【バイタル】
- BP：139/92 mmHg，P：110/min，RR：18/min，SpO$_2$：95%

【身体所見】
- 全身外観：意識清明，独歩可能
- 頭頚部：眼瞼結膜貧血なし，口腔粘膜出血なし，咽頭・扁桃に異常所見なし，項部硬直なし
- 胸部：呼吸音清，心音Ⅰ→Ⅱ，心雑音なし
- 腹部：平坦・軟，圧痛なし
- 四肢・皮膚：皮膚に紫斑なし．関節腫脹なし

【検査所見】
- ［血液生化学］WBC 6,300/μL，Hb 12.9 g/dL，Plt 10.1 万/μL．BUN 11 mg/dL，Cre 0.56 mg/dL，Na 138 mEq/L，K 3.7 mEq/L，Cl 98 mEq/L，AST 15 U/L，ALT 8 U/L，LDH 197 U/L，T-Bil 0.6 mg/dL．PT＞110 sec，PT-INR 17.08，APTT 123.4 sec，FIB 400 mg/dL，FDP 1.1μg/mL．［尿］SG 1.017，pH 6.5，蛋白（±），糖（＋），ケトン（－），潜血（3＋），ウロビリノーゲン（±），ビリルビン（－），亜硝酸塩（－），白血球反応（－）．［尿沈渣］WBC＜1/F，RBC＞100/F，扁平上皮＜1/F
- 心電図所見：正常
- 胸部 X 線所見：両肺の過膨張を認める（図 1）
- 腹部超音波所見：腎・膀胱に異常所見なし，腹水なし（図 2）

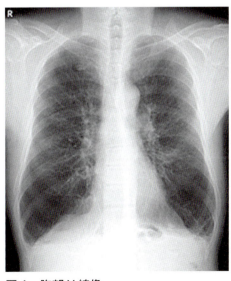

図 1・胸部 X 線像

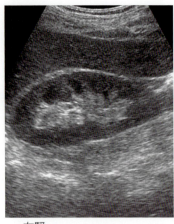
a. 右腎

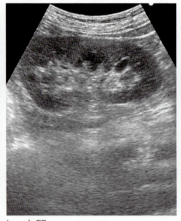
b. 左腎

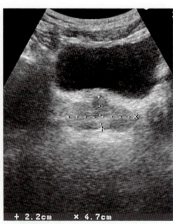
c. 膀胱

図2・腹部超音波像

診断・治療目標 ▶▶▶

　肉眼的血尿を呈して入院となったが，尿の色以外には無症状で全身状態は良好であり，糸球体腎炎を疑う所見を認めなかった．凝固検査でPT-INR 17と高度の延長を認め，凝固能低下による下部尿路からの出血が疑われた．ビタミンK製剤（メナテトレノン5 mg）を投与し，PT-INR 4.1まで低下．翌日にはPT-INR 1.9となり，尿の色も改善した．ワルファリンカリウムを再開し退院となった．

　外来で顕微鏡的血尿が持続したため，尿路結石や尿路悪性腫瘍のチェック目的に泌尿器科にコンサルトしたが，尿細胞診や超音波など各種検査で異常を認めなかった．

処方の適正化 ▶▶▶

1 どのように処方変更したか

❶ ワルファリンカリウム（ワーファリン）2 mg　1日1回1錠　＜抗凝固薬＞
❷ サルポグレラート塩酸塩（アンプラーグ）100 mg　1回1錠，1日3回　＜抗血小板・血管収縮抑制薬＞
❸ ランソプラゾール（タケプロン）30 mg　1日1回1錠　＜PPI＞
❹ エチゾラム（デパス）0.5 mg　1日1回1錠　＜ベンゾジアゼピン系抗不安薬＞
❺ チオトロピウム吸入用（スピリーバ）18 μg　1日1回吸入　＜気管支拡張薬＞
❻ プロカテロール吸入用（メプチン）10 μg　発作時1吸入　＜気管支拡張薬＞

2 根　拠

a 臨床的根拠

　慢性心房細動に対してワルファリンを内服していたところに，口腔カンジダ症に対して

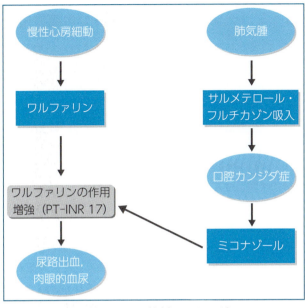

図3・本症例で考えられる薬剤カスケード

新たにミコナゾールが処方された．その結果，相互作用でワルファリンの効果が増強してPT-INRの高度延長をきたし，本来ならば臨床的に問題にならない些細なものであったと思われる尿路出血が持続し，肉眼的血尿を生じてしまった．ミコナゾールとワルファリンが別の医療機関から処方されており，相互作用のチェックが働かなかったこともよからぬ結果につながってしまった．

そもそもの口腔カンジダ症については，本症例は免疫不全はなく，肺気腫に対して処方されているステロイド吸入薬が原因となった可能性がある．吸入後のうがいなどである程度予防可能であり，患者への指導が望まれる．

本症例で考えられる薬剤カスケードを図3に示す．

b 使用ツールとその考え方

本症例は，薬剤間の相互作用によって一方の薬剤の作用が増強し，中毒症状をきたして入院に至った例である．

薬理学的には，ミコナゾールがワルファリンの代謝酵素であるチトクロームP450（2C9）を阻害することによって，ワルファリンの代謝が阻害されて作用が増強したものと考えられる．いずれの添付文書においても併用注意とされており，またミコナゾールについては，中止後もワルファリンの作用が遷延し，出血をきたした報告も記載されている．

本症例は，薬剤間の相互作用のチェックが機能すれば回避しえた可能性もある．医療が専門分化した結果，1人の患者が複数の医療機関に通院していることもまれではない．その様な場合でも調剤薬局が一元化できるとよい．かかりつけ薬局で患者の処方情報をすべて把握し，重複処方や併用禁忌，高齢者に慎重な投与を要する薬剤などをチェックし，疑義照会が適切にできる体制ができると理想的である（『高齢者の安全な薬物療法ガイドライン2015』[1]）．

薬剤師コラム：ミコナゾールとワルファリンの薬物相互作用

　本症例は，抗真菌治療薬であるミコナゾールの併用により，抗凝固薬であるワルファリンの作用が増強し，尿路出血に至った例である．幸い，ワルファリンの中和剤として用いられているビタミンK製剤の投与により症状の改善を認めたものの，PT-INRが17台と，きわめて危険な状況であった．

　ミコナゾールはアゾール系抗真菌薬であり，チトクロームP450（CYP）2C9，2C19および3A4に対して強い阻害作用を有していることが知られている[2]．一方でワルファリンは光学異性体であり，S体の効果（活性）はR体の約5倍とされている．S体の代謝には主にCYP2C9が，R体の代謝は主に1A2，2C19，3A4が担っており，今回の相互作用のケースでは，S体およびR体の代謝経路がミコナゾールにより強力に阻害されたことでワルファリンの効果が増強し，出血に至ったものと考えられる．

　ワルファリンとミコナゾールの薬物相互作用に関しては，これまで多く症例報告がなされており，抗凝固能の指標であるPT-INRが7.5～20程度まで急上昇すると報告されている[3]．両剤の併用後には，ワルファリンのS体のクリアランスが80％，R体も40％低下することが健常被験者を対象とした投与試験により明らかにされており，医療現場においても十分な注意が必要な組み合わせの1つといえよう[4]．

文　献

1) 日本老年医学会　日本医療研究開発機構研究費・高齢者の薬物治療の安全性に関する研究研究班（編）：高齢者の安全な薬物療法ガイドライン2015，メジカルビュー社，東京，2015
2) Niwa T et al: Drug-drug interaction of antifungal drugs. YAKUGAKU ZASSHI **125**: 795-805, 2005
3) 五十嵐正博ほか：ミコナゾール・ゲルとワルファリンとの重篤な相互作用．病院薬学 **26**: 207-211，2000
4) O'Reilly RA et al: Mechanisms of the stereoselective interaction between miconazole and racemic warfarin in human subjects. Clin Pharmacol Ther **51**: 656-667, 1992

症例 20 頭部外傷後の器質性精神病にて精神科病院に入院中の80歳代男性．右肩痛に対してNSAIDs投与後から呼吸不全，血圧低下と徐脈が出現し救急搬送

経 過

1 現病歴

　10年以上前の頭部外傷後の器質性精神病にて精神科病院に入院中の患者．搬送の2週間前から感冒症状と右肩痛あり，PL顆粒とジクロフェナク25 mg錠1回1錠1日3回処方されていた．1週間前からは喘鳴と37℃台の発熱が出現し，労作時の呼吸困難を認めるようになった．下気道感染も疑われ，セフォタキシム2 g/日の静注も開始された．来院2日前から酸素3 L/分を経鼻にて投与されるようになった．搬送日には喘鳴が増強し，酸素需要も増加したことから当院へ搬送となった．来院数日前から排尿も減少しており，食事もとれず嘔吐もみられたため，維持液の補液1,000 mL/日程度を追加されていたという．

2 既往歴・その他

【既往歴】
- 10年以上前：頭部外傷後の器質性精神病
- 糖尿病（腎機能の低下とともに血糖値が落ち着いて内服血糖降下薬は減量となっている．最近のHbA1c 5.8％，糖尿病性網膜症あり，糖尿病性腎症あり）
- 慢性腎不全（Cre 2台）

【生活状況】
- 精神科病院の療養病床に入院中．食事摂取は半介助で可能（きざみ食），トイレは全介助で基本的にはおむつ，車椅子に介助にて坐位で介助立位までは可能だが歩行は不可能

3 処 方

❶ アムロジピン5 mg錠　1回1錠，1日1回　＜Ca拮抗薬＞
❷ テプレノン50 mg錠　1回1錠，1日3回　＜消化性潰瘍治療薬＞
❸ ボグリボース0.2 mg錠　1回1錠，1日3回，食前　＜α-グルコシダーゼ阻害薬＞
❹ エチゾラム1 mg錠　1回1錠，1日1回，眠前　＜ベンゾジアゼピン系抗不安薬＞
❺ ニトラゼパム5 mg錠　1回1錠，1日1回，眠前　＜ベンゾジアゼピン系睡眠薬＞

【以下は2週間前から投与】

❻ PL顆粒　1回1包，1日3回　＜総合感冒薬＞
❼ ジクロフェナク25 mg錠　1回1錠，1日3回　＜非ステロイド性抗炎症薬（NSAIDs）＞

4 所　見

【来院時バイタル】
- BP：80/−mmHg（触知），HR：20（整），RR：30/min，BT：35.0℃，SpO$_2$：90%（酸素リザーバーマスク 10 L/分），意識：GCS E1V1M2

【身体所見】
- 全身外観：全身発汗と四肢の冷感を認める
- 頭頸部：眼瞼結膜黄染なし，球結膜蒼白なし，瞳孔 3 mm 左右同大，項部硬直なし，頸部リンパ節の触知なし，頸動脈雑音は聴取せず
- 肺：呼吸音は全肺野で喘鳴と crackle を聴取
- 心臓：心音は徐脈で整，Ⅱ/Ⅵの収縮期雑音を心尖部で認める
- 腹部：軽度膨満，軟，腸蠕動音は低下
- 四肢・皮膚：浮腫 2+，冷感を認める．右肩は診察時には発赤・腫脹なし
- 胸部 X 線（図 1）：心拡大あり，肺門部からバタフライ陰影著明，右胸水
- 心電図所見（図 2）：洞性徐脈，低電位
- 腹部超音波所見：両側腎萎縮あり
- 来院時の血液・尿検査所見：［動脈血ガス検査］pH 7.098，PaCO$_2$ 36.9 mmHg，PaO$_2$ 61.0 mmHg，HCO$_3^-$ 9.9 mEq/L，AG 20．［生化学検査］Alb 2.5 g/dL，Na 130 mEq/L，K 6.0 mEq/L，Cl 100 mEq/L，Ca 7.0 mg/dL，BUN 56 mg/dL，Cre 5.1 mg/dL，AST 26 IU/L，ALT 19 IU/L，LDH 241 IU/L，ALP 281 IU/L，γ-GTP 20 IU/L，CK 200 IU/L，CK-MB 17 IU/L，血糖 145 mg/dL，CRP 12.1 mg/dL．［尿生化学］U-Na 51 mEq/L，U-K 31.4 mEq/L，U-Cl 58 mEq/L，U-Cre 62.9 mEq/L，FENa 3.4%．［血算］WBC 16,700/μL，RBC 336 万/μL，Hb 9.9 g/dL，Hct 27.7%，MCV 82 fL，Plt 12.0 万/μL．［凝固系］APTT 47.1 sec，PT-INR 1.33．［一般尿検査］pH 5.5，比重 1.016，糖（−），蛋白（2+），潜血（2+），ビリルビン（−），ウロビリノーゲン（±），RBC 10〜19/hpf，WBC 10〜19/hpf，顆粒円柱（2+），硝子円柱（2+）

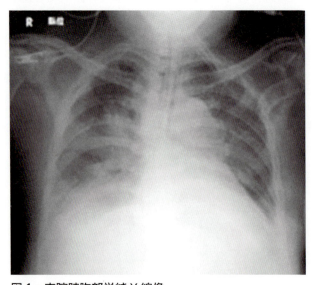

図 1・来院時胸部単純 X 線像

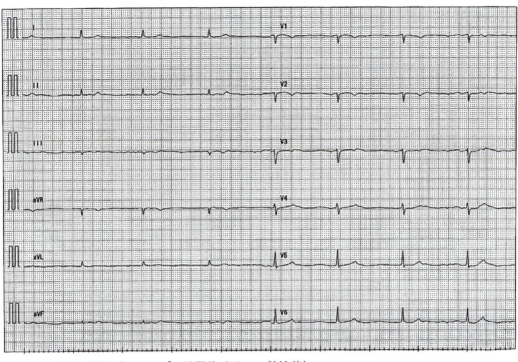

図 2・来院時心電図(アトロピン硫酸塩 0.5 mg 静注後)

診断・治療目標 ▶ ▶ ▶

　今回の病態は慢性腎不全の急性増悪,うっ血性心不全,代謝性アシドーシス,高カリウム血症による洞性徐脈および血圧低下と考えられた.これらによるショック,急性呼吸不全,意識障害をきたしたと思われた.誘因としては下気道感染,腎不全患者に対してNSAIDs を投与したことによる慢性腎不全の悪化が考えられた.

　動脈血液ガス検査ではⅠ型呼吸不全と著明な代謝性アシドーシスを認め,生化学検査では K 6.0 mEq/L と上昇を認めていた.すぐに気管挿管を行い,人工呼吸器管理とし,緊急処置を行った.高カリウム血症に対してグルコン酸カルシウム(8.5%カルチコール液)5 mL 1 アンプルを緩徐静注し,徐脈にはアトロピン硫酸塩 0.5 mg 1 アンプル静注を行ったところ,心拍数は 50 台 / 分(図2)に上昇し,収縮期血圧も 100 台へ改善した.引き続いてグルコース・インスリン療法を行いながら ICU へと転床し,人工透析を施行した.下気道感染からの敗血症疑いに関してはセフトリアキソン 2 g/ 日投与を行った.透析療法を連日 3 回行い,代謝性アシドーシスと高カリウム血症は改善し,利尿もつき始めた.最終的には BUN 24 mg/dL,Cre 3.3 mg/dL ではあったが,利尿薬なしでも尿量コントロールは可能であった.その他にコーヒー様嘔吐がみられ,上部内視鏡検査で多発性胃びらん(図3)がみられた.どうにか食事摂取も可能となり,入院約 3 週後に元の病院へ無事退院した.

　高齢患者や腎不全患者に対する NSAIDs 投与の危険性とその合併症に関しても peer review を行い,今後も注意が必要との情報提供を行った.

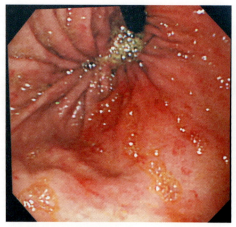
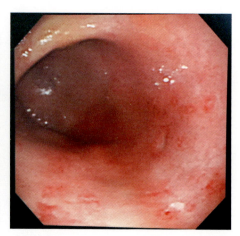

図3・上部内視鏡検査
左：胃噴門部に多発性びらんがみられる．
右：胃前庭部に多発性びらんがみられる．

処方の適正化 ▶▶▶

1 どのように処方変更したか

❶ ランソプラゾール 15 mg　1回1錠，1日1回　＜プロトンポンプ阻害薬＞
❷ カルボシステイン 500 mg 錠　1回1錠，1日3回　＜去痰薬＞
❸ ピコスルファートナトリウム水和物 0.75％液　1回20滴，1日1回，眠前　＜下剤＞

2 根　拠

a 臨床的根拠

　　NSAIDs 投与による COX-1 阻害→プロスタグランジン合成低下→血管拡張作用の減弱→糸球体の輸入細動脈の収縮→腎前性腎不全をきたしたと考えられる．この合併症は内服後 3〜7 日で起こり，高齢者や基礎疾患に腎機能低下がある患者に起こりやすい急性腎不全である[1-3]．本症例では基礎疾患として糖尿病性腎症に伴う慢性腎不全があるところへ，疼痛コントロール目的のためにジクロフェナクが投与され慢性腎不全の急性増悪，うっ血性心不全さらには高カリウム血症が引き起こされたと考えられた．また，多発性の胃びらんも同薬剤による消化管へ影響が疑われた．病院の療養型病床に入院中のため，すでに採血検査にて慢性腎不全が医療従事者に認識されているはずの状況下で漫然と NSAIDs が投与されたことによる重篤な有害事象である．心血管系の疾患や腎機能低下のある患者では NSAIDs の使用によりその基礎疾患が悪化することがあり，消化管出血の合併症をきたすこともある[3]．特に高齢患者においては常用量の使用でもその使用には注意を要し，漫然と使い続けてはならない．できれば NSAIDs 以外の鎮痛薬の使用を考慮すべきであり，NSAIDs を使用せざるを得ない場合でも，高齢者や基礎疾患のある患者ではその投与量を減量し，全身状態の悪化などがみられていないか，注意深く観察する必要がある．
　　本症例で考えられる薬剤カスケードを図4に示す．

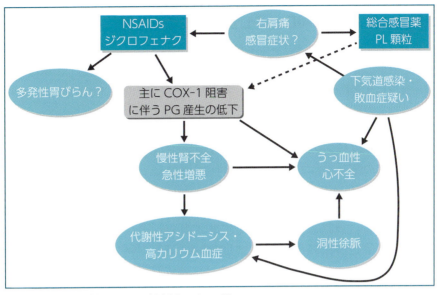

図 4 ・本症例で考えられる薬剤カスケード

表 1 ・NSAIDs の副作用

① 胃腸障害（潰瘍，消化管出血，消化管穿孔）
② 腎障害（腎不全の悪化，腎炎，浮腫）
③ 呼吸器障害（アスピリン喘息，肺水腫，薬剤性肺炎）
④ 循環器障害（心不全の悪化，高血圧，COX-2 阻害薬では心筋梗塞）
⑤ 肝障害（薬剤性肝炎）
⑥ その他（造血障害，血小板凝集阻害，薬疹，アレルギー反応，脱水時の使用による血圧低下）

b 使用ツールとその考え方

　高齢者では骨・関節疾患やリウマチ性疾患のために NSAIDs を使用する場面があるが，基礎疾患や内服薬の確認が大切となる．高齢者の薬剤投与に関して Beers 基準では NSAIDs を慢性腎臓病（CKD）stage 4～5 の患者に使用を避けることとされており[1]，見かけの腎機能が低下していない場合でも NSAIDs の投与には注意が必要と考えられる．さらに，利尿薬や ACE 阻害薬・ARB 使用患者ではその薬剤相互作用で腎機能低下をきたしやすい．また，心機能低下のある患者においては，NSAIDs 投与により心不全の悪化や消化管出血にも注意が必要である[1,2]．表 1 に主な NSAIDs の副作用[3] を示す．

c 臨床薬理学的には：NSAIDs の副作用

　NSAIDs は炎症性疾患に対する解熱・鎮痛作用の切れ味やその効果に対する患者側の要求もあり比較的安易に投与される状況がある．しかしながら，NSAIDs の副作用には COX-1 阻害で引き起こされる上部消化管障害（潰瘍，消化管出血，消化管穿孔），心血管系合併症（心不全の増悪，腎不全，高血圧），アスピリン喘息（特に酸性系 NSAIDs に共通した副作用），血小板凝集抑制がある[4]．その他に，肝障害や高齢者の脱水患者への NSAIDs 投与では血圧低下を引き起こすこともよく知られている[3,4]．高齢者に対する解熱・鎮痛に対しては NSAIDs が第一選択ではなく，症状緩和のためにはアセトアミノフェンなどをまず使用する．そして，発熱と疼痛の原因疾患を調べ個別に対応していくことが大切である．

薬剤師コラム：NSAIDs，PL 配合顆粒の副作用

　高齢者では変形性関節症を原因とした関節痛や関節リウマチによる疼痛が問題となることが多く，これらの症状に対して NSAIDs が処方される機会は多い．しかし，本症例のように腎機能の低下した高齢者に対する NSAIDs の使用は腎障害を増悪させる要因となるため，薬剤師としてはこの有害事象を回避するよう努める必要がある．

　NSAIDs による腎障害の機序は，本文中にもあるようにシクロオキシゲナーゼ（COX）阻害によるプロスタグランジン（PG）産生の抑制によるものである．腎での PG は，腎血管の拡張，腎血流の増大，Na および水の再吸収の抑制といった調節を担っている．正常血行動態下の正常腎組織における PG の産生量は低いが，もともと腎障害のある患者では，レニン-アルドステロン（RAS）系活性化による輸出細動脈の収縮に拮抗する作用を有する PG の産生が腎で亢進し，腎機能の更なる悪化を防いでいる．この状態下で NSAIDs が投与されると，PG 産生の低下→腎血流量の減少により腎機能がさらに悪化すると考えられている[2,5,6]．また NSAIDs の投与による PG 産生の低下は Na・水の貯留による高血圧・心不全の増悪にもつながる．表1 に挙げられているような NSAIDs の副作用を認識し，副作用を生じやすい背景を有する患者に対する NSAIDs の使用は可能な限り避けるべきである．本症例では右肩痛に対してジクロフェナクが 2 週間以上投与されているが，80 歳代の高齢者で Cre 2 台の慢性腎不全が背景にあるため，まずはアセトアミノフェンの使用を考慮すべきであった．

　また本症例では，感冒症状に対して PL 配合顆粒が 2 週間以上投与されている．PL 配合顆粒の配合成分はサリチルアミド，アセトアミノフェン，無水カフェイン，プロメタジンメチレンジサリチル酸塩である．このうち，サリチルアミドは NSAIDs であり，上述の通り高齢者への投与には注意を要する．またプロメタジンは第一世代抗ヒスタミン薬で，中枢移行が高く，高齢者では鎮静，認知機能低下，眠気，抗コリン作用による口渇，便秘などが強く現れやすい．このことから，STOPP criteria ver.2，Beers criteria 2012 のいずれの基準でも第一世代抗ヒスタミン薬は高齢者への使用を避けるべき薬剤に挙げられている[1,7]．PL 配合顆粒は総合感冒薬として安易に処方されがちであるが，上述のように高齢者への使用に注意を要する成分が含まれていることを認識し，安易な使用は避けるべきである．

文　献

1) American Geriatrics Society 2012 Beers Criteria Update Expert Panel: American Geriatrics Society updated Beers Criteria for potentially inappropriate medication use in older adults. J Am Geriatr Soc **60**: 616-631, 2012
2) 日本老年医学会：高齢者の安全な薬物療法ガイドライン 2015．メジカルビュー社，東京，2015
3) Day RO et al: Non-steroidal anti-inflammatory drugs（NSAIDs）. BMJ **346**: f3195, 2013
4) Coxib and traditional NSAID Trialists'（CNT）Collaboration; Bhala N et al: Vascular and upper gastrointestinal effects of non-steroidal anti-inflammatory drugs:meta-analyses of individual participant data from randomised trials. Lancet **382**: 769-779, 2013
5) 日本腎臓病薬物療法学会：腎臓病薬物療法専門・認定薬剤師テキスト．じほう，東京，2013
6) Ailabouni W et al: Nonsteroidal anti-inflammatory drugs and acute renal failure in the elderly. A risk-benefit assessment. Drugs Aging **9**: 341-351, 1996
7) O'Mahony D et al: STOPP/START criteria for potentially inappropriate prescribing in older people: version 2. Age Ageing **44**: 213-218, 2015

症例 21　転倒による橈骨遠位端骨折に対して鎮痛薬を処方された92歳女性．吐血をきたし救急搬送

経過 ▶▶▶

1 現病歴

　2週間前に転倒して右橈骨遠位端骨折を受傷し，他院整形外科を受診．ギプス固定のうえ，鎮痛薬を処方された．4日前より食欲が低下し，時々腹痛を自覚していた．

　入院前日の夕方より嘔気で食事が摂れなくなり，夜22時に黒色便があったが自宅で様子を見ていた．

　翌日の早朝に吐血（鮮血）したため救急要請し当院へ搬送された．上部消化管出血が疑われ緊急入院となった．

2 既往歴・その他

【既往歴】
- 高血圧，脂質異常症，白内障手術

【生活状況】
- 認知症はなく，自分のことは自分でできるADL

3 処方

❶ アムロジピンベシル酸塩（ノルバスク）5 mg　1日1回1錠　＜Ca拮抗薬＞
❷ メコバラミン（メチコバール）500 µg　1回1錠，1日3回　＜末梢性神経障害治療薬＞
❸ プラバスタチンナトリウム（メバロチン）10 mg　1日1回1錠　＜高脂血症治療薬＞
❹ ビフィズス菌製剤（ラックビー微粒）3 g分3　＜整腸薬＞

【2週間前から追加】

❺ アスパラギン酸カルシウム（アスパラ-CA）200 mg　1回1錠，1日3回　＜Ca製剤＞
❻ カルシトリオール（ロカルトロール）0.25 µg　1回1カプセル，1日2回　＜活性型ビタミンD₃製剤＞
❼ ロキソプロフェンナトリウム（ロキソニン）60 mg　1回1錠，1日3回　＜非ステロイド性抗炎症薬（NSAIDs）＞

4 所見

【バイタル】
- BP：100/80 mmHg，P：100/min，RR 20/min，BT 36.6℃，SpO_2：98％（室内気）

【身体所見】
- 頭頸部：眼瞼結膜貧血様．頸部リンパ節腫大なし
- 腹部：腸管蠕動音正常，平坦，軟，圧痛なし
- 四肢：下腿浮腫なし

【検査所見】
- 血液生化学：WBC 7,300/μL，RBC 324万/μL，Hb 9.8 g/dL，Ht 29.5%，MCV 91.0 fL，Plt 19.7万/μL．PT 12.5 sec，APTT 28.5 sec，D-ダイマー 1.5 μg/mL．TP 6.1 g/dL，ALB 3.3 g/dL，BUN 49 mg/dL，Cre 0.64 mg/dL，Na 142 mEq/L，K 5.3 mEq/L，Cl 103 mEq/L，Ca 9.2 mg/dL，AMY 58 U/L，ALP 211 U/L，γ-GTP 15 U/L，AST 15 U/L，ALT 8 U/L，LDH 134 U/L，CPK 31 U/L，T-Bil 0.5 mg/dL，CRP 0.26 mg/dL，BS 137 mg/dL
- 上部消化管内視鏡所見：胃内に黒色の血液を認める，胃角上部小彎側に潰瘍 UL3, A1, 3 cm（黒色変化し中心に露出血管あり．Forrest C）（図1a）→アルゴンで焼灼した後にトロンビンを塗布．胃体上部後壁に白苔を伴うA1潰瘍あり（図1b）．胃体上部後壁大彎寄りに小さなA1潰瘍あり，7〜8 mm（図1c）．十二指腸に潰瘍なし

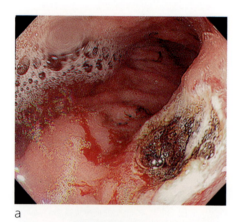
a

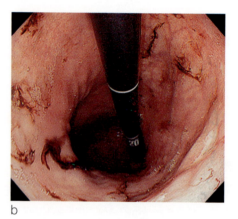
b

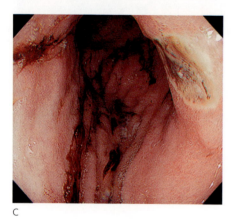
c

図1・上部消化管内視鏡

診断・治療目標

　緊急に上部消化管内視鏡を施行し，出血源を疑う露出血管を伴う胃潰瘍を認めたほか，胃内に複数の潰瘍を認め，NSAIDs による潰瘍と考えられた．

　絶食とし，プロトンポンプ阻害薬（PPI）静注で治療を開始した．翌日に Hb 7.6 g/dL まで低下したが，出血の持続を示唆する所見を認めず，結局輸血は行わなかった．入院 8 日目に上部消化管内視鏡を再検し，潰瘍の縮小が認められたもののまだ A1 ～ A2 期で治癒過程が緩徐であったため，入院 12 日目まで待って経口摂取を再開とした．その後腹痛や食欲低下，貧血の進行なく，退院となった．

　なお，食事を再開した後も入院中の血圧は問題なく，降圧薬は外来で検討する方針とした．

処方の適正化

1 どのように処方変更したか

❶ ランソプラゾール（タケプロン）30 mg　1 日 1 回 1 錠　＜PPI＞
❷ イルソグラジンマレイン酸塩（ガスロン N）2 mg　1 回 1 錠，1 日 2 回　＜粘膜防御性胃炎・胃潰瘍治療薬＞
❸ 硫酸鉄（フェロ・グラデュメット）105 mg　1 日 1 回 1 錠　＜徐放型鉄剤＞

2 根　拠

a 臨床的根拠

　もともと大きな既往なく，超高齢ながら元気に過ごしていた方である．転倒して手首を骨折し，ロキソプロフェンを定時投与された後に出血性胃潰瘍を発症した．制酸薬などの胃薬は処方されていなかった．

　一般的には NSAIDs の有害事象のなかでは胃粘膜障害，腎障害，心不全などの頻度が多く，腎不全患者や心不全患者には投与を控えたり，投与する場合には予防的に胃粘膜保護薬を併用したりという形で副作用対策されることが多い．

　本症例では腎不全や心疾患，消化性潰瘍の既往はなく，リスクのない若年者であれば短期間の投与であれば問題は起きなかったかも知れないが，超高齢者ではそれだけで有害事象の頻度や重症度が高く，より慎重に投与すべきであったといえる．

　また，病状が改善した後も降圧薬なしで血圧は適正な範囲にあり，もしかすると転倒の原因の 1 つにアムロジピンによる過度の降圧があったかも知れない．

　本症例で考えられる薬剤カスケードを図 2 に示す．

b 使用ツールとその考え方

　STOPP 基準[1]では，消化性潰瘍または消化管出血の既往のある患者に，H₂ 受容体拮抗薬，PPI，ミソプロストールを使用せずに NSAIDs を処方することは潜在的に不適切な

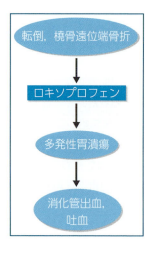

図 2 • 本症例で考えられる薬剤カスケード

処方であるとしている．また日本版 Beers 基準[2]では，「半減期の長い非 COX 選択性 NSAIDs（最高用量で長期にわたる使用の場合）は消化管出血，腎不全，高血圧，心不全を引き起こすおそれがある」と記載がある．

　本症例は消化性潰瘍や消化管出血の既往なく，ロキソプロフェンは半減期の短い薬剤であるが，年齢的に最高用量の処方が不適切であった可能性がある．ロキソプロフェンの添付文書には，ほとんどの薬剤で同様の記載があるが，「高齢者では，副作用があらわれやすいので，少量から開始するなど患者の状態を観察しながら慎重に投与すること」とあり，常にその原則を忘れてはならない．

 薬剤師コラム：日本人における消化管出血のリスク因子

　日本人における上部消化管出血（潰瘍）と NSAIDs 服用に関する興味深いケースコントロールスタディが報告されている[3]．内容を抜粋すると，消化管出血例 175 名と，それ以外の患者 347 名を対象に出血リスクを分析したものである．その結果，NSAIDs 服用例（アスピリン服用患者を含む）では，非服用例と比べて消化管出血のリスクが 6.1 倍に上昇するというものである．特に，ロキソプロフェン服用患者のみに絞ると消化管出血のリスクは 5.9 倍に上昇していた．また，喫煙，飲酒などもリスク因子として見出されているものの，特筆すべき点としては Helicobacter pylori の感染状況と消化管出血の関連であろう．

　すなわち，H. pylori 非感染の NSAIDs 非服用患者と比べて，H. pylori 感染の NSAIDs 非服用患者の消化管出血のリスクは 5.4 倍に上昇していた．一方，H. pylori 非感染の NSAIDs 服用患者ではそのリスクが 4.9 倍と，H. pylori 感染者の出血リスクと NSAIDs 服用者の出血リスクは同程度となるというものである．さらにこれらのリスクをどちらも（H. pylori 感染，NSAIDs 服用）有していた場合は特に著しい出血リスクを伴うという結果であった（10.4 倍）．

　本症例に戻ると，これらのリスクが直接あてはまるかどうかは不明であるが，同論文では，アセトアミノフェンの場合には消化管出血のリスクに差がないことも報告されている．このことから，高齢者に対する鎮痛薬の処方に関しては NSAIDs ではなくアセトアミノフェンを選択することも視野に入れておくことが重要であろう．

文　献

1) O'Mahony D et al: STOPP/START criteria for potentially inappropriate prescribing in older people: version 2. Age Ageing **44**: 213-218, 2015
2) https://www.niph.go.jp/soshiki/ekigaku/BeersCriteriaJapan.pdf
3) Sakamoto C et al: Case-control study on the association of upper gastrointestinal bleeding and nonsteroidal anti-inflammatory drugs in Japan. Eur J Clin Pharmacol **62**: 765-772, 2006

| 症例 22 | パーキンソン病の 80 歳男性．前立腺肥大治療薬投与にて失神を繰り返す |

経 過 ▶▶▶

1 現病歴

　普段から血圧は 80/60 mmHg 前後と低めであり，ときに臥位から座位になる際に意識を失うことがあった．

　搬送当日のショートステイの際にも 1 日のうちに 3 回，臥位から体を起こしたときに意識消失を起こした．いずれも眼球が上転して後ろに倒れ込み，臥位にして数十秒以内に意識レベルは回復した．3 回目に意識消失した後に施設の嘱託医が心電図検査を施行したところ，P 波がはっきりせず洞不全症候群が疑われたため当院へ救急搬送された．

　失神したときには施設の職員が体を支えたため外傷はなかった．呼吸困難なし，胸部不快感なし，黒色便なし．

2 既往歴・その他

【既往歴】
- パーキンソン病，認知症，糖尿病，前立腺肥大症

【生活歴】
- 飲酒・喫煙なし

【生活状況】
- ADL は主に車イス，立位・短距離の歩行可能，排泄はトイレ使用，食事はセッティングすれば自立．3 ヵ月前から平日はショートステイを利用，週末は自宅で妻，娘，婿と同居

3 処　方

❶ サルポグレラート塩酸塩（アンプラーグ）100 mg　1 回 1 錠，1 日 3 回　＜抗血小板薬＞
❷ エパルレスタット（キネダック）50 mg　1 回 1 錠，1 日 3 回　＜糖尿病性末梢神経障害治療薬＞
❸ 酸化マグネシウム（マグミット）330 mg　2 錠分 2　＜塩類下剤＞
❹ ドネペジル塩酸塩（アリセプト）5 mg　1 日 1 回 1 錠，朝　＜コリンエステラーゼ阻害薬，抗認知症薬＞
❺ タムスロシン塩酸塩（ハルナール）0.2 mg　1 日 1 回 1 錠，朝　＜α_1 遮断薬，排尿障害治療薬＞
❻ メネシット配合錠 100 mg　1 回 2 錠，1 日 3 回　＜パーキンソン病治療薬＞
　［組成：レボドパ 100 mg，カルビドパ水和物 10 mg］
❼ アレンドロン酸ナトリウム（フォサマック）35 mg　1 錠分 1，週 1 回　＜ビスホスホネート製剤＞
❽ クロナゼパム（リボトリール）0.5 mg　1 日 1 回 1 錠，眠前　＜ベンゾジアゼピン系抗てんかん薬＞

4 所 見

【バイタル】
- BP：113/82 mmHg（左右差なし），PR：73/min，RR：18/min，BT：36.5℃，SpO$_2$：95%，意識 JCS 0，GCS E4V5M6

【身体所見】
- 頭頸部：眼瞼結膜貧血なし，舌咬傷なし，頸動脈雑音なし，頸部リンパ節腫大なし，甲状腺腫大なし・圧痛なし
- 胸部：心音Ⅰ→Ⅱ，心雑音なし，呼吸音清，左右差なし
- 腹部：平坦・軟，蠕動音正常，圧痛なし，肋骨脊柱角叩打痛なし
- 四肢：下腿浮腫なし，足背動脈触知不良
- 神経学的所見：瞳孔 3 mm/3 mm，対光反射＋/＋，脳神経異常なし，Barré 徴候・Mingazzini 徴候陰性
- 直腸診：黄土色便

【検査所見】
- 心電図所見：心房細動（図 1）
- 胸部 X 線所見：肺野に異常陰影なし，心拡大なし，肺うっ血なし，縦隔拡大なし（図 2）
- 心臓超音波所見：壁運動異常なし，左房拡大あり，僧帽弁逆流あり，下大静脈径 12 mm，呼吸性変動あり
- 頭部 CT 所見：出血なし，骨傷なし（図 3）
- 簡易 Tilt 試験（表 1）
- 血液生化学：WBC 3,800/μL，RBC 374 万/μL，Hb 11.1 g/dL，Ht 31.7%，MCV 84.8 fL，Ret 2.6‰，Plt 11.8 万/μL，ALB 3.5 g/dL，BUN 20 mg/dL，Cre 1.00 mg/dL，UA 5.1 mg/dL，Na 140 mEq/L，K 4.0 mEq/L，Cl 104 mEq/L，Ca 9.1 mg/dL，IP 4.3 mg/dL，Mg 2.2 mg/dL，ALP 53 U/L，γ-GTP 7 U/L，AST 13 U/L，ALT 5 U/L，LDH 159 U/L，CPK 97 U/L，T-Bil 0.9 mg/dL，BS 99 mg/dL，PT 13.4 sec，PT% 75%，APTT 37.0 sec，FDP 7.6 μg/mL，D-ダイマー 3.3 μg/mL，TSH 4.0457 μU/mL，FreeT$_3$ 1.96 pg/mL，

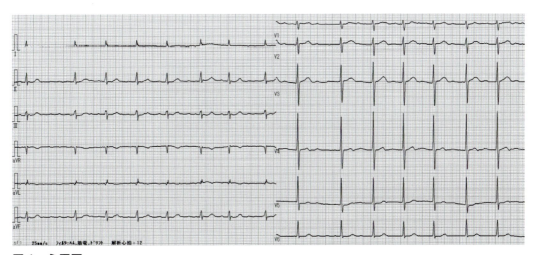

図 1・心電図

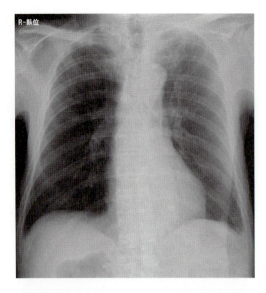

図2・胸部X線像

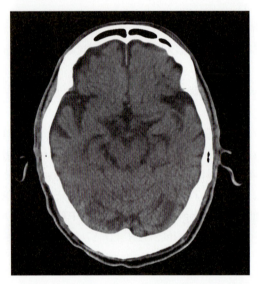

図3・頭部CT

表1・簡易Tilt試験

	血圧（mmHg）	脈拍（毎分）
前　値	122/76	69
1分後	90/64	76
3分後	86/58	65

FreeT$_4$ 0.98 ng/dL，TIBC 299 μg/dL，UIBC 231 μg/dL，FE 68 μg/dL，フェリチン 18.2 ng/mL，HbA1c 6.2%

診断・治療目標 ▶▶▶

　心原性失神の可能性が除外できないため，入院のうえで心電図モニタ管理とした．入院後は頻脈性不整脈や徐脈性不整脈の出現はなかった．また，直腸診で血便や黒色便を認めず，網赤血球数指数（Reticulocyte Index）0.1 と低値であり，急性の大量出血を疑うものではなかった．

　簡易 Tilt 試験で収縮期血圧が 36 mmHg 低下し，失神の原因として起立性低血圧の可能性が考えられた．

　$α_1$ 遮断薬による起立性低血圧が疑われたため，タムスロシン（ハルナール）を中止，食事での塩分負荷を行い，入院後は起立性低血圧のエピソードは一度もなかった．入院5日目に簡易 Tilt 試験を再検したところ，血圧低下なく試験陰性となっており，退院となった．

　心房細動については，消化管出血はないことを確認した後，上記のように転倒のリスクは減ったと考え，ダビガトラン（プラザキサ）内服を開始した．

処方の適正化 ▶▶▶

1 どのように処方変更したか

❶ 酸化マグネシウム（マグミット）330 mg　2 錠分 2　＜塩類下剤＞
❷ メネシット配合錠 100 mg　1 回 2 錠，1 日 3 回　＜パーキンソン病治療薬＞
　　［組成：レボドパ 100 mg，カルビドパ水和物 10 mg］
❸ クロナゼパム（リボトリール）0.5 mg　1 日 1 回 1 錠，眠前　＜ベンゾジアゼピン系抗てんかん薬＞
❹ ダビガトランエテキシレートメタンスルホン酸塩（プラザキサ）110 mg　1 回 1 カプセル，1 日 2 回　＜抗血栓薬＞

2 根　拠

a 臨床的根拠

　もともとの低血圧に併せ，パーキンソン病による自律神経障害によって起立性低血圧のリスクが高い状態であったところに，$α_1$ 遮断薬による薬剤性の要素が加わって症候性の起立性低血圧を度々起こし，失神に至ったものと考えられる．クロナゼパムも転倒のリスクを増加させた可能性があったが，レストレスレッグ症候群の治療目的に処方されており，QOL を考え継続とした．

　また，コリン作動薬であるドネペジルがパーキンソン病を悪化させていた可能性があり，デメリットのほうが大きいと考え中止した．

　本症例で考えられる薬剤カスケードを図 4 に示す．

b 使用ツールとその考え方

　前立腺肥大症の治療において，ドキサゾシン，プラゾシン，テラゾシンなどの非選択的 α 遮断薬は，日本版 Beers 基準[1] および日本老年医学会による『高齢者の安全な薬物療

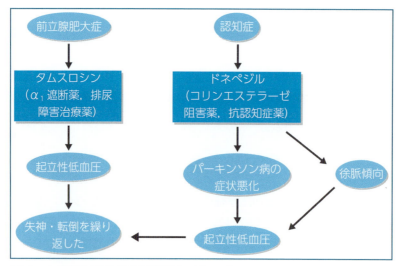

図4・本症例で考えられる薬剤カスケード

法ガイドライン2015』[2) において，慎重な投与を要する薬剤にリストされている．一方で，タムスロシンはα_1受容体のサブタイプが前立腺に選択性が高く，高齢者に使用する場合にも比較的安全といわれている．

しかし，パーキンソン病による自律神経障害など起立性低血圧，転倒のリスクが高い状態であったり，実際に転倒や起立性低血圧を起こした病歴がある場合には，やはり避けたほうが無難であろう．

薬剤師コラム：α_1受容体サブタイプの選択性と臨床的影響についての考察

α_1受容体はα_{1A}，α_{1B}，α_{1D}のサブタイプが知られており，前立腺組織にはα_{1A}受容体とα_{1D}受容体が，血管平滑筋にはα_{1B}受容体が多く発現している．したがって，α_{1B}受容体に比べてα_{1A}受容体やα_{1D}受容体への選択性が高い薬剤のほうが血圧低下などの副作用が少ないと考えられている．シロドシンは特にα_{1B}受容体に比べてα_{1A}受容体の選択性が高く，前立腺への効果をより高く発揮できる薬剤として開発され，プラセボ，タムスロシンを対照とした比較試験において，その有用性が確認されている[3)．また，前立腺におけるα_{1A}受容体とα_{1D}受容体の発現量を比較すると，α_{1A}受容体のほうが優位に発現しているとされている[4)．しかし，α_{1D}受容体は膀胱平滑筋や脊髄にも多いため，α_{1D}受容体への親和性が比較的高いナフトピジルは，蓄尿機能障害への効果が高いとの報告もある[5)．また，前立腺においてα_{1D}受容体の発現が優位な患者もおり，そのような患者ではナフトピジルがより効果的との報告もある[6)．

この受容体の臓器選択性については，図5のように標的組織に対する選択性が高いことが製品情報概要などで示されていることがあるが[7)，この倍率が in $vivo$ における受容体占有率の倍率は同じでないことに注意が必要である．受容体の占有率（Φ）は一般に，血漿中非結合形薬物濃度／［受容体解離定数（Ki）＋血漿中非結合形薬物濃度］で予測できるとされている．また，タムスロシンを臨床用量服用した際の前立腺平滑筋におけるα_1受容体占有率は，前立腺平滑筋α_1受容体のKiと血漿中非結合形薬物濃度から約90％であることが

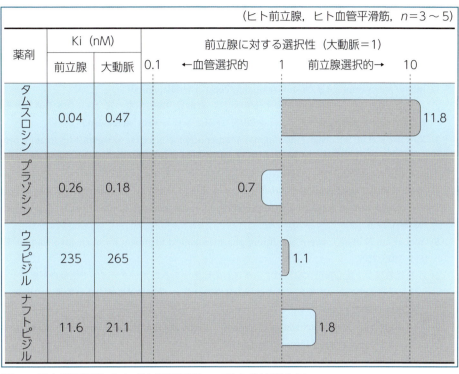

図5・前立腺平滑筋および血管平滑筋α₁受容体遮断作用
Ki：各受容体への親和性を示す値．小さいほど親和性が高い．
(Yamada S et al：Clin Exp Pharmacol Physiol 21：405, 1994 を改変)

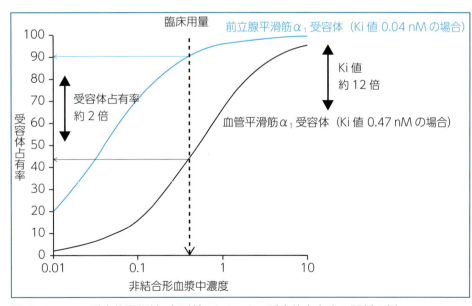

図6・in vitro 受容体選択性（Ki 値）と in vivo 受容体占有率の関係の例

報告されており[8]，この濃度から血管平滑筋におけるα₁受容体占有率を推定すると約43％となり，それなりに血管平滑筋にも作用していることが考えられる（図6）．したがって，実際に血圧低下作用が認められており，高齢者や多剤併用下などでは，薬物クリアランス低

下や，血圧低下の感受性の亢進などが起きていることがあり，さらに注意が必要であると考える．

文　献

1) https://www.niph.go.jp/soshiki/ekigaku/BeersCriteriaJapan.pdf
2) 日本老年医学会　日本医療研究開発機構研究費・高齢者の薬物治療の安全性に関する研究研究班（編）：高齢者の安全な薬物療法ガイドライン 2015，メジカルビュー社，東京，2015
3) Kawabe K et al: Silodosin, a new alpha1A-adrenoceptor-selective antagonist for treating benign prostatic hyperplasia: results of a phase III randomized, placebo-controlled, double-blind study in Japanese men. BJU Int **98**: 1019-1024, 2006
4) Nasu K et al: Quantification and distribution of alpha 1-adrenoceptor subtype mRNAs in human prostate: comparison of benign hypertrophied tissue and non-hypertrophied tissue. Br J Pharmacol **119**: 797-803, 1996
5) Yoshimura N et al: Current and future pharmacological treatment for overactive bladder. J Urol **168**: 1897-1913, 2002
6) 小島祥敬ほか：前立腺肥大症に対するゲノム薬理学からみたオーダーメード医療の可能性　a_1 アドレナリン受容体サブタイプの発現量と選択的交感神経系 a_1 受容体遮断薬の薬剤効果との相関．日排尿機能会誌 **17**: 262-267, 2006
7) Yamada S et al: Comparative study on alpha 1-adrenoceptor antagonist binding in human prostate and aorta. Clin Exp Pharmacol Physiol **21**: 405-411, 1994
8) Ito K et al: Assessment of alpha1-adrenoceptor antagonists in benign prostatic hyperplasia based on the receptor occupancy theory. Br J Clin Pharmacol **63**: 394-403, 2007

症例 23　骨粗鬆症にて活性型ビタミンD_3製剤とカルシウム剤投与の75歳女性．食思不振，風邪症状，傾眠が出現

経　過 ▶▶▶

1 現病歴

入院の2ヵ月前頃より食欲が低下していた．入院1週間前頃より風邪症状（咳嗽，鼻汁）が出現し，食事が摂れなくなってきた．市販の風邪薬で風邪症状は改善したが，食欲がない状態が続いていた．嘔気はなかったが，食べると嘔吐してしまった．腹痛なし，下痢なし，発熱なし．同じ頃より眠気が強く，日中も寝てばかりいた．

心配した家族に連れられに内科を受診し，精査加療目的に入院となった．

2 既往歴・その他

【既往歴】
- 高血圧，脂質異常症，糖尿病
- 骨粗鬆症
- 狭心症（73歳時に経皮的冠動脈形成術），慢性心不全
- 胆嚢結石症術後

【生活歴】
- 喫煙：20本/日
- 飲酒：なし

【生活状況】
- 独居で，自分のことは自分でできる

3 処　方

❶ ボグリボース（ベイスン）0.3 mg　1回1錠，1日3回　＜α-グルコシダーゼ阻害薬＞
❷ ロスバスタチン（クレストール）2.5 mg　1日1回1錠　＜HMG-CoA還元酵素阻害薬＞
❸ ファモチジン（ガスター）20 mg　1日1回1錠　＜H_2受容体拮抗薬＞
❹ アゼルニジピン（カルブロック）16 mg　1日1回1錠　＜持続性Ca拮抗薬＞
❺ ニフェジピン（アダラートCR）20 mg　1日1回1錠　＜持続性Ca拮抗薬＞
❻ ロサルタンカリウム（ニューロタン）25 mg　1日1回1錠　＜アンジオテンシン受容体拮抗薬（ARB）＞
❼ クロピドグレル（プラビックス）75 mg　1日1回1錠　＜抗血小板薬＞
❽ アスピリン（バファリン配合錠）81 mg　1日1回1錠　＜抗血小板薬＞
❾ カルベジロール（アーチスト）2.5 mg　1日1回1錠　＜慢性心不全治療薬＞
❿ フロセミド（ラシックス）20 mg　1日1回1錠　＜ループ利尿薬＞

- ⑪ エチゾラム（デパス）0.5 mg　1日1回1錠　＜ベンゾジアゼピン系抗不安薬＞
- ⑫ センノシド（センナリド）12 mg　1日1回1錠　＜緩下薬＞
- ⑬ テプレノン（セルベックス）50 mg　1回1カプセル，1日3回　＜胃炎・胃潰瘍治療薬＞
- ⑭ ゾルピデム酒石酸塩（マイスリー）5 mg　1日1回1錠　＜非ベンゾジアゼピン系睡眠薬＞
- ⑮ ニトログリセリン（ニトロダーム TTS）25 mg　1日1枚　＜経皮吸収型狭心症治療薬＞

【後に判明】
- ⑯ カルシトリオール（ロカルトロール）0.25 μg　1回1錠，1日2回　＜活性型ビタミン D_3 製剤＞

4 所見

【バイタル】
- BP：114/37 mmHg，HR 64/min，RR 26/min，BT：36.2℃，SpO_2：96%，意識：JCS Ⅰ-1

【身体所見】
- 頭頸部：眼球結膜貧血なし，眼瞼結膜黄染なし
- 胸部：呼吸音清，心音Ⅰ→Ⅱ，心雑音なし
- 腹部：正中に手術創，蠕動音やや減弱，肥満により膨満，軟．右下腹部に軽度の圧痛あり，反跳痛なし
- 四肢：両下腿にわずかに浮腫

【検査所見】
- 血液生化学：WBC 8,900/μL，Hb 12.1 g/dL，Plt 31.1万/μL．PT 12.5 sec，APTT 37.0 sec．TP 7.2 g/dL，ALB 3.4 g/dL，BUN 24 mg/dL，Cre 1.84 mg/dL，Na 138 mEq/L，K 4.6 mEq/L，Cl 95 mEq/L，Ca 10.9 mg/dL，IP 4.4 mg/dL，AMY 48 U/L，ALP 262 U/L，γ-GTP 63 U/L，AST 20 U/L，ALT 15 U/L，LDH 192 U/L，CPK 25 U/L，T-Bil 0.2 mg/dL，CRP 1.36 mg/dL，BS 177 mg/dL，HbA1c 7.2%．TSH 3.12 μU/mL，$FreeT_3$ 2.00 pg/mL，$FreeT_4$ 1.33 ng/dL．インタクトPTH 19 pg/mL，PTHrP＜1.0 pmol/L，1,25-$(OH)_2$ビタミンD 7.3 pg/mL．［尿一般］SG 1.013，pH 6.0，蛋白（±），糖（－），ケトン体（－），潜血（±），ウロビリノーゲン（±），ビリルビン（－），白血球反応（±）．［動脈血液ガス］pH 7.491，pCO_2 37.8 mmHg，pO_2 85.2 mmHg，HCO_3^- 28.2 mmol/L
- 便潜血：2回陰性
- 心電図所見：HR 53/min，洞調律，Ⅲ・aVF・V3-6に陰性T波（9ヵ月前の検査と著変なし）
- 胸部X線所見：軽度心拡大あり，肺うっ血なし（9ヵ月前の検査と著変なし）（図1）
- 腹部X線所見：イレウス像なし（図2）
- 胸部CT所見：肺野に異常陰影なし，肺門・縦隔リンパ節腫大なし（図3）

診断・治療 ▶▶▶

2ヵ月前頃からの食思不振があり，増悪してほとんど食事が摂れなくなり入院となった．同時期より眠気が強かった．血液検査で補正 Ca 11.5 mg/dL と上昇を認め，以前は Cre

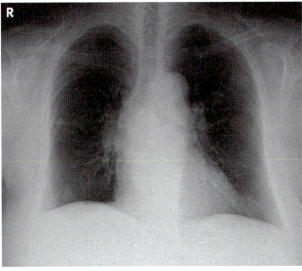

図1・胸部X線像

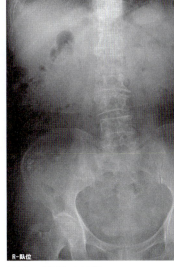

図2・腹部X線像

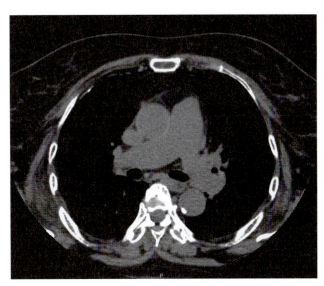

図3・胸部CT

1.3 mg/dL 前後であったが Cre 1.8 mg/dL と上昇していた．

　高カルシウム血症が食思不振の原因となった可能性を考え，点滴で補液を行った．入院後徐々に食欲は改善し，6日目に補正 Ca 10.4 mg/dL まで改善．眠気も改善した．

　高カルシウム血症の原因として，悪性腫瘍や副甲状腺機能亢進症，サルコイドーシスや悪性リンパ腫の可能性も考えたが，いずれを示唆する所見も認めなかった．

　入院となった後に，近医整形外科で骨粗鬆症に対して活性型ビタミン D_3 製剤（カルシトリオール）が処方され，プラセンタ注射（カルシウムを含有）が行われていたと判明．薬剤性高カルシウム血症であったと考えられた．

食欲，眠気とも改善し，7日目に退院となった．

処方の適正化 ▶▶▶

1 どのように処方変更したか

① ボグリボース（ベイスン）0.3 mg　1回1錠，1日3回　＜α-グルコシダーゼ薬＞
② ロスバスタチン（クレストール）2.5 mg　1日1回1錠　＜HMG-CoA還元酵素阻害薬＞
③ ファモチジン（ガスター）20 mg　1日1回1錠　＜H₂受容体拮抗薬＞
④ アゼルニジピン（カルブロック）16 mg　1日1回1錠　＜持続性Ca拮抗薬＞
⑤ ニフェジピン（アダラートCR）20 mg　1日1回1錠　＜持続性Ca拮抗薬＞
⑥ ロサルタンカリウム（ニューロタン）25 mg　1日1回1錠　＜ARB＞
⑦ クロピドグレル（プラビックス）75 mg　1日1回1錠　＜抗血小板薬＞
⑧ アスピリン（バファリン配合錠）81 mg　1日1回1錠　＜抗血小板薬＞
⑨ カルベジロール（アーチスト）2.5 mg　1日1回1錠　＜慢性心不全治療薬＞
⑩ フロセミド（ラシックス）20 mg　1日1回1錠　＜ループ利尿薬＞
⑪ エチゾラム（デパス）0.5 mg　1日1回1錠　＜ベンゾジアゼピン系抗不安薬＞
⑫ センノシド（センナリド）12 mg　1日1回1錠　＜緩下剤＞
⑬ テプレノン（セルベックス）50 mg　1回1カプセル，1日3回　＜胃炎・胃潰瘍治療薬＞
⑭ ゾルピデム酒石酸塩（マイスリー）5 mg　1日1回1錠　＜非ベンゾジアゼピン系睡眠薬＞
⑮ ニトログリセリン（ニトロダームTTS）25 mg　1日1枚　＜経皮吸収型狭心症治療薬＞

2 根　拠

a 臨床的根拠

骨粗鬆症に対して処方された活性型ビタミンD₃製剤（カルシトリオール）とカルシウムを含有するプラセンタ注射によって血清カルシウム濃度が上昇し，食思不振および傾眠，脱水症をきたしたものと考えられた（図4）．

入院当初，他院で受けていた処方・注射について担当医は把握できていなかったが，入院して図らずもそれらの薬剤が中止され，補液で血清カルシウム値は低下し，症状も改善した．

また，本症例では15剤とポリファーマシーであり，当初ファモチジンやエチゾラムなどの薬剤や相互作用で食思不振や眠気が生じている可能性も考えられていたが，結果的に上記のように速やかに症状が改善したため，薬剤の整理は行われず退院となった．

b 使用ツールとその考え方

骨粗鬆症に対して活性型ビタミンD₃製剤とカルシウム製剤を処方することは，第一選択ではないが一定の効果がいわれており，また活性型ビタミンD₃製剤が高齢者の転倒を減少させる可能性についても報告があり，本症例にとって不適切な処方であったとまではいえない．ただ，カルシトリオールの添付文書には，「過量投与を防ぐため，本剤投与中，血清カルシウム値の定期的測定を行い，血清カルシウム値が正常域を超えないよう投与量を調節すること」と記載されており，適切にモニタすることが望ましい薬剤である．

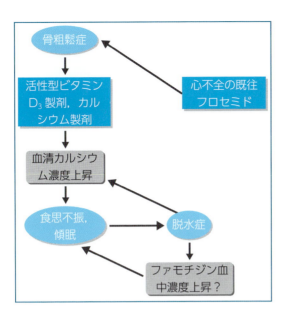

図4・本症例で考えられる薬剤カスケード

　また，カルシウムのサプリメントが心血管系のリスクになる可能性も報告されており（『高齢者の安全な薬物療法ガイドライン2015』），本症例のように心血管系のリスクがある患者にはリスク・ベネフィットを勘案し，用法に熟達して処方すべきである．
　一方で，本症例は心不全の既往がありフロセミドが処方されていたが，ループ利尿薬は骨密度を下げるとの報告があり，薬剤性に骨粗鬆症を増悪させていた可能性がある．代替できる薬が少なく本症例においてフロセミド投与は許容できる面もあるが，もし腎機能に問題がなかったとしたら，サイアザイド系利尿薬は骨密度増加に働くとされ，選択肢になりうる（血清カルシウムを上昇させるため，上記のように注意が必要）．

薬剤師コラム：せん妄と医薬品

　カルシトリオールはビタミンDの活性型であるが，本症例の1,25-(OH)$_2$ビタミンD濃度は高値ではない．血漿カルシウム濃度が高くなると，副甲状腺ホルモンの分泌速度は強く抑制され，腎臓における25(OH)Dから1,25-(OH)$_2$Dへの転換が抑制される．また1,25-(OH)$_2$Dの半減期は7時間と短いため，服用してある程度時間が経過すれば，その値は正常化する．ビタミンDそのもの（サプリメントなど）の過剰摂取の場合でも同様で，1,25(OH)$_2$D濃度は制御されるため，過剰症の状態の評価には25(OH)Dが適している．

　本症例とは少し離れるが，高カルシウム血症の症状の1つにせん妄がある．特に入院患者において，医薬品はせん妄のリスクファクターである．ベンゾジアゼピン系薬や抗コリン作用のある医薬品が原因となることがよく知られているが，バルビツール酸系薬，NSAIDs，抗不整脈薬なども原因となりうる（表1）[1]．本症例でも投与されているH$_2$受容体拮抗薬も，中枢神経系に作用し，せん妄，精神疾患，混乱，見当識障害，幻覚などを引き起こすことが知られている[2]．開始後2週間以内に出現し，中止後は3日以内に多くの症状は改善するとされている．また，服用薬数とせん妄との関連も示唆されている[3]．服用薬が多い患者では特に，追加処方などを考える前に，医薬品が原因となっていないかと考えることは重要であろう．

表1・せん妄を起こす医薬品

	例
中枢神経系作用薬	ベンゾジアゼピン，バルビツール酸系薬，抗パーキンソン病薬
鎮痛薬	NSAIDs
制酸薬	鎮痙薬，H_2受容体拮抗薬
制吐薬	スコポラミン，シメンヒドリナート
抗菌薬	フルオロキノロン
向精神薬	三環系抗うつ薬，リチウム
心血管系作用薬	抗不整脈薬，ジギタリス，降圧薬（β遮断薬，メチルドパ）

（文献1を改変）

文 献

1) Alagiakrishnan K et al: An approach to drug induced delirium in the elderly. Postgrad Med J **80**: 388-393, 2004
2) Cantú TG: Central nervous system reactions to histamine-2 receptor blockers. Ann Intern Med **114**: 1027-1034, 1991
3) Martin NJ et al: Development of delirium: a prospective cohort study in a community hospital. Int Psychogeriatr **12**: 117-127, 2000

| 症例 24 | 続発性甲状腺機能低下症のある40歳代女性．子宮筋腫の術前検査で軽度貧血を認め，鉄剤投与後に全身倦怠感，浮腫，肝機能異常を指摘され紹介 |

経 過 ▶▶▶

1 現病歴

　　約20年前に甲状腺がんにて甲状腺摘出術施行後からレボチロキシンナトリウムを投与され，特に問題なく近医にてフォローされていた．約1年前から過多月経のため婦人科受診，子宮筋腫を指摘されて手術が2ヵ月後に予定された．初診時の採血検査で貧血を指摘され，手術に備えて鉄剤の内服の徹底が指導され，鉄剤を連日内服と，飲み忘れを防ぐために朝に内服するようになった．その1ヵ月後頃から易疲労感を認め，さらに上下肢の浮腫が出現してきた．また頭髪の脱毛や四肢の体毛の減少を認めるようになった．起坐呼吸はみられない．浮腫に対してスピロノラクトンも追加された．2ヵ月後の婦人科での術前の血液検査において，肝酵素の著明な上昇を認めたため当科へコンサルトとなった．

2 既往歴・その他

【既往歴】
・甲状腺がん：20年前に副甲状腺も含めて全摘出

【生活歴】
・主婦
・喫煙・飲酒なし

【家族歴】
・特記なし

3 処 方

❶ レボチロキシンナトリウム（チラーヂンS）100μg錠　1回1錠，1日1回，朝　＜甲状腺ホルモン剤＞
❷ アルファカルシドール0.5μgカプセル　1回2錠，1日1回　＜合成ビタミンD製剤＞
❸ L-アスパラギン酸カルシウム200mg錠　1回1錠，1日3回　＜Ca剤＞
❹ クエン酸第一鉄ナトリウム50mg錠　1回2錠，1日1回，朝　＜鉄剤＞

【1ヵ月前から追加処方】
❺ スピロノラクトン25mg錠　1回1錠，1日1回　＜抗アルドステロン性利尿・降圧薬＞

4 所 見

【バイタル】
- BP：130/80 mmHg（奇脈なし），HR：70（整），RR：16/min，BT：36.0℃，SpO$_2$：98%（室内気）

【身体所見】
- 全身状態は倦怠感強い，身長 160 cm，体重 60 kg，BMI 23.4
- 頭頚部：顔面・眼瞼浮腫あり，結膜に貧血・黄染なし，咽頭発赤なし，頚部に手術痕あり，頚静脈圧の上昇なし
- 肺：呼吸音は清，左右差なし
- 心臓：心音は整，心雑音なし
- 腹部：平坦軟，腸蠕動音亢進減弱なし，圧痛点なし，骨盤部に 10 cm 大の腫瘤触知
- 四肢：両前腕・下腿に非圧痕性浮腫あり
- 皮膚：皮疹なし

【検査所見】
- コンサルト時の血液検査：［血算］WBC 4,100/μL，RBC 471 万/mm^3/μL，Hb 12.9 g/dL，Hct 40.9%，MCV 87 fL，Plt 17.7 万/μL．［生化学検査］Alb 4.4 g/dL，Na 142 mEq/L，K 4.0 mEq/L，Cl 104 mEq/L，Ca 9.0 mg/dL，BUN 14 mg/dL，Cre 1.2 mg/dL，T-Bil 0.5 mg/dL，AST 98 IU/L，ALT 40 IU/L，LDH 382 IU/L，CK 3,002 IU/L，T-Chol 451 mg/dL，TG 131 mg/dL，HDL-C 112 mg/dL．［甲状腺機能］TSH 195.6 μIU/mL（0.54〜4.26），FreeT$_3$＜1.0 pg/mL（2.39〜4.06），FreeT$_4$＜0.01 ng/dL（0.71〜1.52）
- 胸部 X 線所見：心拡大なし，肺野異常なし（図 1）
- 心電図所見：洞性徐脈，低電位（図 2）
- 心臓超音波検査所見：駆出率は保たれているが，後壁側に少量の心嚢液貯留あり（図 3）

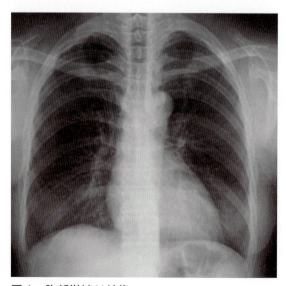

図 1・胸部単純 X 線像

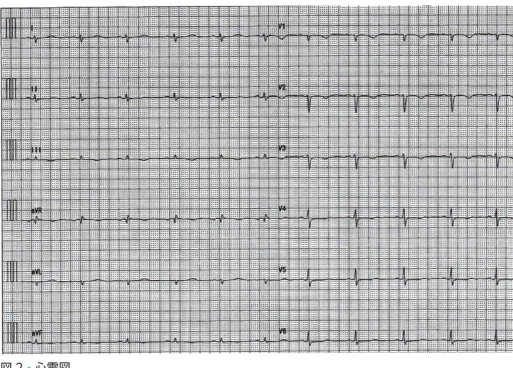

図2・心電図

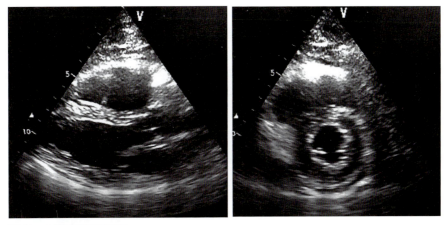

図3・心臓超音波検査

診断・治療目標 ▶▶▶

　全身倦怠感，浮腫，脱毛および肝機能異常の原因は，患者の既往歴も踏まえると甲状腺機能低下によるものが考えられた．上記のようにコンサルト時の採血では，TSHの著明な上昇，FT_3とFT_4の著明な低下，CKの上昇，コレステロール値の上昇を認めた．甲状腺機能低下に伴うCK上昇とAST＞ALTの上昇と考えられた．

表1・甲状腺機能およびCPKの経過

検査値	コンサルト時	1週間後	2週間後
TSH μIU/mL（0.54〜4.26）	195.6	122.4	F
FreeT$_3$ pg/mL（2.39〜4.06）	<1.00	2.11	2.94
FreeT$_4$ ng/dL（0.71〜1.52）	<0.10	0.74	1.34
AST IU/L（10〜40）	98	55	19
ALT IU/L（5〜40）	40	31	9
CK IU/L（45〜163）	3,002	2,114	110

　本症例は甲状腺全摘出術後に長期にわたりレボチロキシンナトリウムを内服しており，コントロールも良好であったにもかかわらず，約1ヵ月前から甲状腺機能低下症の症状が出現してきたことに注目し，甲状腺ホルモン剤の怠薬や追加薬剤の相互作用による甲状腺機能低下の悪化をまず疑った．甲状腺ホルモン剤の怠薬は病歴上否定的で，飲み忘れを防ぐために貧血に対して鉄剤とクエン酸第一鉄ナトリウム，甲状腺ホルモン製剤を朝に同時内服という服用の方法が問題であった．甲状腺機能低下症の症状出現時期とクエン酸第一鉄ナトリウム内服のアドヒアランスがよくなった時期が一致していると考えられた．

　現行のレボチロキシンナトリウムの増量は行わずにクエン酸第一鉄ナトリウム内服を中止したところ，表1に示すように甲状腺機能は回復した．婦人科医と患者に対して貧血時の鉄剤の内服は甲状腺ホルモン剤と時間を空けて内服するように指導した．また，浮腫に対して処方されていたスピロノラクトンも中止可能であった．

処方の適正化 ▶▶▶

1 どのように処方変更したか

❶ レボチロキシンナトリウム（チラーヂンS）100μg錠　1回1錠，1日1回，朝　＜甲状腺ホルモン剤＞
❷ アルファカルシドール0.5μgカプセル　1回2錠，1日1回　＜合成ビタミンD製剤＞
❸ L-アスパラギン酸カルシウム200mg錠　1回1錠，1日3回　＜Ca剤＞

2 根　拠

a 臨床的根拠

　本症例では，鉄剤とレボチロキシンナトリウムを同時に内服したことにより，レボチロキシンナトリウムの吸収が低下したと考えられた．加えて，甲状腺はすべて摘出されているという全く予備能力のない状況のために，比較的急激な症状悪化につながったと思われ

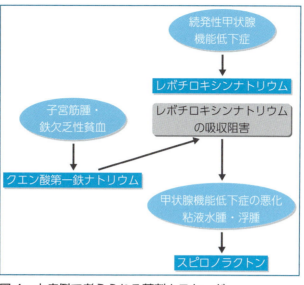

図4・本症例で考えられる薬剤カスケード

る．本症例ではクエン酸第一鉄ナトリウムの内服の中止のみで粘液水腫を疑う身体所見も改善し，採血検査でも甲状腺機能，肝酵素，CKは徐々に改善した（表1）．

図4に本症例の関連図を示す．症状安定の後に子宮筋腫摘出術が施行され，浮腫に使用されていたスピロノラクトンも中止した．

b 考え方

甲状腺ホルモン剤は金属イオンとキレート複合体を形成して，薬剤そのものの吸収が低下する．キレート複合体を形成するとされる薬剤にはアルミニウム含有制酸剤，ペニシラミン，ニューキノロン系抗菌薬などが知られている．本症例のような甲状腺ホルモン剤と鉄剤との併用による吸収障害についての報告は意外と少なく，臨床の場でも見逃されることがある[1]．しかしながら，レボチロキシンナトリウムもクエン酸第一鉄ナトリウムも臨床の場ではよく使用される薬剤であり，併用を余儀なくされる症例は少なくないと思われる．併用が必要な場合には両製剤の服用時間をずらすことが推奨されており，内服時間を4～5時間ずらすと甲状腺ホルモン剤の吸収不全は起こりにくい．ところで，鉄剤と同時内服する場合には甲状腺ホルモン剤の内服量を増量しても甲状腺ホルモンの血中濃度は低値のままであったとする報告がなされている[1-3]．

c 臨床薬理学的には：甲状腺機能を低下しうる薬剤

甲状腺ホルモン剤の内服中の患者において予想外に甲状腺機能低下が増悪する場合には，患者の服薬アドヒアランスを確認することや，他の処方薬との相互作用などの病歴確認が大切である．甲状腺機能低下を生じうる薬剤は，甲状腺に直接作用し影響を与える場合や甲状腺ホルモン剤の吸収や代謝に影響を与える．表2に甲状腺機能に影響を与える薬剤を示す[1]．下線の甲状腺ホルモンの合成・分泌を抑えるヨード製剤（造影剤，市販の含嗽剤，アミオダロン）やリチウム製剤，甲状腺ホルモン剤の吸収を阻害するコレスチラミン，水酸化アルミニウムゲル，スクラルファート，沈降炭酸カルシウム，鉄剤，ニューキノロン系抗菌薬を押さえておくとよいだろう．

表 2・副作用で甲状腺機能低下症をきたしうる主な薬剤

機　序	薬　剤
甲状腺ホルモンの合成・分泌を抑制	抗甲状腺薬，ヨード剤，ヨード含有薬剤（アミオダロン，造影剤，含嗽剤），リチウム製剤，インターフェロン，性腺刺激ホルモン放出ホルモン誘導体
甲状腺刺激ホルモン（TSH）の分泌を抑制	ドパミン，ドブタミン，副腎皮質ホルモン，酢酸オクトレオチド，ベキサロテン，オキサカルバマゼピン
甲状腺ホルモンの代謝を促進*	フェノバルビタール，リファンピシン，フェニトイン，カルバマゼピン
甲状腺ホルモン結合蛋白（TBG）を増加*	エストロゲン，クエン酸タモキシフェン，酢酸ラロキシフェン，5-FU
甲状腺ホルモンの吸収を阻害*	コレスチラミン，コレスチミド，水酸化アルミニウムゲル，沈降炭酸カルシウム，グルコン酸カルシウム，ポリカルボフィルカルシウム，鉄剤，スクラルファート，活性炭，塩酸セベラマー，ポラプレジンク，酢酸ラロキシフェン，ニューキノロン系抗菌薬

*甲状腺ホルモン内服中の患者や甲状腺機能の予備能力の低下している患者で甲状腺機能低下症をきたす
（文献 1 から引用）

甲状腺ホルモン剤のみならず，処方される薬剤の相互作用についても副作用同様に常に確認する姿勢が重要である．特に複数の診療科を受診する場合に各処方医が互いの処方内容に気がつかないことがあり，注意が必要である．

薬剤師コラム：レボチロキシンと鉄剤の相互作用の報告の概要

　レボチロキシンの投与量が安定している原発性甲状腺機能低下症の 14 名の患者を対象に，硫酸鉄 300 mg/ 日を追加併用した臨床試験において，TSH 値は 1.6 mU/L から 5.4 mU/L に上昇し，9 名において，甲状腺機能低下症の症状が悪化した[2]．他の報告では，原発性甲状腺機能低下症の妊婦が硫酸鉄 325 mg/ 日を併用した際，レボチロキシンの必要投与量が 150 μg/ 日から 250 μg/ 日に増大した[3]．さらに，別の報告で，長年 75 μg/ 日の投与量で良好にコントロールされていた 95 歳女性の患者が，硫酸鉄 80 mg/ 日の服用により，TSH 値の上昇と甲状腺機能低下症の再燃がみられた[4]．
　in vitro 実験において，レボチロキシンに鉄を加えると難溶性の鉄-レボチロキシン複合体を形成する．この現象が消化管内で起こり，レボチロキシンの吸収低下が引き起こされると考えられている[2]．
　この相互作用の報告は限られているが，臨床的に重要な相互作用であろう．両剤の併用が必要となる際には，相互作用の可能性を考慮して，甲状腺機能をモニターするとともに，必要に応じてレボチロキシンの投与量を調整する必要がある．レボチロキシンと鉄剤の投与間隔を 2 時間以上あけることで，この相互作用による吸収低下を減弱させることが示唆され

ているが[2],その方法では回避できなかった事例も報告されている[3].また,硫酸鉄以外の鉄剤でも同様の相互作用が起こると考えられる[5].

文　献

1) 西川　光重:薬剤による甲状腺機能異常.日本医事新報 **4389**:57-65,2008
2) Norman RC et al: Ferrous sulfate reduce thyroxine efficacy in patients with hypothyroidism. Ann Intern Med **117**: 1010-1013, 1992
3) Shakir KM et al: Ferrrous sulfate-induced increase in requirement for thyroxine in a patient with primary hypothyroidism. South Med J **90**: 637-639, 1997
4) Fiaux E et al: Hypothyroidism as the result of drug interaction between ferrous sulfate and levothyroxine. Rev Med Interne **31**: e4-5, 2010
5) Baxter K, Preston CL: Stockley's Drug Inteactions. Pharmaceutical Press, 2013

| 症例 25 | 右大腿骨顆部骨折にて入院となった80歳代女性．約4ヵ月前から下肢筋肉の脱力感がみられ，今回は運動時の転倒にて当院整形外科受診．来院時の採血でカリウム2.3 mEq/Lと低下を認めた |

経過 ▶▶▶

1 現病歴

来院の4ヵ月前から下肢の脱力感がみられていた．運動が足りないと思いウォーキングを増やしていたところ，転倒し右膝付近の疼痛があり当院整形外科受診．右下肢単純X線検査で右大腿骨顆部骨折を認めた．また，入院時の採血で低カリウム血症を認め，内科へコンサルトとなった．

嘔吐・下痢なし，食欲低下なし，かかりつけ医からの処方薬以外にはサプリメントや市販薬の内服なし．

2 既往歴・その他

【既往歴】
- 高血圧：60歳代〜
- 高脂血症：60歳代〜
- めまい症

【生活歴】
- 喫煙なし，飲酒なし．職業は衣料品販売

【生活状況】
- 夫婦で暮らしており，ADLは自立されている

3 処方

❶ メロキシカム10 mg錠　1回1錠，1日1回　＜非ステロイド性抗炎症薬（NSAIDs），COX-2選択的阻害薬＞
❷ テルミサルタン40 mg錠　1回1錠，1日1回　＜アンジオテンシンII受容体拮抗薬（ARB）＞
❸ アムロジピンベシル酸塩5 mg錠　1回1錠，1日1回　＜Ca拮抗薬＞
❹ アトルバスタチンカルシウム水和物10 mg錠　1回1錠，1日1回　＜HMG-CoA還元酵素阻害薬＞
❺ クエン酸第一鉄ナトリウム50 mg錠　1回1錠，1日2回　＜鉄剤＞
❻ メコバラミン500 μg錠　1回1錠，1日3回　＜ビタミンB_{12}製剤＞
❼ カリジノゲナーゼ50単位錠　1回1錠，1日3回　＜循環障害改善薬＞

【6ヵ月前から開始】

❽ 芍薬甘草湯 2.5 g 包　1回1包，1日2回　＜漢方製剤＞

4 所　見

【来院時バイタル】
- BP：140/80 mmHg，HR：90（整），RR：18/min，BT：37.0℃，SpO_2：99%（室内気）

【身体所見】
- 全身外観：身長 155 cm，体重 50 kg
- 頭頸部：眼瞼結膜黄染なし，球結膜蒼白なし
- 肺：呼吸音は清，左右差なし
- 心臓：心音は整，雑音なし
- 腹部：平坦・軟，腸蠕動音は低下
- 四肢：右膝部の腫脹と可動痛あり
- 皮膚：色素沈着や皮疹を認めず
- 神経学的所見：脳神経系に明らかな異常なし，徒手筋力テストでは明らかな筋力低下なし，感覚に異常なし，深部腱反射も明らかな異常なし．失調なし

【検査所見】
- 胸部 X 線所見：心拡大なし，肺野異常なし
- 心電図所見（図 1）：洞調律，Ⅰ誘導を除き T 波の平定化あり，U 波なし，QTc＝420 msec（Ⅰ誘導）

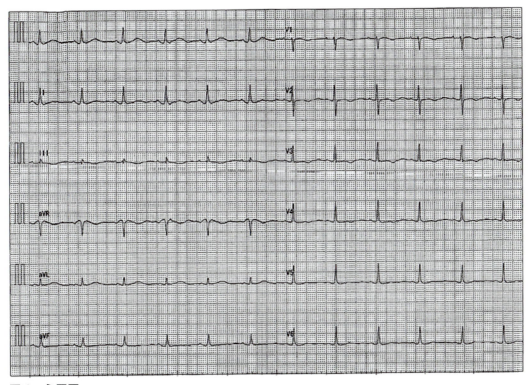

図 1・心電図

- 来院時の血液・尿検査所見：[血算] WBC 10,600/μL，RBC 340万/μL，Hb 10.5 g/dL，Hct 31.3％，MCV 92 fL，Plt 41.3万/μL．[静脈血ガス検査] pH 7.463，$PaCO_2$ 44.1 mmHg，PaO_2 42.2 mmHg，HCO_3^- 31.2 mEq/L．[生化学検査] Na 146 mEq/L，K 2.3 mEq/L，Cl 104 mEq/L，Ca 8.7 mg/dL，Mg 2.2 mg/dL，BUN 14 mg/dL，Cre 0.9 mg/dL，AST 16 IU/L，ALT 13 IU/L，LDH 172 IU/L，ALP 381 IU/L，γ-GTP 10 IU/L，CK 70 IU/L，血糖 172 mg/dL，TSH 2.29（0.54〜4.26 μIU/mL），$FreeT_4$ 1.20（0.71〜1.52 ng/mL）．[尿生化学] U-Na 82 mEq/L，U-K 30 mEq/L，U-Cl 74 mEq/L，U-Cre 24.7 mg/dL．[一般尿検査] pH 7.5，比重 1.010，糖（−），蛋白（−），潜血（−），ビリルビン（−），ウロビリノーゲン（±）．[外注検査] 血漿アルドステロン値＜10 pg/mL（臥位 29.9〜159），レニン活性値＜0.1 ng/mL/hr（臥位 0.3〜2.9）．

診断・治療目標 ▶ ▶ ▶

　本症例は転倒に伴う右大腿骨顆部骨折であるが，病歴にて下肢の脱力感と，採血検査において低カリウム血症を認めた．脱力感に関しては神経診察では明らかな異常は指摘できなかったが，脱力感の原因として低カリウム血症の影響が考えられると思われた．

　低カリウム血症の原因には「カリウム摂取量の減少」，「細胞外から細胞内へカリウム移行の増大」，「カリウム喪失の増大」に大きく分けられ，表1 のような鑑別疾患が主に挙げられる．病歴聴取から明らかになりやすい低カリウム血症の原因には，慢性アルコール中毒（カリウム摂取不足だけではなく，低マグネシウム血症も原因となる），頻回嘔吐や慢性下痢，漢方（甘草を含む）による偽性アルドステロン症，その他の薬剤性（利尿薬，緩下剤），サプリメントや嗜好品（カフェインを含むお茶，コーヒーなど）がある．

　本症例では病歴から約6ヵ月前から近医から芍薬甘草湯の処方があり，静脈血液ガス検査では代謝性アルカローシスがみられ，尿生化学検査からは腎からのカリウム排泄が認められていた．このことから芍薬甘草湯に含有される甘草による偽性アルドステロン症から

表1・主な低カリウム血症の鑑別

病態	具体的疾患
細胞膜を介した細胞内へのカリウム移動の増大	代謝性アルカローシス，周期性四肢麻痺，薬剤性（インスリン大量投与，テオフィリン，カフェイン，β刺激薬，重炭酸塩）
腎臓からのカリウム喪失	内分泌疾患：原発性アルドステロン症，Cushing 症候群，Bartter 症候群，Liddle 症候群，Gitelman 症候群
	腎排泄：腎血管性高血圧，尿細管アシドーシス，尿濃縮障害，低 Mg 血症（慢性アルコール中毒など）
	薬剤：利尿薬，ステロイド，甘草，ペニシリン，アムホテリシン B
腎臓以外からのカリウム喪失	消化管からの喪失：嘔吐・下痢 皮膚からの喪失：熱傷，発汗過多
長期のカリウム摂取不足	

の低カリウムが鑑別に上がった．ただし，既往に高血圧もあるために鑑別として原発性アルドステロン症も上がることから，血漿アルドステロン値とレニン活性値の測定を追加検査した．検査結果は血漿アルドステロンおよびレニン活性のいずれも抑制されており，偽性アルドステロン症に矛盾しないと考えられた．もちろん Cushing 症候群の身体的特徴もなく，血漿コルチゾールも正常であった．

　本症例では心電図での明らかな QT 延長や不整脈は観察されなかったが，脱力感もあることから芍薬甘草湯を中止してカリウム補充とスピロノラクトンの投与を行った．その後，カリウム値は正常範囲になり，整形外科的処置を受けてリハビリテーションを行い，自宅へと退院となった．その後，脱力感は認めておらず，スピロノラクトンも 1 ヵ月後に中止可能であった．また，鉄剤を投与されているが，貧血の既往に関して前医に問い合わせて，消化管出血の疑いで外来での消化管内視鏡検査を予定することになった．

処方の適正化

1 どのように処方変更したか

❶ アムロジピンベシル酸塩 5 mg 錠　1回1錠，1日1回　　＜Ca 拮抗薬＞
❷ メロキシカム 10 mg 錠　1回1錠，1日1回　　＜NSAIDs，COX-2 選択的阻害薬＞
❸ ランソプラゾール 15 mg 錠　1回1錠，1日1回　　＜プロトンポンプ阻害薬＞
❹ アトルバスタチンカルシウム水和物 10 mg 錠　1回1錠，1日1回　　＜HMG-CoA 還元酵素阻害薬＞

2 根　拠

a 臨床的根拠

　芍薬甘草湯に含まれる甘草による偽性アルドステロン症．甘草の主成分のグリチルリチンによると考えられ，偽性アルドステロン症は高血圧，低カリウム血症，ミオパチー，浮腫，代謝性アルカローシスなどを引き起こす．偽性アルドステロン症は，アルドステロン症状があるにもかかわらず血漿アルドステロンおよびレニン活性のいずれも低値を示す．本症例ではすでに降圧薬として ARB が投与されているにもかかわらずレニン活性の低値[1] と血漿アルドステロン低値が認められた．図 2 に示すような甘草による薬剤の身体的影響が考えられた．

　偽性アルドステロン症の発症機序は以下のように説明されている．普段は腎尿細管などのアルドステロン標的臓器のミネラルコルチコイド受容体には 11β-hydroxysteroid dehydrogenase2（11β-HSD2）が発現して，血中に多く存在するコルチゾールはミネラルコルチコイド受容体に結合できないコルチゾンに変換され，ミネラルコルチコイド作用が発揮できないようになっている．しかし，グリチルリチンの代謝産物のグリチルリチン酸により 11β-HSD2 の活性が抑制され，コルチゾールがミネラルコルチコイド作用を呈することで偽性アルドステロン症を生じる[2,3]．甘草による偽性アルドステロン症は甘草を含む漢方製剤の併用，利尿薬との併用，グリチルリチン製剤との併用に注意する．しかし，その発症には個人差があることがいわれており，特に中高齢者に多いとされ，投与量は常用量や少ない処方でも起こることがある[3,4]．甘草を含有する漢方製剤による偽性

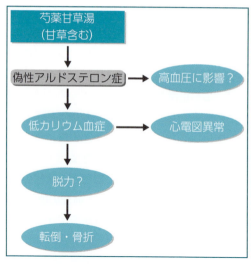

図2・本症例で考えられる薬剤カスケード

表2・漢方薬に含まれる注意するべき生薬

生薬	代表的な漢方薬	副作用
甘草	漢方製剤の約70%	偽性アルドステロン症による高血圧，低カリウム血症，ミオパチー
附子	八味地黄丸，牛車腎気丸，桂枝加朮附湯，四逆湯，真武湯など	ごくわずかだがアルカロイドが含有されており，動悸，のぼせ，悪心，舌のしびれなどがある
地黄	六味丸，八味地黄丸，牛車腎気丸	胃部不快感，腹満，下痢
麻黄	麻黄湯，葛根湯，麻杏甘石湯，麻黄附子細辛湯など	エフェドリン類が含有されており，交感神経興奮作用と中枢興奮作用がある．排尿困難，発汗過多，動悸，胃腸障害，冠動脈疾患，頻拍性不整脈，甲状腺機能亢進症，高血圧などを悪化させる可能性がある
大黄	大黄甘草湯，潤腸湯，麻子仁丸など	腹痛，下痢
芒硝	調胃承気湯，大承気湯，桃核承気湯など	硫酸ナトリウムの作用による下痢
柴胡・黄芩	小柴胡湯など	間質性肺炎
山梔子	加味逍遙散，黄連解毒湯，辛夷清肺湯など	長期投与による静脈硬化性大腸炎

（文献4），5）を改変）

アルドステロン症の治療は，漢方製剤を中止することが大切である．しかし，その改善には数週間かかることもあり，その間に抗アルドステロン作用のあるスピロノラクトンやカリウム製剤の併用が有用である[2]．本症例では芍薬甘草湯の中止とスピロノラクトンの投与を行った．

b 使用ツールとその考え方

漢方製剤は高齢者の多彩な症状に対して投与される場面があり，ときに患者のなかに「漢方は副作用が少ない」という誤った認識もみられることがある．『高齢者の安全な薬物療法ガイドライン2015』には，高齢者に投与する際に注意すべき漢方薬に含まれる生薬が

表3・低カリウム血症をきたす薬剤や嗜好品の例

薬剤性の低カリウム血症の原因	薬剤，その他
細胞外から細胞内へカリウム移行の増大	・インスリン製剤，テオフィリン製剤，β刺激薬，重炭酸塩など ・嗜好品としてカフェイン含有飲料（ウーロン茶，コーヒー，コーラなどの大量摂取），チョコレートなど
カリウム喪失の増大	・腎からの排泄にはループ利尿薬，ステロイド，高用量ペニシリン，アムホテリシンB，グリチルリチン製剤，甘草含む漢方薬・仁丹，慢性アルコール中毒など ・腸管からの排泄には緩下薬，浣腸など

示されている（表2）[4,5]．これら漢方製剤の使用時には副作用を疑う症状を注意深く問診することが大切であり，甘草による低カリウム血症の早期発見のためには投薬開始1ヵ月以内，維持期でも3～6ヵ月に1回の定期的な採血検査が重要とされる[3]．

 低カリウム血症をきたす薬剤や嗜好品

すでに述べたように，低カリウム血症の原因には，「カリウム摂取量の減少」，「細胞外から細胞内へカリウム移行の増大」，「カリウム喪失の増大」がある．薬剤や嗜好品のなかに「細胞外から細胞内へカリウム移行の増大」や「カリウム喪失の増大」をきたすものがある．表3に示すように多彩な薬剤や嗜好品が低カリウム血症をきたす．病歴聴取を怠ると原因追求に遅れを生じることがある．

薬剤師コラム：芍薬甘草湯による偽性アルドステロン症

芍薬甘草湯は芍薬と甘草という2つの生薬だけで構成されており，1日量あたりの甘草の含有量が6gと多い．芍薬甘草湯は有痛性の筋痙攣に対して即効性が期待できるため，高齢者のいわゆるこむら返りに用いられることが多い[6]．本症例のように長期継続して処方されているケースも散見される．

本文中に述べられているように，芍薬甘草湯に含まれる甘草は11β-HSD2の阻害を介して偽性アルドステロン症発症の原因となる．芍薬甘草湯による偽性アルドステロン症の発症に関連する要因として，芍薬甘草湯の投与期間や低カリウム血症を誘発する薬剤との併用などが挙げられている[7,8]．偽性アルドステロン症の発症を避けるために，芍薬甘草湯は症状出現時の頓服とすることや，症状改善後は速やかに終了するなど，必要最小限の処方とすることを検討すべきである[3]．また利尿薬やグルココルチコイド製剤，センナ製剤，グリチルリチン製剤など，低カリウム血症を誘発する薬剤との併用は低カリウム血症のリスクを高めるおそれがあり[8]，注意が必要である．さらに，長期継続して使用する場合には，採血で定期的に血清カリウムをモニターするとともに，浮腫や血圧の上昇など，偽性アルドステロン症の徴候に注意する必要がある．患者に対しても，手足の脱力感，しびれ，筋肉痛，血圧の上昇，浮腫など，偽性アルドステロン症の初期症状につき指導を行う必要がある[3]．

芍薬甘草湯のほかに甘草を含む代表的な漢方薬としては（カッコ内は1日量あたりの甘草含有量），小青竜湯（3 g），人参湯（3 g），葛根湯（2 g），小柴胡湯（2 g），防風通聖散（2 g），六君子湯（1 g），大黄甘草湯（2 g），調胃承気湯（1 g），桔梗湯（3 g），甘麦大棗湯（5 g）などがある[3,9]．これらの漢方薬を継続使用する場合も上記と同様に，偽性アルドステロン症の出現について注意深くフォローする必要がある．

文　献

1) 立木美香ほか：スクリーニング法，降圧剤服用時の注意，成瀬光栄，平田結喜緒（編）．原発性アルドステロン診療マニュアル，診断と治療社，東京，2007
2) Farese RV Jr et al: Licorice-induced hypermineralocorticoidism. N Engl J Med **325**: 1223-1227, 1991
3) 厚生労働省：偽アルドステロン症．重篤副作用疾患別対応マニュアル，2006．http://www.mhlw.go.jp/topics/2006/11/dl/tp1122-1d01.pdf
4) 日本老年医学会：高齢者の安全な薬物療法ガイドライン2015，メジカルビュー社，東京，2015
5) 石毛　敦：漢方の理解を深めるためのステップアップ　漢方と副作用．診断と治療 **99**: 862-868, 2011
6) 稲木一元：臨床医のための漢方Q&A―日本漢方質疑応答，中外医学社，東京，2014
7) Homma M et al: Effects of long term administration of Shakuyaku-kanzo-To and Shosaiko-To on serum potassium levels. YAKUGAKU ZASSHI **126**: 973-978, 2006
8) 塚本晶子ほか：芍薬甘草湯誘因性低カリウム血症発現に及ぼす種々の併用薬の影響．医療薬学 **33**: 687-692, 2007
9) 浅岡俊之：Dr. 浅岡の本当にわかる漢方薬，羊土社，東京，2013

| 症例 26 | 高血圧，心筋梗塞，繰り返す尿管結石症の既往のある50歳代男性．3ヵ月前に急性化膿性閉塞性胆管炎あり，治療後に胆嚢摘出術が施行された．その後に十二指腸潰瘍にて再入院歴あり．内科的なフォロー目的に紹介 |

経 過 ▶▶▶

1 現病歴

　　30歳代頃から左右の尿管結石を数回繰り返している．2年前に心筋梗塞にて経皮的冠動脈形成術（PCI）施行．3ヵ月前に夕食後に心窩部不快感と発熱にて来院し，急性化膿性閉塞性胆管炎と診断．内視鏡的逆行性胆管膵管造影（ERCP）が施行され，総胆管ステント留置と抗菌薬治療され，その2週後に胆嚢摘出術を行われた．退院後にすぐに心窩部痛あり十二指腸潰瘍を指摘，プロトンポンプ阻害薬（PPI）を投与され症状は軽快．しかし最近入退院を繰り返しているため当科へ紹介となる．

2 既往歴・その他

【既往歴】
- 2年前：急性下壁心筋梗塞
- 30歳頃～：高血圧
- 30歳代から：両側尿管結石．左右で繰り返している
- 50歳頃～：高脂血症
- 50歳頃～：高尿酸血症
- 便秘症

【生活歴】
- 会社員，喫煙なし，飲酒は機会飲酒

【家族歴】
- 父：高血圧，脳梗塞．母：子宮がん

3 処 方

❶ アスピリン100 mg錠　1回1錠，1日1回　＜抗血小板薬＞
❷ クロピドグレル硫酸塩25 mg錠　1回1錠，1日1回　＜抗血小板薬＞
❸ バルサルタン20 mg錠　1回1錠，1日1回　＜アンジオテンシンⅡ受容体拮抗薬（ARB）＞
❹ アムロジピンベシル酸塩5 mg錠　1回1錠，1日1回　＜Ca拮抗薬＞
❺ ニコランジル5 mg錠　1回1錠，1日3回　＜冠血管拡張薬＞

❻ ロスバスタチン 2.5 mg 錠　1回1錠，1日1回　＜HMG-CoA 還元酵素阻害薬＞
❼ アロプリノール 100 mg 錠　1回1錠，1日2回　＜高尿酸血症治療薬＞
❽ ウルソデオキシコール酸 100 mg 錠　1回2錠，1日3回　＜利胆薬＞
❾ ランソプラゾール 30 mg 錠　1回1錠，1日1回　＜PPI＞
❿ センノシド 12 mg 錠　1日1回2錠，眠前　＜下剤＞

4 所　見

【バイタル】
- BP：140/90 mmHg，HR：72/min，RR：16/min，BT：36.5℃

【身体所見】
- 全身状態は良好，身長 175 cm，体重 75 kg，BMI 24.4
- 頭頸部：結膜に貧血・黄染なし，咽頭発赤なし
- 肺：呼吸音は清，左右差なし
- 心臓：心音は整・心雑音なし
- 腹部：平坦軟，腸蠕動音亢進減弱なし，圧痛点なし，腹腔鏡下胆嚢摘出術後の手術痕あり
- 背部：肋骨脊柱角部の叩打痛なし
- 四肢：下腿に浮腫なし
- 皮膚：皮疹なし

【検査所見】
- 血液検査：[血算] WBC 6,100/μL，RBC 462万/μL，Hb 13.5 g/dL，Hct 42.3%，MCV 91 fL，Plt 20.9万/μL．[生化学検査] Alb 4.4 g/dL，Na 140 mEq/L，K 4.6 mEq/L，Cl 107 mEq/L，Ca 12.4 mg/dL，BUN 20 mg/dL，Cre 1.2 mg/dL，T-bil 1.4 mg/dL，AST 17 IU/L，ALT 16 IU/L，LDH 143 IU/L，ALP 198 IU/L，γ-GTP 16 IU/L，UA 4.2 mg/dL，T-Chol 162 mg/dL，TG 53 mg/dL，HDL-C 70 mg/dL．
- 追加血液検査：i-PTH 139 pg/mL（10〜65），PTHrP＜1.0 pg/mL（＜1.5），1,25(OH)$_2$ ビタミン D 23.4 pg/mL（20〜60），FECa 4.54%，ガストリン 220 pg/mL（＜200）
- 胸部 X 線所見：心拡大なし，肺野異常なし
- 心電図所見：LVH 所見のみ
- 急性化膿性閉塞性胆管炎時の腹部 CT（冠状断）および ERCP：図 1
- 十二指腸潰瘍時の上部消化管内視鏡：図 2
- 副甲状腺シンチグラフィー（^{99m}Tc-MIBI シンチグラフィー）：図 3

診断・治療目標 ▶▶▶

　本症例は，総胆管結石による急性化膿性閉塞性胆管炎（図 1）と十二指腸潰瘍（図 2）がみられた．さらに，高血圧や繰り返す尿管結石の既往に加えて，喫煙・糖尿病・家族歴の乏しい状況での心筋梗塞を発症したことがある既往の多い患者であった．それぞれの症状や疾患に対してその治療と二次予防のために上述した多数の薬剤が次第に追加処方されている状況であった．患者の血清 Ca 値は 12.4 mg/dL と高値を示しており，これまでの

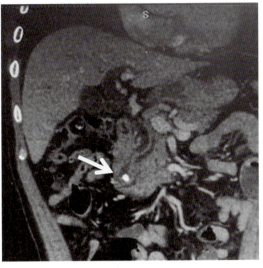
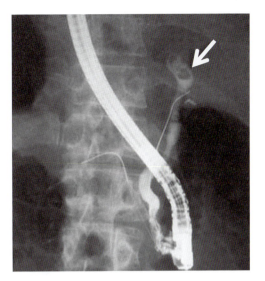

図1・腹部CTおよびERCP
左：腹部CT冠状断（矢印は総胆管結石）．
右：ERCP（矢印は総胆管結石）．

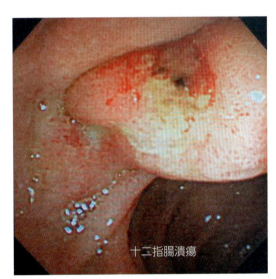

図2・上部消化管内視鏡検査
十二指腸潰瘍（A1）あり．

　既往や今回のエピソードは，原発性副甲状腺機能亢進症による高Ca血症に伴う合併症が第一の鑑別に挙げられた[1]．診断のために副甲状腺ホルモン関連の検査とビタミンDを追加検査した．

　追加検査の結果ではi-PTH高値であり，PTHrP（PTH関連蛋白）および1,25(OH)$_2$ビタミンD 23.4 pg/mL（20～60）と上昇は認めなかったことから，原発性副甲状腺機能亢進症と診断した．副甲状腺超音波検査では明らかな病変は認めなかったが，副甲状腺シンチグラフィー（^{99m}Tc-MIBI）を施行したところ，前下頸部正中に異所性副甲状腺機能亢進症を示す異常集積像を認めた（図3）．その後，開胸下にて異所性副甲状腺摘出術を施

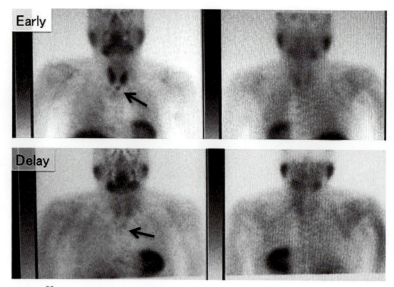

図3・^{99m}Tc-MIBIシンチグラフィー
前下頸部正中に排泄遅延のある異常集積像（矢印）．

行された．

処方の適正化 ▶▶▶

1 どのように処方変更したか
PPIやウルソデオキシコール酸は中止可能であった．

> ❶ アスピリン 100 mg 錠　1回1錠，1日1回　＜抗血小板薬＞
> ❷ バルサルタン 20 mg 錠　1回1錠，1日1回　＜アンジオテンシンⅡ受容体拮抗薬（ARB）＞
> ❸ アムロジピンベシル酸塩 5 mg 錠　1回1錠，1日1回　＜Ca拮抗薬＞
> ❹ ニコランジル 5 mg 錠　1回1錠，1日3回　＜冠血管拡張薬＞
> ❺ ロスバスタチン 2.5 mg 錠　1回1錠，1日1回　＜HMG-CoA還元酵素阻害薬＞

2 根　拠
a 臨床的根拠
本症例では，図4に示すように原発性副甲状腺機能亢進症に合併する疾患に対しての治療や，虚血性心疾患や胆石症に対する二次予防のための薬剤投与が行われて，次第にポリファーマシーとなっていったと思われる．高尿酸血症も便秘もこれに関連していた可能性がある．

副甲状腺機能亢進症による高Ca血症からの合併症は表1に示すように多彩である．その一つ一つの疾患の有病率は高いために，偶然合併したと考えても矛盾しない．しかし，本症例ではそれら疾患の危険因子が少ないにもかかわらず複数の疾患に罹患しているため，主治医となったときには一度立ち止まってその疾患群のバックグランドに共通する要

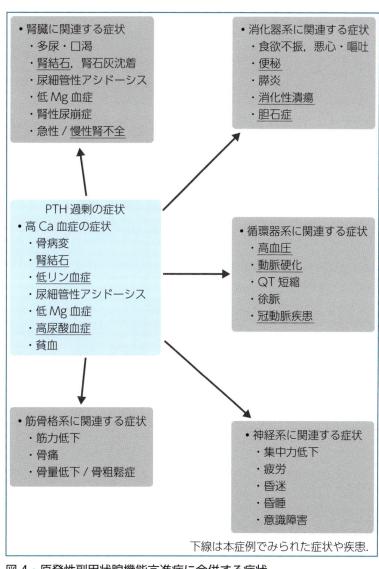

図4・原発性副甲状腺機能亢進症に合併する症状

表1・原発性副甲状腺機能亢進症の合併疾患

	総数（%）	男性（%）	女性（%）
総患者数	645（100%）	127（100%）	528（100%）
尿路結石	328（51%）	54（42%）	274（53%）
腎結石	35（5.4%）	6（5%）	29（6%）
胃潰瘍	46（7.1%）	12（9%）	34（6%）
十二指腸潰瘍	65（10.1%）	15（12%）	50（10%）
膵炎	31（4.9%）	5（4%）	26（5%）
胆石症	168（26%）	11（9%）	157（30%）
骨病変	232（36%）	40（31%）	192（37%）

（文献1を改変）

因の有無に関して考える機会はあったと思われる．

b 考え方

　表1や図4に示すような臨床症状や疾患の組み合わせに気づくことで，高Ca血症の検査に進んでいけるであろう．そして，高Ca血症が存在した場合にはPTH上昇の有無で鑑別を行っていく．PTH上昇がみられ原発性副甲状腺機能亢進症を疑った場合には，副甲状腺超音波もしくは^{99m}Tc-MIBIシンチグラフィーにて局在診断をつける．原発性副甲状腺機能亢進症では，PTHの産生増加に伴い高Ca血症，低P血症を示す．

　わが国では有病率が1,000人に数人とされているが，軽度な高Ca血症では自覚症状が少ないために長期間にわたり診断がつけられていないことも多いとされる．本症の根治的な治療は，病巣である副甲状腺摘出術であり早期に発見して手術が勧められる[2]．手術を行えない場合は，骨折リスク軽減目的に経口のビスホスホネート製剤が使用されることがある[3]．

　さらに，比較的若い年齢で副甲状腺機能亢進症を発症したり，家族性内分泌疾患が疑われる場合には，多発性内分泌腫瘍症も考慮する必要がある．

c ポリファーマシーの要因と複数の慢性疾患の合併

　一般的にポリファーマシーとなる要因の主な原因は，患者が抱える複数の合併疾患がいわれている．加えて，高齢患者では老年症候群（関節痛，不眠，抑うつなど）に対しての処方，各診療ガイドラインに則った併用療法を行う傾向から効果のある薬剤が多数処方される，薬剤有害反応を新たな疾患の症状と誤診して新たな薬剤が追加処方される．この薬剤カスケードによりポリファーマシーが引き起こされる[4]．ポリファーマシーは薬剤の有害作用をきたすことがあり，複数疾患の合併に対して必要最小限の薬剤投与や薬剤以外の治療も考慮することを心がけることが大切である．複数の疾患の原因がある1つにつながるならば，その根本を治療することで多剤併用も減らせることができると思われる．

薬剤師コラム：アロプリノールの副作用

　本症例は，診断を基点に後ろから処方などについて考えることの多い薬剤師にとっては，なかなか難しい症例であるといえる．Phansalkarら[5]は薬剤師が有害事象を考える際に，仮説演繹を含む前向きの推論が有用と述べているが，本症例でも薬剤師ができることはあるのかもしれない．

　本項では尿酸値が高いということで処方されていた，繁用されているアロプリノールだが，まれに重症の皮膚障害を引き起こす．わが国では薬剤過敏性症候群（drug-induced hypersensitivity syndrome: DIHS），海外ではDRESS症候群（drug reaction with eosinophilia and systemic symptoms）ともいわれている[6,7]．国内からの報告も少なくなく，カルバマゼピンによる報告が最も多い．アロプリノールによるDIHSの機序は明らかになっていない．IgE抗体濃度が上昇する場合，抗糸球体基底膜抗体が認められる場合など，Ⅰ型〜Ⅳ型のアレルギー反応を呈するともいわれている．これらは，アロプリノールの活性代謝物であるオキシプリノールの過剰が原因となっていると考えられている．相互作用も少なくない医薬品で，なかでもアンジオテンシン変換酵素（ACE）阻害薬，サイアザイド系利尿薬はアロプリノールに対するアレルギーの可能性を高めることがある．DRESSは，まれであるものの，

発症するとアレルギーに基づく，またはHHV-6ウイルス（単純ヘルペスイウイルス6）などの再活性化に伴う多臓器障害を引き起こし，特に多くの患者で肝障害を認めるが，アロプリノールが原因である場合は腎機能障害の程度が強いとされている．繁用される医薬品であるからこそ，安易な使用は避けたいところである．

文 献

1) Broulik PD et al: Analysis of 645 patients with primary hyperparathyroidism with special references to cholelithiasis. Intern Med **44**: 917-921, 2005
2) Marcocci C et al: Clinical practice. Primary hyperparathyroidism. N Engl J Med **365**: 2389-2397, 2011
3) Pallan S et al: Primary hyperparathyroidism: Update on presentation, diagnosis, and management in primary care. Can Fam Physician **57**: 184-189, 2011
4) 徳田安春（編）：提言——日本のポリファーマシー（ジェネラリスト教育コンソーシアム vol.2），尾島医学教育研究所，東京，2012
5) Phansalkar S et al: Understanding pharmacist decision making for adverse drug event（ADE）detection. J Eval Clin Pract **15**:266-275, 2009
6) 厚生労働省：重篤副作用疾患別対応マニュアル．薬剤性過敏症症候群，2007
7) Markel A: Allopurinol-induced DRESS syndrome. Isr Med Assoc J **7**: 656-660, 2005

症例 27

慢性心不全，狭心症などの既往を持つ ADL 自立した 85 歳女性が，来院 2 日前より倦怠感，食思不振，大量水様便を認め来院．来院時ショックバイタルであった

経過 ▶▶▶

1 現病歴

　来院 10 日前，半年ほど前からの右示指近位指節関節部の腫脹を主訴に，A 整形外科クリニックを受診し，セフジニルを 5 日分処方された．改善が乏しいため受診したところ，さらに 5 日分を追加処方された．

　来院 2 日前から排便がないため下剤を内服したところ，大量の黒色便を排泄した（鉄剤内服中）．このころから強い倦怠感を感じていた．

　来院 1 日前，食事が摂れなくなり，わずかな水分補給しかできなくなっていたが我慢していた．この頃，繰り返し同じことを言うように家族は感じていた．

　軽快しないため B 内科クリニックを受診したところ，ショックバイタルであったため C 病院循環器内科（以前に受診歴あり）に救急搬送となり対応を受けた．

　初診医の評価により，大量補液でも改善しないショックバイタル，著明な白血球・CRP 上昇があり，フォーカス不明の敗血症性ショックの診断で，血液培養 2 セット採取の後にメロペネム，リネゾリド投与が開始された．一般病棟に入院したが，血圧安定せず無尿が続き，夜間 ICU へ転棟となった．軽度意識障害がみられ，髄膜炎疑いで神経内科にコンサルトされたが髄液所見に異常はなかった．抗菌薬の選択につき感染症科にコンサルトとなった．

2 既往歴・その他

【既往歴】
- 慢性心不全（三尖弁閉鎖不全症，軽度大動脈弁狭窄症）
- 74 歳：狭心症［C 病院循環器科で経皮的冠動脈形成術（PCI）施行］
- 高血圧症
- 2 型糖尿病
- 脂質異常症
- 慢性腎不全（良性腎硬化症）
- 71 歳：白内障
- 80 歳時：大腿骨骨折（大腿骨頭置換術）
- 84 歳：慢性硬膜下血腫手術

【生活歴】
- 飲酒・喫煙歴なし

3 処方

【すべてB内科クリニックより】

① アスピリン（バイアスピリン）100 mg　1日1回1錠，朝食後　＜抗血小板薬＞
② カルベジロール（アーチスト）2.5 mg　1日1回1錠，朝食後　＜降圧薬，αβ遮断薬＞
③ カンデサルタンシレキセチル（ブロプレス）8 mg　1日1回1錠，朝食後　＜アンジオテンシンII受容体拮抗薬（ARB）＞
④ トラセミド（ルプラック）8 mg　1日1回1錠，朝食後　＜ループ利尿薬＞
⑤ シタグリプチンリン酸塩水和物（グラクティブ）50 mg　1日1回1錠，朝食後　＜DPP-4阻害薬＞
⑥ プラバスタチンナトリウム（メバロチン）10 mg　1日1回1錠，夕食後　＜スタチン＞
⑦ 硫酸鉄水和物（フェロ・グラデュメット）50 mg　1日1回1錠，夕食後　＜徐放型鉄剤＞
⑧ センノシド（プルゼニド）12 mg　1日1回2錠，眠前　＜大腸刺激性下剤＞
⑨ ゾルピデム酒石酸塩（マイスリー）10 mg　1日1回0.5錠，眠前　＜非ベンゾジアゼピン系睡眠薬＞
⑩ 一硝酸イソソルビド（アイトロール）20 mg　1回1錠，1日2回，朝夕食後　＜硝酸薬＞
⑪ 酸化マグネシウム 330 mg　1回1錠，1日2回，朝夕食後　＜下剤＞
⑫ セフジニル 100 mg　1回1錠，1日3回，毎食後　＜第三世代セフェム系薬＞

4 所見

【バイタル】

- BP：82/50 mmHg，P：110 bpm・整，RR：20 bpm，SpO$_2$：97％（室内気），BT：36.3℃，意識：GCS E4V5M6・JCS I -1

【身体所見】

- 全身外観：落ち着きがなく重症感が漂っている
- 頭部：異常所見は舌の乾燥のみ
- 頸部：頸静脈怒張なし，甲状腺腫大なし
- 胸部：2LSBに収縮期駆出性雑音を聴取する以外に異常所見なし
- 腹部：平坦，筋性防御あり全体の圧痛・tapping painあり（下腹部と左側腹部に強い），腸蠕動音は亢進・減弱なし，鼓音＋
- 四肢：橈骨動脈わずかに触知する，下腿浮腫なし，皮疹なし，腫脹関節なし

【検査所見】

- 採血所見：WBC 62,900/μL（stab8.0％，seg85.0％），Hb 11.2 g/dL，Hct 36.5％，Plt 20.7万/μL．PT-INR 1.37，APTT 30.9 sec，フィブリノゲン 677 mg/dL，FDP 108.8 μg/dL，Dダイマー 53.0 μg/dL，TP 6.1 g/dL，Alb 3.0 g/dL，AMY 142 U/L，AST 51 U/L，ALT 25 U/L，LDH 334 U/L，CK 425 U/L，ALP 220 U/L，γ-GTP 50 U/L，T-bil 0.5 mg/dL，血糖 134 mg/dL，UA 14.7 mg/dL，BUN 59 mg/dL，Cre 4.04 mg/dL，Na 137 mEq/L，K 5.2 mEq/L，Cl 98 mEq/L，Ca 8.5 mg/dL，CRP 35.2 mg/dL
- 動脈血ガス所見（1 L/分 鼻カニューレ）：pH 7.253，PaCO$_2$ 24.2 mmHg，PaO$_2$ 91.0 mmHg，HCO$_3^-$ 10.3 mEq/L，SaO$_2$ 96.1％，BE －15 mEq/L，Lac 7.5 mg/dL
- 腹部X線・CT所見：図1

■ Ⅲ・ケーススタディ

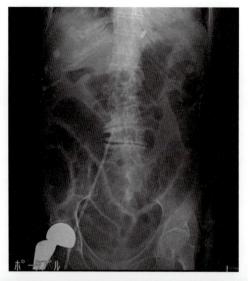

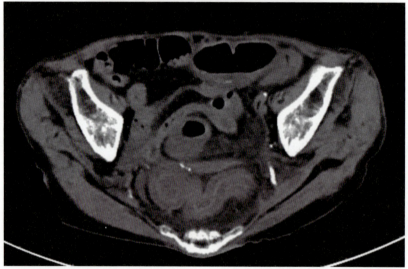

図1・腹部X線・CT所見
全結腸浮腫を認めた．肝表面とDouglas窩に腹水少量あり．下大静脈は虚脱していた．

診断・治療目標 ▶▶▶

まず，状況を整理するためプロブレムリストを挙げる．
●プロブレムリスト：
#ショック，代謝性アシドーシス（乳酸アシドーシス），アシデミア
#乏尿，下大静脈虚脱，BUN/Cre上昇
#高K血症
#全結腸浮腫，腹痛（腹部全体の圧痛），水様便
#軽度腹水

#炎症反応高値（白血球6万，CRP30）
#凝固能異常，DIC
#抗菌薬内服歴（セフジニル）
#軽度肝酵素上昇
#軽度CK上昇，LDH上昇

　炎症反応の著明な上昇，大量輸液にても改善しないショックを認め，敗血症性ショックの可能性を第一に考えた．倦怠感，水様便から始まった一連の病歴，最近の抗菌薬使用歴，腹部の圧痛・腹膜刺激徴候，CTでの全結腸浮腫，著明な白血球上昇から原因は重症 Clostridium difficile 感染症（CDI）を強く疑った．CDトキシンを確認したところ陽性であり，診断を確定し治療を開始した．

治療の根拠 ▶▶▶

a 臨床的根拠

　抗菌薬使用後の下痢，腹部の自他覚的所見，ショックのほか，白血球著明高値，CTでの大腸壁肥厚（腸管浮腫）がCDIの診断のヒントになった．また，抗菌薬使用歴は3ヵ月程さかのぼってもセフジニル以外になく，これがCDIの原因薬剤であると推察した．

　本症例では白血球数が62,900と著明に上昇していた．tertiary care hospital というセッティングではあるが，CDIの平均白血球数は15,800であり，26％が＞20,000，6％が＞30,000であり，血液悪性腫瘍のない白血球＞30,000の患者の25％はCDIだったという報告があり[1]，著明な白血球増多はCDIを疑うヒントになる．

　腹部CTでの，びまん性あるいは局在性の結腸壁肥厚像はCDIの典型像である．本症例はコンサルト症例であったため，先にCTにて本所見を確認したうえで，同部に明らかな圧痛・tapping pain を確認することができた．注意点として，CDIの39％ではCTにて異常所見がみられないことも知っておく必要がある[2]．

　抗菌薬使用はCDIのリスクとして非常に重要であり，community-associated CDI（以降，市中CDI）のオッズ化（OR）は6.91（95% CI 4.17～11.44）という報告がある[3]．同文献によるとセファロスポリンのORは上位に位置し，セフェム系抗菌薬の使用はCDIのハイリスク因子といえる（表1）．よって本症例でもCDIを疑う1つのきっかけになる．

　一般的に第三世代セフェム系抗菌薬（第三世代セフェム）はCDIのリスクとして知られているが，そのうち経口薬がどの程度のリスクを有しているかについては，平成27年（2015年）11月末日時点ではPubMed検索範囲内に明らかなデータは存在しない．その理由として，経口第三世代セフェムは日本で広く使用されているものの，海外ではそれほど使用されていないため，そもそも問題としてピックアップされにくいことが挙げられるのではないだろうか（コラム）．

b 使用ツールと処方の原則

　本症例は，経口第三世代セフェムによる重症CDIであるが，これは適切な医療を行ったにもかかわらず，偶然生じてしまった運の悪い症例だったと片付けてよいだろうか．本症

表1・主な抗菌薬における市中発症CDIのオッズ化（OR）

	OR（95%信頼区間）
クリンダマイシン	20.43（8.50〜49.09）
フルオロキノロン	5.65（4.38〜7.28）
セファロスポリン	4.47（1.60〜12.50）
ペニシリン	3.25（1.89〜5.57）
マクロライド	2.55（1.91〜3.39）
ST合剤	1.84（1.48〜2.29）
テトラサイクリン	0.91（0.57〜1.45）
抗菌薬全体	6.91（4.17〜11.44）

表2・日本国内で使用されている主な経口第三世代セフェムとそのバイオアベイラビリティ

薬剤名 （製品名）	Kucer's[4]	Sanford Guide 2015[5]	国内の各インタビューフォーム[6-10]
セフポドキシム プロキセチル（バナン）	約50%	46%	50%
セフジニル（セフゾン）	25%	25%	不明
セフジトレン ピボキシル（メイアクト）	14%	16%	不明（参考：マウス 55.6%，ラット 20.2%，イヌ 9.5%）
セフカペン ピボキシル（フロモックス）	セフカペンについて記載なし	セフカペンについて記載なし	記載なし（※）
セフテラム ピボキシル（トミロン）	セフテラムについて記載なし	セフテラムについて記載なし	記載なし

※：製薬会社に問い合わせると，ほぼすべて腎代謝であること，半減期が1時間程度と非常に短いことを考えると，インタビューフォーム［FMX-D-40（K1）2012年12月作成］のp59からはバイオアベイラビリティは40%程度と推測されるとのことであった．

例において，抗菌薬を使用したそもそもの理由は，慢性経過の単関節腫脹である．この処方は果たして妥当だったのであろうか．

　処方の大原則は，"使用のベネフィットがリスクを上回っていること"である．これを満たしていない場合は本来使用してはならないのである．では，経口第三世代セフェムのベネフィットとリスクとは，いったい何なのだろうか．

　一般的に抗菌薬のベネフィットといえば，もちろん抗菌作用による感染症治療・予防である．しかし，このベネフィットは経口第三世代セフェムでは達成が難しいのである．つまり，感染症治療・予防が全うできない可能性があるのである．最大の理由は，"バイオアベイラビリティ（生物学的利用能）の低さと不透明さ"にある（表2）．ほとんどの抗菌薬は，内服した抗菌薬の3/4程度が，便中排泄あるいは肝代謝を受けてしまい，血中への移行は1/4程度に過ぎない．また，一部の抗菌薬については，バイオアベイラビリティ不明とされている．バイオアベイラビリティが低い，あるいは不明であるということは，感染巣においては十分な作用を発揮しない可能性がある，ということになる．つまり，経口第三世代セフェムでは，抗菌薬に期待されるベネフィットが得られない可能性がある．

「効果がある」と感じることもあるかもしれないが，それは使用しなくても治癒するセッティング（例えば風邪の治療）に使用して自然経過を観察しているだけであったり，他に適切な処方がある場合（例えば溶連菌性咽頭炎など）に使用したりしている場合が多い．

 薬理学的問題

経口第三世代セフェムのリスクについて述べる．上記のようにCDIを引き起こしうるほか，低カルニチン血症による重篤な低血糖がある．小児や周産期の女性には比較的安全といわれ頻用されているが，「ピボキシル基を持つ抗菌薬の小児への投与による，重篤な低血糖をともなう低カルニチン血症」，「妊婦への投与による出生児の低カルニチン血症」も報告されている[11]．小児や出生児は症状の表現が不十分であることをふまえると，報告を上回る頻度での発生が推測される．

また，不適切に広域な抗菌薬の使用により，耐性菌を発生させ得る．個々の症例のみならず，医療機関，地域，あるいは未来の抗菌薬選択にも影響し得る．

このように，重篤なリスクが伴い得るにもかかわらずベネフィットが少なく，かつほかに適切な抗菌薬が存在する（常に第一選択の抗菌薬が別にある）という経口第三世代セフェムの安易な使用は避けなければならない．それにもかかわらず，日本では経口第三世代セフェムが頻用されている（コラム）．こういった状況で「何となく」経口第三世代セフェムを使用したその後に，本症例のような状況を強いられる患者が存在することを肝に銘じたい．

コラムパート1

日本は経口第三世代セフェムの世界的な消費大国である．2010年の全世界におけるセフェム系抗菌薬のマーケティング情報をみてみると，売り上げの1位はロセフィンで3.1%（年商3.2億ドル），2位はZinnatで2.5%（2.6億ドル），これに続き3位はフロモックスで2.4%（2.5億ドル），4位はメイアクトで1.9%（2.0億ドル）である[12]．2013年の日本国内での売り上げは，フロモックスが158億円，メイアクトが150億円[13]であり，同年での比較ではないにしろ，かなりの割合のフロモックスとメイアクトを日本国内で売り上げていると思われる．裏を返すと，海外では日本ほど多く経口第三世代セフェムは使用されていない．理由は表3の通り，各セッティングで第一選択となる対処法が存在するため「使う必要がない」からである．本文および本コラムを読むと，『経口第三世代セフェムなんて，もう使っている場合じゃない！』と共感していただけるはずである！

表3・日本でよくみられる経口第三世代セフェムが頻用されているセッティング例

● 急性上気道炎
・風邪：基本的にはウイルス感染症であり抗菌薬を使用する症例はほぼない．日常生活に支障をきたすような強い症状に対する対症療法を行うのみでよい
・A群溶血性連鎖球菌咽頭炎：狭域スペクトラムかつ安価なペニシリンまたはアモキシシリンが第一選択．例えペニシリンアレルギーがあったとしても，第一世代セフェムやクリンダマイシンなどの選択が推奨されており，治療効果や費用および常在細菌叢への影響の面から第三世代セフェムは推奨されない[14]
・急性副鼻腔炎：ほとんどがウイルス性であり，例え細菌性であったとしても，たいてい自然軽快するため抗菌薬は不要である．抗菌薬が必要な場合（高熱の持続や強い疼痛などを伴う場合）もアモキシシリン（あるいはアモキシシリン・クラブラン酸）が第一選択であり，第三世代セフェムは推奨されていない[15]

- 抜歯後などの歯科関連
  日本では抜歯後の感染性心内膜炎予防として，経口第三世代セフェムが抜歯後の数日間処方されることが習慣となっている．しかし，米国心臓協会では抜歯前の 30 〜 60 分前のアモキシシリン 2 g 内服を，人工弁を持つものや感染性心内膜炎の既往があるなどのハイリスク患者に限り推奨している[16]（ただし日本循環器学会における適応はもう少し広い[17]）
- 外傷後の感染予防
  軽症外傷における予防的抗菌薬については明確な指針はない．しかし，少なくともルーチンでの抗菌薬投与は不要である．例え必要な場合があったとしても，皮膚常在菌であるブドウ球菌やレンサ球菌をカバーするならセファレキシンなどの第一世代セフェムで十分である．動物咬傷では 3 〜 5 日間のアモキシシリン・クラブラン酸の投与が勧められている[18]
- 熱傷後の感染予防
  熱傷に対するルーチンの予防的抗菌薬投与は通常不要であり推奨されていない[19]
- 小児や妊婦・授乳婦における感染症
  安易に使われるが，低カルニチン血症を起こしうる
- 念のため
  本文を読むことで，言語道断であることが分かると思う

コラムパート 2

　経口第三世代セフェムについては，多くの医師・薬剤師が使用を疑問視していると思います．「また経口第三世代セフェムの話か……」という方もおられると思いますが，では，まだまだ使われているこの現状をどうやって整理すればよいでしょうか？

　2016 年 4 月に発表された厚生労働省の「薬剤耐性（AMR）対策アクションプラン」では，2020 年におけるセフェム系，フロオロキノロン系，マクロライド系抗菌薬の使用量を，2013 年の使用水準から 50％削減することを目標にしています．経口セフェムのうち，経口第三世代セフェムの使用量は 80％を占めていることを考えると，その使用の必要性について今ここで，みんなで考えることは大変意義のあることだと思っています．まだまだ情報が浸透していない現状を考えると，いくら言っても言い過ぎるなんてことは決してないと考えています．『耳にタコ』な方は，ぜひこれからはたくさん話して『口にタコ』を作って欲しいと思います．ぜひこのケースを参考にしていただき，地域の症例検討会などで周囲の人たちにもどんどん情報をシェアしていただければと思います．

薬剤師コラム：ピボキシル基を有する抗菌薬による低カルニチン血症について

　ピボキシル基を有する抗菌薬としては，経口第三世代セフェム系抗菌薬のセフカペンピボキシル（フロモックス），セフジトレンピボキシル（メイアクト），セフテラムピボキシル（トミロン）のほかに，経口のカルバペネム系薬であるテビペネムピボキシル（オラペネム）がある．これらのピボキシル基を有する抗菌薬については，小児や妊婦への投与により重篤な低カルニチン血症に伴って低血糖症，痙攣，脳症を起こし，後遺症に至った症例も報告されている．

　低カルニチン血症，低血糖症に至る機序は以下の通りである．ピボキシル基を有する抗菌薬は，消化管吸収を促進する目的で，活性成分本体にピバリン酸がエステル結合されている．

これらの薬は吸収後，代謝を受けてピバリン酸と活性本体になる．ピバリン酸はカルニチン抱合を受けピバロイルカルニチンとなり，尿中へ排泄される．その結果，血清カルニチンが低下することが知られている．カルニチンは食物からの摂取のほか，アミノ酸からの生合成により体内に供給されている．また，ミトコンドリア内での脂肪酸β酸化に必須な因子である．空腹，飢餓状態では通常，脂肪酸β酸化によって必要なエネルギーを確保し，糖新生を行う．しかし，カルニチン欠乏状態だと脂肪酸β酸化ができず，糖新生が行えないため，低血糖をきたす[20, 21]．小児（特に幼小児）では血中カルニチンが少ないため，ピボキシル基を有する抗菌薬の投与により低カルニチン血症をきたしやすい．低カルニチン血症の報告例のなかには，長期投与に限らず，投与開始翌日に低カルニチン血症に伴う低血糖を起こした報告もあり，また妊婦の服用により出生児に低カルニチン血症が認められた報告もある[11]．

　本文中にもあるように，経口第三世代セフェム系抗菌薬は，①バイオアベイラビリティが低く，感染巣において治療に十分な薬物濃度を達成できない可能性があること，②使用されているほとんどのケースで"無駄に"スペクトラムが広く，耐性菌を選択しやすい環境を生み出してしまう可能性があることから，積極的に使用するメリットの少ない薬剤である．使用されているほとんどのケースで，アモキシシリンやアモキシシリン・クラブラン酸，セファレキシンといった薬剤の選択がより適切であり，もしくはそもそも抗菌薬が必要ないケースで処方されていることも非常に多い．

　抗菌薬を適正使用するためのガイドラインとして，米国感染症学会（IDSA）と米国医療疫学学会（SHEA）は Antimicrobial Stewardship Guidelines を 2007 年に発表している[22]．このなかで核となる戦略の1つとして，「抗菌薬採用の制限と使用前の承認制」が挙げられている．そもそも不適切な抗菌薬がその施設の採用薬になければ，不適切使用も生まれない．経口第三世代セフェム系抗菌薬や経口カルバペネム系薬といった不適切使用されやすい薬剤の採用について，施設全体で協議し見直すことも，これらの抗菌薬の適正使用を考えるうえでは必要と考えられる．

文　献

1) Wanahita A et al: Conditions associated with leukocytosis in a tertiary care hospital, with particular attention to the role of infection caused by clostridium difficile. Clin Infect Dis **34**: 1585-1592, 2002
2) Boland GW et al: Antibiotic-induced diarrhea: specificity of abdominal CT for the diagnosis of Clostridium difficile disease. Radiology **191**: 103-106, 1994
3) Deshpande A et al: Community-associated Clostridium difficile infection and antibiotics: a meta-analysis. J Antimicrob Chemother **68**: 1951-1961, 2013
4) Grayson ML et al: Kucer's The Use of Antibiotics Sixth Edition: A Clinical Review of Antibacterial, Antifungal and Antiviral Drugs. CRC Press, 2010
5) The Sanford Guide to Antimicrobial Therapy 2015, Ed by David NG et al, Antimicrobial Therapy, 2015
6) バナン錠 100 mg インタビューフォーム．2013 年 2 月改訂（第 7 版），第一三共
7) セフゾンカプセル 50 mg，セフゾンカプセル 100 mg インタビューフォーム．2015 年 6 月（改訂第 14 版），アステラス製薬
8) メイアクト MS 錠 100 mg，メイアクト MS 小児用細粒 10％インタビューフォーム．2015 年 10 月改訂（第 9 版），Meiji Seika ファルマ
9) フロモックス錠 75 mg，フロモックス錠 100 mg・フロモックス小児用細粒 100 mg インタビューフォーム．2015 年 12 月改訂（改訂第 12 版），塩野義製薬
10) トミロン錠 50・100，トミロン細粒小児用 10％インタビューフォーム．2015 年 10 月（改訂第 11 版），大正富山医薬品

11) 医薬品医療機器総合機構：PMDA からの医薬品適正使用のお願い．No.8，2012 年 4 月
12) Visiongain: Antibacterial Drugs: World Market Prospects 2012-2022, 2011
13) 国際医薬品情報 2015 年 4 月 13 日付．p60
14) Shulman ST et al: Clinical practice guideline for the diagnosis and management of group A streptococcal pharyngitis: 2012 update by the Infectious Diseases Society of America. Clin Infect Dis **55**: 1279-1282, 2012
15) Chow AW et al: IDSA clinical practice guideline for acute bacterial rhinosinusitis in children and adults. Clin Infect Dis **54**: e72-112, 2012
16) Wilson W et al: Prevention of infective endocarditis: guidelines from the American Heart Association: a guideline from the American Heart Association Rheumatic Fever, Endocarditis, and Kawasaki Disease Committee, Council on Cardiovascular Disease in the Young, and the Council on Clinical Cardiology, Council on Cardiovascular Surgery and Anesthesia, and the Quality of Care and Outcomes Research Interdisciplinary Working Group. Circulation **116**: 1736-1754, 2007
17) 日本循環器学会ほか：感染性心内膜炎の予防と治療に関するガイドライン（2008 年改訂版）．循環器病の診断と治療に関するガイドライン（2007 年度合同研究班報告），2008
18) Enzler MJ: Antimicrobial prophylaxis in adults. Mayo Clin Proc **86**: 686-701, 2011
19) 日本熱傷学会：熱傷診療ガイドライン（改訂第 2 版），2015
20) Melegh B, et al: Pivampicillin-promoted excretion of pivaloylcarnitine in humans. Biochem Pharmacol **36**: 3405-3409, 1987
21) Holme E et al: Carnitine deficiency induced by pivampicillin and pivmecillinam therapy. Lancet **2**: 469-473, 1989
22) Dellit TH et al: Infectious Diseases Society of America and the Society for Healthcare Epidemiology of America guidelines for developing an institutional program to enhance antimicrobial stewardship. Clin Infect Dis **44**: 159-177, 2007

IV

ポリファーマシー対策

A ポリファーマシーの有害性を啓蒙する

　ポリファーマシーは薬剤の副作用のリスクを高め，有害事象を引き起こす．また，ポリファーマシーは医療費を増大させる．ポリファーマシーによって，薬袋がいっぱいになり，必要な薬剤の追加が困難となる．これらの理由から，ポリファーマシーを減らす対策が望まれる．ここでは，そのための戦略について述べる．

1. 医療従事者への教育

　対象となる医療従事者には，医師のみならず，薬剤師，看護師，検査技師も含める．医師への教育には，指導医向けの生涯教育プログラムや研修医向けの症例検討会で，ポリファーマシーの問題点について取り上げる．また，医学生向けの卒前教育プログラムにもポリファーマシー問題を含め，医師国家試験にもこの問題を取り上げるべきである．

　欧米の臨床医学関連学会では，ポリファーマシーに関してすでに多くの講演会やワークショップが企画されている．なかには，丸1日，ポリファーマシー対策について議論するというワークショップもある．2015年春に開催された，病院総合診療医の国際学会であるHospital Medicine 2015（米国メリーランド州ナショナルハーバー）でもポリファーマシー対策の企画があり，筆者も参加してグローバルスケールにおける各国での取り組みをみることができた．

2. 患者への教育

　患者向け教育では，医師が診察する際に個別に教育することに加え，チーム医療のメンバー内で分担して教育に当たるべきである．方略としては，パンフレット，ビデオ，本，講演会などを活用する．メディアにも協力してもらい，特集番組や教育番組を制作して啓蒙していくべきである．

　You Tubeの動画サイトでは，Bohemian polypharmacyのパロディーソングが圧巻である（https://www.youtube.com/watch?v=Lp3pFjKoZl8）．この数分間の短いソング動画をみるだけで，ポリファーマシーについて重要事項を学ぶことができる．オーストラリアでは，不適切処方対策のための優秀ビデオコンテストが行われ，これらのビデオはYou Tubeでみることができる．

　抗菌薬処方では，患者因子も重要であり，抗菌薬の処方を目的とした受診行動もよくみられる．一般人向けに，医師に安易に"抗菌薬を出してください"と言わないことや，手元に残っている抗菌薬を飲まないなど，不要な抗菌薬の使用を止めるように勧めるビデオ・キャンペーン活動も広がってきている．日本では，SAVE antibiotics, SAVE children ～抗菌薬啓発週間2015～（https://www.youtube.com/watch?v=rS83Psfcsc4），諸外国では表1のビデオが出ている．

　患者への教育には薬剤師や看護師の協力は不可欠である．特に，かかりつけ薬局の薬剤

表1●抗菌薬の賢い内服の仕方を勧めるランキングトップ15ビデオのURL（海外編）

1. The Pick Up by Oneway Pictures
https://www.youtube.com/watch?v=XJeXkJzUmF0&index=1&list=PLQbp9AN4mtugu6IwnWaluGsVrpTJbDiah
2. Antibiotics Dont Be a Jerk by MacKen Films Pty Ltd
https://www.youtube.com/watch?v=O2-et4ePV_s&list=PLQbp9AN4mtugu6IwnWaluGsVrpTJbDiah&index=2
3. Fight Antibiotic Resistance by Stevie Watkins
https://www.youtube.com/watch?v=-9LibdCXCGc&index=3&list=PLQbp9AN4mtugu6IwnWaluGsVrpTJbDiah
4. For Those That Need Them by Sarah Nagorcka and Stuart Elith
https://www.youtube.com/watch?v=qL9PlL_bOws&index=4&list=PLQbp9AN4mtugu6IwnWaluGsVrpTJbDiah
5. Love Sick by Mad Dan Productions
https://www.youtube.com/watch?v=yPPhSUh7arA&index=5&list=PLQbp9AN4mtugu6IwnWaluGsVrpTJbDiah
6. Old Wives Tales by Bryce Padovan and Andrea McCannon
https://www.youtube.com/watch?v=mXsT-M0KyK4&index=6&list=PLQbp9AN4mtugu6IwnWaluGsVrpTJbDiah
7. Pills of Wisdom by Jemma Cotter
https://www.youtube.com/watch?v=B6X2ws6PMaI&index=7&list=PLQbp9AN4mtugu6IwnWaluGsVrpTJbDiah
8. An Empty Bottle by Luke Blair
https://www.youtube.com/watch?v=1zApIKGg9Gc&index=8&list=PLQbp9AN4mtugu6IwnWaluGsVrpTJbDiah
9. 10 Million Deaths by Seek And Hide Productions
https://www.youtube.com/watch?v=5mpIKxKcPM4&index=9&list=PLQbp9AN4mtugu6IwnWaluGsVrpTJbDiah
10. Antibiotic Man by Andrew Quaile
https://www.youtube.com/watch?v=SpLmCfnVe1M&list=PLQbp9AN4mtugu6IwnWaluGsVrpTJbDiah&index=10
11. Give Antibiotics Back Their Power by Nat Russell and Thomas O'Dowd
https://www.youtube.com/watch?v=FWsW1uTe_F4&index=11&list=PLQbp9AN4mtugu6IwnWaluGsVrpTJbDiah
12. And Now A Quick Message From Antibiotics Man by Jordan Higgins
https://www.youtube.com/watch?v=GXYa3ANiK94&list=PLQbp9AN4mtugu6IwnWaluGsVrpTJbDiah&index=12
13. Save the Script 2015 by Michael Li
https://www.youtube.com/watch?v=zJfmyTz0zHI&list=PLQbp9AN4mtugu6IwnWaluGsVrpTJbDiah&index=13
14. Pills by Seek And Hide Productions
https://www.youtube.com/watch?v=9uU7CRR80ig&list=PLQbp9AN4mtugu6IwnWaluGsVrpTJbDiah&index=14
15. Game of Antibiotics Winter Is Coming by Mark Brightwell of Zodiac Media
https://www.youtube.com/watch?v=nSoYB7IiQEo&index=15&list=PLQbp9AN4mtugu6IwnWaluGsVrpTJbDiah

師は，患者が訪問する機会を捉えて，医師に多くの薬剤処方を要求することは有害であることについて教育するべきである．

また，地域で一般向けのミニ講演会を開催し，成功ケースを紹介するという活動も効果がある．ある米国のあるかかりつけ薬局グループでは，一般向けの講演会で，ベンゾジアゼピン系睡眠薬を止めることができた高齢者を登場させて，不眠症克服の体験を述べてもらうという活動を行った．その講演で感化された多くの高齢者が医療者の指導を受けながらベンゾジアゼピン系睡眠薬を止めることができたのである[1]．

B ポリファーマシー脱却のための研究調査をする

1. 研究調査の現状

ポリファーマシー対策を効果的に行うためには，実態調査と介入前後の効果判定が重要である．日本におけるポリファーマシーの実態については，精神科薬領域ではある程度のデータが論文として発表されていたが，そのほかの薬剤領域のデータがあまりに少なかった．

しかしながら，最近になり実態研究が続々と発表されるようになった．これらのうちいくつかをここで取り上げる．まず，日本における大学病院入院高齢者における薬物有害事象が約10％であることがわかった[2]．また，1年間で日本人高齢者のうち44％が不適切処方を受けており，不適切処方患者の医療費消費は大きいという結果が出た[3]．ポリファーマシーと転倒には有意な関連があるということが，日本人高齢者対象の横断研究と縦断研究で示された[4,5]．

一方，筆者らもこの分野の臨床研究に着手し，さまざまな実態調査を行った．まず，急性期病院への高齢救急入院理由を連続700人について調べ，約5％のケースが薬剤有害事象であることを示し，これらの事象とポリファーマシーに有意に関連があることを示した[6]．訪問診療患者において，スクリーニングツールで評価してみると，不適切処方がかなり多く，ポリファーマシーの患者に不適切処方が多いということも判明した[7,8]．急性期病院における入院のリスクはポリファーマシーがあると有意に増大するということもわかった[9]．

以上のようにさまざまな調査結果が学術論文として発表されるようになったが，この分野の臨床研究の展開が望まれることを筆者らは2012年に書籍として発表しており，その後の急速な展開をうれしく思う[10]．国の研究費補助の対象として研究公募を広く発表し，優先的に配分することが望まれる．

2. 調査研究結果の活用

　今後はさらに，調査研究の対象とする状況を多方面とすることが重要である．外来患者，入院患者，施設入所患者，在宅患者のそれぞれについて，処方数，処方内容，薬剤副作用の頻度と内容・アウトカムなどを調べる．地域別，医療機関別，医師別のデータをそれぞれ評価して，その内容のフィードバックを個々の地域，医療機関，医師へ行う．

　国全体の調査研究の1例として，外来診療における抗菌薬処方，具体的には急性上気道炎，気管支炎，副鼻腔炎，中耳炎などに対する抗菌薬の処方実態が挙げられるが，抗菌薬ではまた，その処方内容の調査が重要である．

　経口の第三世代セフェム抗菌薬の使用はエビデンス上勧められないものであり，全体の抗菌薬処方数における経口の第三世代セフェム系抗菌薬の処方割合は「医療の質評価」として採用できる．ただここで注意すべきは，国際的ベンチマークとの比較では，「1日投与量（defined daily dose：DDD）」は用いずに「処方頻度数」とするべきである．なぜなら，日本の薬剤使用量は欧米などの使用量と比べて低めに設定されているので，DDDでは過小評価してしまうからである．

　セフェム抗菌薬は世代にかかわらず，蜂窩織炎などの皮膚感染症の場合を除いて，通常は処方の第一選択とはならない．また，ニューキノロン系抗菌薬の処方もファーストライン薬（第一選択薬）としては勧められない．

　OECD（organization for economic co-operation and development：経済協力開発機構）は，実際に前述の指標を「医療の質評価」として国際ベンチマーク比較を行っているが（図1），筆者の知る限りでは，日本はそのデータを発表していない．

　このグラフのデータを前述のように，地域別，医療機関別，医師別のデータをそれぞれ評価して公開する．そしてフィードバックとして，その内容を個々の地域，医療機関，医師へ行うべきである．

　フィードバックの1例として「チャンピオン医師」の取組みを紹介する．これは，ローカルチャンピオンを称賛すると周りの人々も影響を受けるというものである．適切な処方を実践している「チャンピオン医師」を称える情報を医師に限定して公開すると，不適切処方の頻度を減らすことができる，ということが最近の研究で示された[11]．

C ポリファーマシー脱却のために薬剤師と連携する

1. 患者情報の共有

　かかりつけ薬局からの疑義紹介を正確で効果的なものにするために，正式な医学的診断名（仮の保険病名ではなく）と検査データについて，医療機関とかかりつけ薬局でシェアする．薬剤師は，患者の診断名に加えて，腎機能や肝機能などの異常データを把握するこ

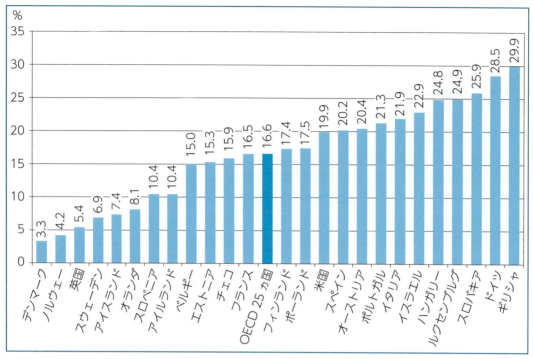

図1・全体の抗菌薬処方数における経口セフェム系抗菌薬とニューキノロン系抗菌薬の処方割合（OECD加入25ヵ国：2010）
(http://www.oecd-ilibrary.org/sites/health_glance-2013-en/05/02/index.html?itemId=/content/chapter/health_glance-2013-44-en&mimeType=text/html)

とによって，処方医へ適切なアドバイスを与えることができるようになる．

また，多診療科への併診が増加しポリファーマシーが増加しているので，お薬手帳の有効活用にとどまらず，患者が服用している全薬剤についての詳細な情報を，その患者の診療にかかわる医師全員がリアルタイムにシェアできるようにする．例えばクラウド型共有データベースを持つコンピューターによる電子情報としてシェアできるとより確実である．

2. 薬剤師に望むこと

処方薬の整理を行うように医療機関に対して動機づけを行うためのインセンティブを付けるため，薬剤の種類を減らしたときに診療報酬を与えるなどの政策介入が2016年度から開始された．このような状況で，薬剤師からの協力を得やすくなるので，表2のような活動を行ってもらうべきと考える．

 賢い「脱」Do処方医になる！

ポリファーマシーに賢く予防対処できる「脱」Do処方医（De-Prescriber）になるため

表2・薬剤師に行ってもらうべき活動

1. 患者の思いや訴えの情報収集と報告
2. 在宅訪問時のQOLチェックと報告
3. 薬剤副作用のチェックと報告
4. 服薬状況チェックと報告
5. 残薬のチェックと報告
6. 重複薬のチェックと報告
7. 薬剤相互作用・飲み合わせ禁忌のチェックと報告
8. 不適切処方のチェックと報告
9. 薬剤カスケードのチェックと報告:経時的に多発的な副作用が起きていることを積極的に疑義紹介
10. 脱処方や処方変更の具体的提案
11. 担当医師と「診断名と検査値情報」をシェアして禁忌薬ダブルチェックと報告
12. 入院時の処方整理
13. 退院時の処方整理(Discharge medication reconciliation:DMR):薬剤師も含めた退院時カンファレンスを行う
14. 退院後に担当する,かかりつけ薬局とかかりつけ医への処方変更情報提供
15. お薬手帳の一元管理・網羅的なチェックと報告
16. 薬剤情報を処方医師に定期的に提供

の具体的な戦術をいくつか示す.

1. スクリーニングツールを活用する

　日本老年医学会の「高齢者に対して特に慎重な投与を要する薬物のリスト」や日本版Beers基準を用いてスクリーニングを行い,不適切処方を減らすようにする.脱Do処方(De-prescribing)を常に試みることが重要である.これらのスクリーニングツールの詳細については,他の章を参照されたい.
　しかしながら,これらのツール(リスト)を用いても不適切処方発見率は約10〜20％程度であるといわれており,これを用いるのみでは十分とはいえない.日本老年医学会の『高齢者の安全な薬物療法ガイドライン』の改訂版については,2015年に発表されたばかりであり,これを用いた介入調査研究の結果が待たれる.

2. 少量からスタートする

　高齢者は水分が少なく,脂肪の割合が増加している.そのため,脂溶性薬剤(向精神薬や睡眠薬など)の分布容量(volume of distribution:Vd)は大きくなり,これらの薬剤の半減期は長くなる.また,腎機能や肝機能も年齢とともに低下し(糖尿病や高血圧症などがあるとさらに低下する),薬剤の毒性が増す.血清アルブミン濃度の低下をみることも多く,蛋白結合性薬剤の遊離分画が増えて,やはり毒性が増す.

薬剤副作用の約 3/4 は，用量依存性，すなわち投与量が多い．高齢者にはできるだけ少量から始め，増量していく場合でも，時間を十分にかけて緩徐に行う．

リウマチ性多発筋痛症を例に挙げると，第一選択はステロイド療法であるが，用量はどうであろうか．この病気には慢性的な処方が必須となることが多く，数年にわたる治療を要することが多い．教科書的には，「プレドニゾロン 1 日最低 15 mg から開始して，徐々に減量するように」とある[12]．

そもそも，血管炎の合併していないリウマチ性多発筋痛症でステロイドを投与する意義は何であろうか？ そう，それは症状をコントロールするためである．その意味で，日本人の高齢女性患者であれば，プレドニゾロン 7.5 mg の処方で治療開始してもよいであろう．なぜなら，日本人の高齢者女性は体重が軽く，骨粗鬆症のリスクもあることが多いからである．実際，日本人の高齢女性患者には「ステロイドは 1 mg も長期処方したくない」というのが臨床医の本音であろう．プレドニゾロン 7.5 mg の処方で 1 週間経っても症状がコントロールできていない場合には増量すればよい．もちろん，巨細胞性血管炎や悪性腫瘍の合併などがあり，初期ステロイド投与量に反応しないということもあるので，その可能性も考慮はすべきである．

実際，最近の研究では，リウマチ性多発筋痛症の 75％の患者でステロイドの投与量は 12.5 mg で十分であり，治療成功ケースでの初期投与量を決定する因子は体重であった[13]．ちなみに，この研究で判明した治療反応ケースにおける初期プレドニゾロン投与量は，$0.19±0.03$ mg であった．体重 38 kg の患者であれば，$0.19×38＝7.22$ mg 投与でよいということになる．すなわち，サルコペニア，骨粗鬆症などがあれば 7.5 mg 投与で治療開始でよいのだ．

ガイドラインでテキストの本文をよく読むと，個別的判断や個別的処方を推奨しているが，アルゴリズムの表などを読むだけで機械的な処方を行うと，このような個別的処方が困難になるので注意が必要だ．

日本は世界に例をみない超高齢社会に突入した．高齢者で併存症を持たない人はほぼ皆無といってよい．高血圧，糖尿病，脂質異常症，骨粗鬆症，骨関節症，逆流性食道炎，ロコモティブ症候群，サルコペニア，フレイル，認知症などである．そのような患者では，ある単一の病気のみをみて機械的にガイドラインに基づいた処方を行うのではなく，患者の全体像をもみて少量から始める処方を行うべきである．

3. マルチな効果がある薬を処方する

降圧薬を例に挙げる．高血圧症での降圧作用と腎不全進行の予防の両方の効果を期待してアンジオテンシン転換酵素阻害薬（angiotensin converting enzyme inhibitor：ACEI）またはアンジオテンシン II 受容体拮抗薬（angiotensin receptor antagonist：ARB）を投与するような処方である．降圧薬ではその他として，降圧作用と慢性心不全死の予防の両方を考えて，ACE 阻害薬または ARB または β 遮断薬を投与するような処方，降圧作用と痛風の予防効果を期待してロサルタン（ARB の 1 種）を選択する処方，そして降圧作用と骨密度減少予防効果を狙ってサイアザイド系利尿薬を選択する処方，などが挙げられる．

4. 作用機序が同じ複数処方は避ける

特に，複数のベンゾジアゼピン系薬剤を組み合わせる処方，複数の抗精神病薬を組み合わせる処方，複数の胃薬を組み合わせる処方などは避ける．複数種類の処方の内服で，臨床的に有益性が高くなることが期待できるならよいが，そうでない場合には副作用のリスクが高まる．

もちろん，高血圧症や糖尿病で治療目標に到達していない場合には，「異なる」作用機序の薬剤を併用することは有用である．しかし，ACE 阻害薬と ARB の併用は「有害＞有益」である．高血圧症における，カルシウム拮抗薬と ACE 阻害薬の併用は有用なことがある．糖尿病における，メトホルミンとボグリボースの併用は有用なことがある．

5. 拮抗する作用機序の組み合わせは避ける

抗コリン薬（抗パーキンソン薬のトリヘキシフェニジルなど）とコリンエステラーゼ阻害薬（抗認知症薬のドネペジルなど）の組み合わせ，カルシウム拮抗薬（ベラパミルなど）とカルシウム感受性増強薬（ピモベンダンなど）の組み合わせなど，作用機序が拮抗する組み合わせは避ける．

6. 比較的よく遭遇する相互作用を知っておく

薬剤相互作用はきわめて多い．氷山の一角について表 3 に示す．オンライン上の相互作用情報サイトなどを利用して，相互作用についての最新知識を入手する．薬剤師へ相談してリアルタイム的に調べてもらう．そして，『今日の治療薬』などのリソースを利用する，などの対策を行う．

7. 臨床的適応のない処方は避ける

風邪，気管支炎，単純性副鼻腔炎，軽症爪周囲炎，切開排膿を行った皮膚膿瘍への抗菌薬処方が代表的である．抗菌薬処方の蔓延は世界的な傾向であり，Choosing Wisely International（表 4）では「やらないほうがよいリスト」のトップに挙げられている．薬剤熱，薬疹，耐性菌の蔓延，*Clostridium difficile* 腸炎の発症などが有害事象である．

ある種の抗菌薬には特殊な有害事象のリスクがある．マクロライド系抗菌薬の内服では，薬剤代謝への影響で，心血管イベントのリスクが増加する．また，ニューキノロン系抗菌薬の内服では，多発神経炎，アキレス腱断裂，大動脈解離・大動脈瘤のリスク増加が示唆されている．ニューキノロン系抗菌薬の内服はまた，結核に対する部分治療となるので，未診断結核をマスクしてしまうことがある．

8. NNT（number needed to treat）の大きい薬の処方は避ける

NNT とは，患者さん 1 人の発症を予防するために，同様の患者さん何人に治療を行わ

表3・薬剤相互作用（クスリ＃1と＃2の間の相互作用による副作用例）

クスリ＃1	クスリ＃2	副作用
ACE阻害薬またはARB	スピロノラクトン	高K血症
ACE阻害薬またはARB	スルファメトキサゾール・トリメトプリム合剤（バクタ）	高K血症
ベンゾジアゼピン系鎮静薬	CYP3A4阻害薬（クラリスロマイシンなど）	転倒・骨折
Ca拮抗薬	CYP3A4阻害薬（クラリスロマイシンなど）	低血圧，失神

クスリ＃1	クスリ＃2	副作用
スルホニル尿素薬	ACE阻害薬またはARB	低血糖
タモキシフェン	選択的セロトニン再取り込み阻害薬	タモキシフェンの作用減弱
ワルファリン	NSAIDs	消化管出血
甲状腺ホルモン（チラージンなど）	鉄剤	甲状腺機能低下症の増悪

クスリ＃1	クスリ＃2	副作用
アスピリン	フロセミド	痛風
ワルファリン	ベンズブロマロン	重篤な出血
トリアゾラム	ボリコナゾール	過鎮静
ワルファリン	イグラチモド（ケアラム）	重篤な出血

表4・Choosing Wisely International「やらないほうがよい」トップ10リスト

1. 上気道炎・気管支炎・副鼻腔炎に対する抗菌薬投与
2. レッドフラグのない腰痛への画像検査
3. 低リスク群への術前ルーチン検査（心電図，胸部単純X線検査，血液検査）
4. 進行期認知症または進行期がん患者に対する人工栄養療法
5. 臨床的適応のない尿道カテーテル留置
6. 低リスク群への心画像検査（冠動脈CTなど）
7. エビデンスの乏しいがん検診（PSA検診など）
8. 毎年の骨密度検査
9. 高齢者への抗精神病薬・長時間作用型ベンゾジアゼピン系鎮静薬
10. レッドフラグのない頭痛への画像検査

なくてはならないのかを示す指数である．
　臨床的な適応があったとしても，その効果がかなり小さく，有害事象のリスクが高くなる処方は避けるべきである．ここで，ケースで考えてみよう．

****

健診で高コレステロール血症を指摘された例

患者：60歳女性A子さん

現病歴：BMI 20，BP 120/70 mmHg．生来健康で特に既往なし．

生活歴：喫煙，飲酒せず．冠動脈疾患の家族歴なし．ウォーキングが趣味．

健診データ：総コレステロール 220 mg/dL，HDLコレステロール 50 mg/dL，中性脂肪 100 mg/dL，LDLコレステロール＝220－50－(100/5)＝150 (mg/dL)

であった．外来受診時，A子さんは薬物（スタチン）を服用すべきか相談したいとのこと．

　診療ガイドラインは，LDLコレステロールが 140 mg/dL 以上（高LDLコレステロール血症）で，介入（食事療法，運動療法，必要に応じて薬物療法）を勧めている．

　スタチンによる絶対リスク低下は1％であり，冠動脈疾患イベントのNNTは10年間で約100人．患者（A子さん）に上記を説明し，食事療法と運動療法を継続することになった．

　A子さんはそのわかりやすい説明に満足した様子であった．

****

　上記のA子さんについてまず，高LDLコレステロール血症を有する60歳代の日本人女性において，10年間における心血管イベントのリスクは約3％である[14]．スタチンを内服すると約30％程度「相対」リスクは低下する．ここで，

　　3％×30％≒1％

の計算により，絶対リスクは1％低下する．10年間での絶対リスク低下（absolute risk reduction：ARR）は1％であることから，この逆数を取り，10年間でのNNTは100人となる．100人を10年間治療して，1人のイベントを減少させる予測となる．多くの外来患者をフォローしている医師でも，100人を10年間治療するというのはかなりの診療負担である．

　ここでスタチンの安全性の検討も重要．横紋筋融解症などの筋障害や耐糖能障害は有名である．有害事象のリスクを示す指標としてはNNH（number needed to harm）がある．これは，副作用が1例出るときにその薬剤を何人に処方したかを示すものである．過去の研究からの統合データを用いて，スタチンの副作用に関するNNHを分析している独立系研究グループのアップデート情報（The NNT）によると，筋障害では10，耐糖能障害は100程度と分析している[15]．

　長期内服による認知症のリスクもいまだ未解決である（逆に認知症リスクを低下させる作用があるかもしれないが）．BMJの編集長のFiona Godlee氏も，過去施行されたすべての臨床試験での副作用情報の公開を呼びかけている[16]．

　目の前の患者背景を考え，NNTとNNHを考慮した医療は，理想的な個別化医療である．これは，個別の患者に対しての臨床的洞察で行うものであり，添付文書に書かれてはいない．製薬会社は「相対」リスク低下の数値をチラシなどによく使用する．「30％のイベントリスク低下です」というように．もちろんそれは正しい．しかし，担当医が行うべき作業は，これを絶対リスクに解釈し，個別医療を行うことなのだ．

　一方，今回のケースのA子さんは，生来健康で，高血圧・喫煙・糖尿病なし，冠動脈

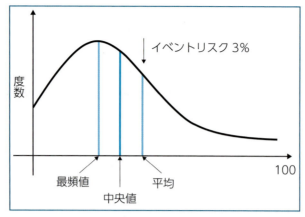

図2・レイク・オベゴン（Lake Wobegon）効果

疾患家族歴なしという低リスク群である．一般に，リスクの連続値で集団の分布をみた場合には，正規分布することは少ない（図2）．横軸をイベントのリスクとすると，向かって右がロングテールの左（陽性の歪度の）偏りの分布となる．すなわち，中央値（median）は50％の人々の境目の値であるので，実際の大部分の人々のリスクは3％（図中の矢印）である平均（mean）より低く，3％未満となるのである．

このように，実際の人々のリスク分布の偏りによるバイアスを，レイク・オベゴン（Lake Wobegon）効果と呼ぶ[17]．米国の中西部のLake Wobegon町の住民は「女性は強く，男性は美しく，子供たちの成績は全米平均以上」であり，この町の平均で米国全土を評価することのバイアスを示している．

式で示すと，
「median（順番で50％の値）＜mean」
となる．

大部分の人々（＞50％）は元々のリスク（3％）より低くなるのだ．実際，文献1の研究での，LDL-コレステロール値の平均は160（mg/dL）であり，A子さんのLDL-コレステロール値150より高い．

スタチン投与に対する欧米ガイドラインの推奨は，心血管イベントの10年間の絶対リスクを基準にしている．たとえば，AHA（American Heart Association）の一次予防ガイドラインでは，10年間の動脈硬化性心血管疾患の絶対リスクが7.5％以上の患者に対してスタチン投与を勧めている．このガイドラインに沿って判断しても，A子さんにスタチン処方は積極的には勧められないことになる[18]．

文献

1) Tannenbaum C et al: Reduction of inappropriate benzodiazepine prescriptions among older adults through direct patient education: the EMPOWER cluster randomized trial. JAMA Intern Med **174**: 890-898, 2014
2) Arai H et al: Incidence of adverse drug reactions in geriatric units of university hospitals. Geriatrics & Gerontology International **5**: 293, 2005
3) Akazawa M et al: Potentially inappropriate medication use in elderly Japanese patients. Am J Geriatr

Pharmacother **8**: 146, 2010
4) Kojima T et al. Association of polypharmacy with fall risk among geriatric outpatients. Geriatrics & Gerontology International **11**: 438, 2011
5) Kojima T et al. Polypharmacy as a risk for fall occurrence in geriatric outpatients. Geriatrics & Gerontology International **12**: 425, 2012
6) Fushiki Y et al: Polypharmacy and Adverse Drug Events Leading to Acute Care Hospitalization in Japanese Elderly. General Med **15**: 110, 2014
7) Hamano J, Tokuda Y: Inappropriate prescribing among elderly home care patients in Japan: prevalence and risk factors. J Prim Care Community Health **5**: 90, 2014
8) Hamano J, Tokuda Y: Risk Factors and Specific Prescriptions Related to Inappropriate Prescribing among Japanese Elderly Home Care Patients. General Med **15**: 117, 2014
9) Abe T et al: Polypharmacy as a risk factor for hospital admission among ambulance-transported old-old patients. Acute Medicine & Surgery **27**: AUG, 2015
10) 徳田安春（編著）：日本のポリファーマシー，尾島医学教育研究所，東京，2012
11) Meeker D et al: Effect of Behavioral Interventions on Inappropriate Antibiotic Prescribing Among Primary Care Practices: A Randomized Clinical Trial. JAMA **315**: 562-570, 2016
12) Dejaco C et al; European League Against Rheumatism; American College of Rheumatology: 2015 Recommendations for the management of polymyalgia rheumatica: a European League Against Rheumatism/American College of Rheumatology collaborative initiative. Ann Rheum Dis **74**: 1799-1807, 2015
13) Cimmino MA et al: The correct prednisone starting dose in polymyalgia rheumatica is related to body weight but not to disease severity. BMC Musculoskelet Disord **12**: 94, 2011
14) Mizuno K et al; MEGA Study Group. Usefulness of pravastatin in primary prevention of cardiovascular events in women: analysis of the Management of Elevated Cholesterol in the Primary Prevention Group of Adult Japanese（MEGA study）. Circulation **117**: 494-502, 2008
15) The NNT http://www.thennt.com/nnt/statins-for-heart-disease-prevention-without-prior-heart-disease/（2015年11月16日にアクセス）
16) Godlee F: Statins and The BMJ. BMJ **349**, 2014
17) Vickers AJ, Kent DM: The Lake Wobegon Effect: Why Most Patients Are at Below-Average Risk. Ann Intern Med **162**: 866-867, 2015
18) Goff DC et al; American College of Cardiology/American Heart Association Task Force on Practice Guidelines: 2013 ACC/AHA Guideline on the Assessment of Cardiovascular Risk: A Report of the American College of Cardiology/American Heart Association Task Force on Practice Guidelines. Circulation **129**（25 suppl 2）: S49-73, 2014

索 引

【数字・ギリシア文字】

1,25-(OH)$_2$ ビタミン D 濃度　177
11β-HSD2　189, 191

α$_1$ 遮断薬　169
α$_1$ 受容体サブタイプの選択性　170
α 遮断薬　15
β 遮断薬　15
　ベラパミルと β 遮断薬の併用　141

【欧　文】

ACE 阻害薬　17

Beers 基準　20
behavioral and psychological symptoms of dementia (BPSD)　94
best possible medication history (BPMH)　32

Clostridium difficile 感染症　203
CP 換算値　35

D$_2$ 受容体占有率　35, 56
discharge medication reconciliation　32
DUMBELS　133

H$_1$ 受容体拮抗薬　16
H$_2$ 受容体拮抗薬　16, 26

Lake Wobegon 効果　220

medication cascade　33

number needed to harm (NNH)　219
number needed to treat (NNT)　3, 217
NSAIDs　17, 143, 155, 160
NSAIDs 潰瘍　163

Pharm D　3
PL 配合顆粒　160
PT-INR 延長　150

SLUDGE　133
SNRI　39
START 基準　17
STOPP 基準　2, 8, 74

【和　文】

■あ
アカシジア　66
アロプリノールの副作用　198
アンジオテンシン変換酵素阻害薬　17
安静時振戦　32

■い
胃潰瘍　146, 163
意識障害　70, 84, 94, 112
意識レベル低下　30
胃腸鎮痙薬　26
医療の質評価　213
インスリン　16

■う, え
うつ病　36
エストロゲン　27

■お
嘔気　64
オキシコドン徐放剤　58
お薬手帳　48, 214

■か
開始を考慮するべき薬物のリスト　17
会話困難　79
過活動膀胱治療薬　16
かかりつけ薬局　4, 48, 153, 213
下肢脱力　99, 186
風邪症状　173
過鎮静　32
活性型ビタミン D$_3$ 製剤　173
カルシウム剤　173
肝機能異常　179
緩下薬　16
肝硬変　137
患者向け教育　210
眼振　84
がん性疼痛　68
甘草　189, 191
乾燥甲状腺　27

■き
器質性精神病　155
偽性アルドステロン症　188, 191
急性化膿性閉塞性胆管炎　193
急性冠症候群　120
急性腎不全　137
凝固時間延長　72
胸背部違和感　36
起立性低血圧　91, 169

■く
グリチルリチン　189
クロルプロマジン量換算値　35

■け
経口第三世代セフェム　203
傾眠　44, 58, 108, 110, 173
血圧低下　155
血管迷走神経反射　91
血尿　150
倦怠感　200

223

索引

全身倦怠感　179
幻聴　44
見当識障害　44, 112
原発性副甲状腺機能亢進症　195

こ

抗うつ薬　14
高カルシウム血症　175
交感神経様作用　40
口腔カンジダ症　150
高血圧　44, 131
抗血栓薬　15
抗コリン作用によるリスク評価　104
抗コリン作用の強い抗ヒスタミン薬　35
甲状腺機能低下症　179
甲状腺機能に影響を与える薬剤　183
抗真菌薬　112, 116
抗精神病薬　8, 27
抗パーキンソン病薬　14, 20, 102
抗ヒスタミン薬　27
高齢者　8
　開始を考慮するべき薬物のリスト　17
　特に慎重な投与を要する薬物のリスト　8
高齢者において疾患・病態によらず一般に使用を避けることが望ましい薬剤　20
高齢者における特定の疾患・病態において使用を避けることが望ましい薬剤　27
高齢者の安全な薬物療法ガイドライン　8
誤嚥性肺炎　32, 52
呼吸不全　155
固縮　32
コリン作動性クリーゼ　133, 136

さ

最大努力の薬歴聴取　32

し

ジギタリス　15
ジギタリス中毒　118, 126
刺激性下剤　26
ジゴキシン　128
ジゴキシンの血中濃度変動　122
ジスチグミン　136
ジソピラミド　17
失神　88, 93, 118, 166
脂肪塞栓　131
芍薬甘草湯　189, 191
十二指腸潰瘍　193
循環器用薬　26
消化管出血のリスク因子　164
上部消化管出血　161
食思不振　173, 200
食欲低下　81
ショックバイタル　200
徐脈　93, 118, 137, 155
腎機能障害　143
腎機能と投与設計　97
心筋梗塞　193
腎性尿崩症　82
振戦　84
腎前性腎不全　139
心臓肥大　124
腎排泄型薬剤　149
心不全　128
心房細動　128, 131

す

錐体外路症状　35, 66
睡眠薬　8, 27
水様便　200
ステロイド　15
スライディングスケール　16
スルピリド　14, 26
スルホニル尿素薬　27

せ

正球性正色素性貧血　72
精神発達遅滞　81
制吐薬　16
絶対リスク　3, 219
セロトニン症候群　40, 42
セロトニン・ノルアドレナリン再取り込み阻害薬　39
全身倦怠感　179
全身浮腫　124
せん妄　46, 72, 88, 177
前立腺肥大治療薬　166

そ

相対リスク　3

た

退院時薬剤調整　32
代謝寄与率　117
代謝性アシドーシス　157
体重減少　81
脱処方　53, 214
多弁　83
炭酸リチウム　79, 81, 83
　リチウム血中濃度測定　86
　リチウム中毒　84

ち

チクロピジン　27
中枢神経系薬　27
鎮痛薬　20

て

低カリウム血症　72, 186
低カルニチン血症　206
低酸素　124
テストステロン　27
鉄剤　17, 127, 179
　レボチロキシンと鉄剤の相互作用　184
転倒　70, 99, 106, 161, 186

と

動悸　36
統合失調症　30, 79
糖尿病薬　16
特に慎重な投与を要する薬物のリスト　8
吐血　161
ドパミン受容体占有率　35, 56
トリアゾラム　116

■に
肉眼的血尿　150
日本版 Beers 基準　20
尿管結石　193
尿閉　131
認知機能低下　46, 99
認知症　44, 70, 88, 94
認知症に伴う行動心理症状　94

■は
バイアス　3
肺炎　50
敗血症　82
敗血症性ショック　200
排尿困難　50
排尿障害　133
パーキンソニズム　32, 35, 53, 74
発熱　30
パロキセチン　58, 62

■ひ
非ステロイド性抗炎症薬（NSAIDs）　17, 143, 155, 160
ビソプロロール　139
ビタミン D 製剤　17
非定型抗精神病薬　20
ピボキシル基を有する抗菌薬　206

■ふ
不安障害　36
フェニトイン　17
服薬アドヒアランス　183
浮腫　179
　全身浮腫　124
不適切処方　212
浮動性めまい　108
不眠症　50, 83, 112
プラセンタ注射　175
プレガバリン　106, 110

■へ
ベラパミル　139
ベラパミルとβ遮断薬の併用　141
変形性膝関節症　143
ベンゾジアゼピン系薬　20, 48

■ほ
房室ブロック　90
歩行困難　79, 81
ボリコナゾール　116
ポリファーマシー　2, 33, 67, 198
ポリファーマシー対策　69, 210

■ま, み
慢性腎不全の急性増悪　157

ミコナゾールとワルファリンの薬物相互作用　154

■む, め
無尿　137
めまい　108, 110

■や
薬剤カスケード　4, 33, 54, 133
薬剤関連の失神　92
薬剤性パーキンソニズム　32, 35, 53, 74

■り
リチウム血中濃度測定　86
リチウム中毒　84
利尿薬　15

■る, れ
るいそう　95
レイク・オベゴン効果　220
レボチロキシンと鉄剤の相互作用　184

■ろ, わ
ロキソプロフェン　144
ワルファリン　77, 106, 150
　ミコナゾールとワルファリンの薬物相互作用　154

ケーススタディでわかる脱ポリファーマシー

2016年10月20日　発行	編集者　徳田安春
	発行者　小立鉦彦
	発行所　株式会社　南江堂
	〒113-8410　東京都文京区本郷三丁目42番6号
	☎（出版）03-3811-7236（営業）03-3811-7239
	ホームページ http://www.nankodo.co.jp/
	印刷・製本　壮光舎印刷
	装丁　BSL　鈴木　弘

De-Prescribing in Real Polypharmacy Cases
Ⓒ Nankodo Co., Ltd., 2016

定価はカバーに表示してあります．　　　　　　　　　　　Printed and Bound in Japan
落丁・乱丁の場合はお取り替えいたします．　　　　　　　ISBN978-4-524-25948-9

本書の無断複写を禁じます．
JCOPY 〈（社）出版者著作権管理機構　委託出版物〉
本書の無断複写は，著作権法上での例外を除き，禁じられています．複写される場合は，そのつど事前に，（社）出版者著作権管理機構（TEL 03-3513-6969，FAX 03-3513-6979，e-mail: info@jcopy.or.jp）の許諾を得てください．

本書をスキャン，デジタルデータ化するなどの複製を無許諾で行う行為は，著作権法上での限られた例外（「私的使用のための複製」など）を除き禁じられています．大学，病院，企業などにおいて，内部的に業務上使用する目的で上記の行為を行うことは私的使用には該当せず違法です．また私的利用のためであっても，代行業者等の第三者に依頼して上記の行為を行うことは違法です．

〈関連図書のご案内〉　　　　　　　　＊詳細は弊社ホームページをご覧下さい《www.nankodo.co.jp》

ヒラメキ！診断推論 総合診療のプロが苦手な症候へのアプローチ，教えます
野口善令　編　　　　　　　　　　　　　　　　　　　　　　A5判・246頁　定価（本体3,000円＋税）　2016.4.

プライマリ・ケアの現場でもう困らない！止まらない"せき"の診かた
田中裕士　著　　　　　　　　　　　　　　　　　　　　　　A5判・180頁　定価（本体3,000円＋税）　2016.9.

プライマリケア医のための 抗菌薬マスター講座
岩田健太郎　著　　　　　　　　　　　　　　　　　　　　　A5判・142頁　定価（本体2,800円＋税）　2011.3.

総合診療力を磨く「40」の症候・症例カンファレンス 臨床推論の達人を目指せ！
百村伸一　監修／加計正文・神田善伸・小山信一郎　編　　　A5判・288頁　定価（本体3,800円＋税）　2014.4.

当直医実戦マニュアル（改訂第5版 増補版）
実戦マニュアル編集委員会　監修　　　　　　　　　　　　　B6変型判・448頁　定価（本体4,900円＋税）　2014.4.

臨床診断ホップステップジャンプ 53症候へのアプローチ
大田 健・箕輪良行・鄭 東孝　編　　　　　　　　　　　　　A5判・508頁　定価（本体5,400円＋税）　2011.10.

医学記憶術 免許皆伝 兵法頭字編
千田金吾　著　　　　　　　　　　　　　　　　　　　　　　新書判・166頁　定価（本体1,800円＋税）　2013.2.

2週間でマスターする エビデンスの読み方・使い方のキホン すぐにできるEBM実践法
能登洋　著　　　　　　　　　　　　　　　　　　　　　　　A5判・96頁　定価（本体1,600円＋税）　2013.9.

やさしいエビデンスの読み方・使い方 臨床統計学からEBMの真実を読む
能登洋　著　　　　　　　　　　　　　　　　　　　　　　　A5判・200頁　定価（本体2,800円＋税）　2010.5.

ステップアップEBM実践ワークブック 10級から始めて師範代をめざす
名郷直樹　著　　　　　　　　　　　　　　　　　　　　　　A5判・396頁　定価（本体3,800円＋税）　2009.8.

恋する医療統計学 研修医 凡太郎，統計の勉強をゼロから始めて学会発表までいきま〜す！
中川義久　著　　　　　　　　　　　　　　　　　　　　　　A5判・190頁　定価（本体2,700円＋税）　2015.4.

ただいま留学準備中 医師が知るべき留学へのコンパス
田中 栄　監修／大谷隼一　著　　　　　　　　　　　　　　A5判・112頁　定価（本体2,200円＋税）　2016.4.

あなたのプレゼン 誰も聞いてませんよ！ シンプルに伝える魔法のテクニック
渡部欣忍　著　　　　　　　　　　　　　　　　　　　　　　A5判・226頁　定価（本体3,000円＋税）　2014.4.

国際学会発表・英語論文作成 成功の秘訣 百戦錬磨のインターベンション医が教える
村松俊哉　編　　　　　　　　　　　　　　　　　　　　　　A5判・236頁　定価（本体2,900円＋税）　2015.7.

英語抄録・口頭発表・論文作成 虎の巻 忙しい若手ドクターのために
南都伸介　監修／上松正朗　著　　　　　　　　　　　　　　A5判・176頁　定価（本体2,500円＋税）　2006.5.

保健・医療・福祉のための 論文のまとめ方と書き方（改訂第2版）
鈴木庄亮・川田智之　著　　　　　　　　　　　　　　　　　A5判・128頁　定価（本体1,900円＋税）　2006.9.

痛みの考えかた しくみ・何を・どう効かす
丸山一男　著　　　　　　　　　　　　　　　　　　　　　　A5判・366頁　定価（本体3,200円＋税）　2014.5.

外科学の原典への招待
國土典宏　編集主幹／臨床雑誌『外科』編集委員会　編　　　B5判・262頁　定価（本体5,000円＋税）　2015.4.

今日の処方（改訂第5版）
浦部晶夫・大田 健・川合眞一・島田和幸・菅野健太郎　編　B6判・1,220頁　定価（本体6,800円＋税）　2013.11.

今日の治療薬2016 解説と便覧（年刊）
浦部晶夫・島田和幸・川合眞一　編　　　　　　　　　　　　B6判・1,376頁　定価（本体4,600円＋税）　2016.1.

定価は消費税率の変更によって変動いたします。消費税は別途加算されます。